北京市教委运动人体科学特色专业建设项目
（pxm 2009-014206-075657）

全国普通高等学校运动人体科学专业教学用书

针 灸 学

史清钊　　杨　翼　主编

人民体育出版社

编写组成员

主　　编：史清钊　　杨　翼

副 主 编：邹　军　　李庆雯

编写人员（以姓氏笔画为序）

王　刚	西安体育学院
史清钊	首都体育学院
刘　强	沈阳体育学院
李　睿	武汉体育学院
李庆雯	天津体育学院
杨　翼	武汉体育学院
何　勇	成都体育学院
邹　军	上海体育学院
陈　锐	湖南师范大学 体育学院
陈佑学	首都体育学院
周　军	首都体育学院
周　波	天津体育学院
庞晓峰	沈阳体育学院
高　虹	成都体育学院

前　言

我国运动人体科学专业自 1990 年建立以来，已经走过了 20 年的发展历程。目前，这一专业更表现出了一种蓬勃发展的态势，绝大多数的体育院校和部分其他类型的院校纷纷开设了这一专业。鉴于相应的教材建设还相对滞后，很多专家呼吁，尽快组织力量编写适合这一专业使用的系列教材。这本《针灸学》，即是出于这样的目的编写的。

根据《全国普通高等学校专业目录》中所规定的运动人体科学专业的培养目标、培养规格以及对学生所应获得的知识和能力方面的要求，我们以辩证唯物主义思想为指导，以培养"厚基础、宽专业、强能力、重创新、高素质、高适应"的应用型人才为目标，对教材编写的原则、纲目进行了反复研究，并在吸收大量临床经验和研究成果的基础上，在广泛征求各方面意见之后，组织8 所体育院校的教师编写了这部运动人体科学专业教材《针灸学》。

本教材的编写，从运动人体科学专业的特点和社会实际需要出发，本着简便、实用和易于掌握的原则，围绕运动性损伤进行了内容的选择与组合。全书共分为十章。第一、二章为经络、腧穴总论；第三章为经络腧穴各论，介绍各经走行、主治概要，腧穴的定位、主治及操作；第四、五、六章为毫针刺法、灸法、拔罐法和其他针法，对针灸、拔罐和其他针法的操作方法及注意事项等进行了介绍；第七章为治疗概述；第八章为常见伤科病症治疗，突出对临床中常见的运动损伤进行了介绍；第九章为其他病症，对常见运动性病证、其他内科病症作了介绍；第十章为针灸保健，介绍了运动性保健和当前社会较为流行的普通人群的常用保健方法。

本教材在编写过程中得到许多领导和老师的热心帮助，特别是马丽华、方小芳、贾月春等同志在资料整理、文字录入、勘误中做了大量工作，在此一并表示感谢。

教材的编写是一项科学严谨并有重要意义的工作，不仅要求编写者有相应的学识和文字表达水平，而且还必须有认真的科学态度和高度的责任心。由于水平所限，本教材难免有不当之处，真诚希望各位专家学者和广大读者提出宝贵意见，以便今后进一步修订、完善。

运动人体科学专业教学用书

《针灸学》编写组

2011 年 5 月于北京

目　录

绪　言

　　针灸学是我国历代劳动人民、医药学家在长期与疾病作斗争的过程中创造出来的一种独特的医治疾病的方法，是中国医学的重要组成部分之一。针灸疗法由"针"和"灸"两种治疗方法组成，通过对人体的某些特定部位施以针刺与艾灸，以调整脏腑气血、调节生理病理状态，达到防病治病的目的。针和灸常配合使用，故合称"针灸"。针灸疗法具有操作简便、适应症广、疗效明显、经济安全等特点，因此数千年来深受国人推崇，为中华民族的繁衍昌盛作出了贡献。

　　针灸医学的形成和发展经历了一个漫长的过程。

　　针刺疗法应属于一种特殊的物理疗法，其起源可以追溯到石器时代。早在新石器时代，人们就利用锐利的小石片（即"砭石"）砭刺人体的某一部位来治疗疾病。《说文解字》："砭，以石刺病也。"当初，人们身体某处有了病痛时，往往会自觉不自觉地用手去按揉捶击有病痛的地方以减轻不适；后来，人们发现用小石块叩击体表某个部位或在体表某处放出一些血液时疗效会更为明显，于是，砭石疗法就产生了。这就是针刺疗法的前身。《素问·异法方宜论》说："东方之域……其病皆为痈疡，其治宜砭石。"《素问·血气形志篇》说："形乐志乐，病生于肉，治之以针石。"这些都是砭石应用的记载。随着社会的进步与科学技术的发展，针刺用具不断完善，开始是砭石、骨针、竹针，后来则创制了各种不同形状的金、银、铜针。例如《灵枢·官针》说："九针之宜，各有所为，长短大小，各有所施也。""九针"指 9 种医疗用具，包括长短大小的针具和按摩用的圆棒、割治用的小刀等。针具的进步推动了针刺疗法的发展。

　　灸法是古代流传下来的一种温热疗法，其起源可追溯到原始社会人类学会用火以后。人们在用火的过程中，逐渐认识到身体的某部位受到火的灼烤后，会产生某种舒适的感觉而因此减轻了某些病痛。可见，灸法的产生是随着火的应用而萌芽，并在其应用过程中而逐渐产生和发展起来的。至于灸的材料，起初可能是采用树枝、柴草取火来作熏、熨、灼、烫等以消除疾病，后来才逐步发现了"艾"是很好的灸材。作为一种野生植物，艾在我国很多地方都有生长，因其气味芳香，易于点燃，火力温和，并有很好的温通血脉的作用，从而逐步形成了艾灸术。据史书记载，孔子在劝说柳下跖时曾说："丘所谓无病而自灸也。"孟子也曾讲过："今人欲王者，犹七年之病，求三年之艾也。"可见当时用艾来防病治病已广为人们所应用。

　　拔罐是中医学传统的外治方法，也有着悠久的历史。拔罐疗法也称为"角法"、"吸筒疗法"、"拔火罐"。这是由于古人曾使用兽角、竹筒作为治疗工具的原因。随着科学的发展，拔罐疗法也不断有所发展；就其使用的工具而言，兽角、竹筒、陶罐、玻璃罐、金属罐、抽气罐、挤压罐等都可作为拔罐的工具；就操作方法而言，原来的只是单一留罐，而如今则有走罐、闪罐、电拔罐等；就运用形式而言，原来单纯的拔罐，已发展为配合其他疗法的综合治疗方法，如药罐、针罐、刺络拔罐、按摩拔罐等；其治疗的范围，也由单一的吸脓拔血，发展到包括内、外、妇、儿、骨伤等多科疾病。

据文献记载，早在3000多年前，我国医家就已经对针灸拔罐等治病的经验进行了初步总结。例如，1973年湖南长沙马王堆三号汉墓出土的帛书中即有关于"足臂十一脉灸经"、"阴阳十一脉灸经"的记述。帛书除对十一经脉的循行分布、病候表现进行论述之外，还对各经病症的灸法进行了论述。这是现存最早的针灸学文献。在《五十二病方》中，则有关于角法治病的记述。"牡痔居窍旁，大者如枣，小者如核者，方以小角角之，如孰（熟）二斗米顷，而张角"。这表明至少在公元前6至2世纪，我国医家已经采用拔罐这一治疗方法治病。

约在战国时期成书的《黄帝内经》，对经络、腧穴、针灸的适应症、禁忌症及其治疗原理等都作了详尽的论述，并记载了9种针具的形状、功能和用途。《黄帝内经》以阴阳、五行、脏腑、经络、气血津液等为主要内容，从总体上论述了人体的生理病理、诊治方法和原则，并对经络的循行和病候、腧穴、针灸方法及适应症、禁忌症等作了比较详细的论述。《黄帝内经》又分为《素问》与《灵枢》两书，而其中的《灵枢》以大量篇幅论述了针灸治病的理论和方法，这标志着针灸理论体系的基本形成，故《灵枢》也被后世称为"针经"。东汉张仲景创立六经辨证，主张针药并用，辨证论治，并在《伤寒杂病论》中记载了许多针灸处方。这些成就都丰富了针灸学的理论和方法。

魏晋时期的皇甫谧，将《素问》《灵枢》和《明堂孔穴针灸治要》3部著作的针灸内容汇而为一，编撰而成的《针灸甲乙经》，共收录349个腧穴的名称、定位和刺灸法，并对各科病证的针灸治疗进行了归纳和论述，成为现存最早的针灸学专著，是继《黄帝内经》之后针灸学的又一次总结，在针灸学发展史上起到了承前启后的作用。这个时期出现了许多临床医家和针灸专著，如晋代名医葛洪的《肘后备急方》，收载针灸医方109条，其中99条为灸方，并对灸法的作用、效果、操作方法、注意事项等都有较全面的论述。葛洪的妻子鲍姑，是我国医学史上第一位女灸学家，她的灸法经验必然会融会到葛洪的《肘后备急方》中。该书除继承《内经》及《针灸甲乙经》的直接灸法外，还首创了隔物灸法包括隔盐灸、隔蒜灸、川椒灸等。以及应用蜡灸，并以瓦甑代替灸器及烧艾于管中熏灸等方法。此外，该书还有用角法治病的记载，并列出了不属于拔罐适应症的多种病症的名称。

隋唐时代，针灸学有了长足的发展。唐初时针灸已成为专门的学科，并出现了"针师""灸师"等称谓。隋至唐初的甄权、孙思邈，不但精通中医各科，在针灸学方面也有卓越的成就。甄权著有《针方》《针经钞》。而孙思邈的《备急千金要方》中则广泛收集了前代针灸医家的经验和个人的体会，并绘制了"明堂三人图"，把人体正面、侧面及背面的十二经脉用5种颜色标出，奇经八脉用绿色标明，成为历史上最早的彩色经络腧穴图。他还创用了"阿是穴"和"指寸法"。王焘绘成12幅彩色挂图，并在其《外台秘要》中重点介绍了灸法，此外还有一些拔罐方面的内容。崔知悌的《骨蒸病灸方》收录了大量的灸治经验，可以看出两晋和唐朝时代，灸法的应用较为盛行。

唐代则建立了国家针灸教育体系，太医署负责医学教育，并设针灸专科，置"针博士一人，针助教一人，针师十人，针工二十人，针生二十人"，从事专业工作，为针灸学的规范教育奠定了基础。此一时期拔罐的工具有了突破性的改进，开始用经过削制加工的竹罐来代替兽角。竹罐取材广泛，价廉易得，大大有助于这一疗法的普及和推广；同时竹罐质地轻巧，吸拔力强，也在一定程度上提高了治疗的效果。

宋金元时期，相继建立了更为完善的针灸机构和教育体系，并设立了针科、灸科。北宋的针灸学家王惟一在经穴考订和针灸学教具方面作了开拓性的工作，他对 354 个明堂孔穴进行了重新考订，于公元 1026 年著《铜人腧穴针灸图经》，雕印刻碑，由政府颁布；并于公元 1027 年设计铸造了两具针灸铜人模型，模型外刻经络腧穴，内置脏腑，供针灸教学和考试使用。同时，随着我国印刷技术的发展，针灸专著明显增多也促进了针灸学文献的积累和传播。南宋针灸学家闻人耆年著《备急灸法》，王执中撰《针灸资生经》，这些都是针灸临床经验总结的实用性专著。王氏十分重视实践，在其著作中收集了许多民间的临床经验，而其本人则精于灸术并善于运用压痛点诊断和治疗疾病。金代何若愚创立的子午流注针法，提倡按时取穴治疗方法，对后世影响较大。马丹阳、窦汉卿都在临床腧穴应用方面有一定研究，马丹阳喜用"天星十二穴"，而窦氏喜用"八脉交会穴"。元代的滑伯仁对经脉的循行及其相关的腧穴进行了考订，著《十四经发挥》。这时期的拔罐疗法，不但在名称上由"吸筒法"替换了"角法"，在操作上，则进一步由单纯用水煮的煮拔筒法发展为药筒法。亦即先将竹罐在按一定处方配制的药物中煮过备用，需要时再将此罐置于沸水中煮后，乘热拔在穴位上，以发挥吸拔和药物外治的双重作用。元代萨谦斋的《瑞竹堂经验方》中曾明确地加以记述："吸筒，以慈竹为之，削去青。五倍子（多用），白矾（少用些），二味和筒煮了收起。用时，再于沸汤煮令热，以筋箕（箍）筒，乘热安于患处。"

明代是针灸学发展史上较为活跃的时期，这一时期出现了许多学术流派和争鸣，创立了丰富的针刺手法。代表性的医家和著作有陈会的《神应经》、徐凤的《针灸大全》、高武的《针灸聚英发挥》、杨继洲的《针灸大成》、汪机的《针灸问对》、李时珍的《奇经八脉考》等。《针灸大全》对针刺手法进行了收集和评述；《针灸问对》则对针灸学术问题设立了 80 多条问答，是一部学术争鸣的著作；《针灸大成》是继《针灸甲乙经》后针灸学的第三次总结，该书是杨继洲在家传的《卫生针灸玄机秘要》的基础上，汇编历代诸家针灸学术观点、实践经验而成书的，直到今天仍然是后世学习、研究针灸的重要参考文献。这个时期的拔罐法，已经成为外科中重要的外治法之一，主要用于吸拔脓血，治疗痈肿。当时一些主要外科著作几乎都列有此法，如明代外科名医陈实功就在他的《外科正宗》中记述了煮拔药筒的方法。

清代末年，由于清政府在太医院等官方医疗机构中废止针灸，导致了整个针灸学的衰落。清代统治者以"针刺火灸，究非奉君所宜"的理由，于公元 1822 年废除了太医院的针灸科，致使当时医者多重药轻针。在这一阶段，针灸著作主要有吴谦的《医宗金鉴·刺灸心法要诀》、廖润鸿的《针灸集成》及李学川的《针灸逢源》等。鸦片战争以后，帝国主义入侵，在各地设立教会医院和西医学院校排斥和歧视中医学；国民党时期竟有人提出废除中医的议案。然而，由于中医针灸疗法经济、方便和疗效确切的特点，深受广大群众的喜爱，针灸依然在民间得到广泛的应用。

这时期的拔罐疗法，不论是拔罐的工具，还是拔罐的方法及其治疗范围都获得了很大的发展。竹罐尽管价廉易得，但吸力较差，且久置干燥后，易产生燥裂漏气。为补此不足，清代出现了陶土烧制成的陶罐，并正式提出了沿用至今的"火罐"一词。拔罐的方法也有较大进步："以小纸烧见焰，投入罐中，即将罐合于患处。如头痛则合在太阳、脑户或颠顶，腹痛合在脐上。罐得火气舍于内，即卒不可脱，须得其自落，肉上起红晕，罐中有气水出。"（《本草纲目拾遗》）此类拔罐法即目前仍颇为常用的投火法。拔罐疗法的治疗范围也突破了历代以吸拔脓血疮毒为主的界限，开始应用于多种病症，如《本草纲目拾遗》所说"拔罐可治风寒头痛及眩晕、风痹、腹痛等症"，可使"风寒尽出，不必服药"。

新中国成立后，由于党和政府明确制定了发展中医的政策，祖国医学获得了新生，中医针灸事业也出现了前所未有的繁荣景象。全国各地相继建立了中医院校、中医医院和研究机构。20世纪50年代前期，主要是整理针灸学文献，观察针灸适应症，用现代科学阐释针灸学的知识体系。50年代后期到60年代，专题深入地研究古代针灸文献，广泛进行了针灸临床疗效总结，并开展了实验研究，观察针灸对各系统器官功能的影响，揭示针灸的基本作用，并开展了针刺麻醉。70年代以来，应用神经生理学、解剖学、组织化学、生物化学、免疫学、分子生物学及声、光、电、磁等先进的现代科学技术手段，对针灸学的相关问题进行了深入研究，对针灸治病和镇痛原理都有了更深刻的认识。80年代初期，各中医院校先后建立了针灸系，使用了全国统一的针灸学教材，并逐渐开展了针灸学硕士、博士研究生的培养，形成了针灸学教学、医疗、科研的完整体系，并取得了丰硕的成果。

几千年来，针灸医学不仅为我国人民的医疗保健事业发挥了重大作用，而且也为世界人民的医疗保健事业作出了重大贡献。约公元6世纪，我国的针灸医学传到了朝鲜，《针灸甲乙经》曾作为培养医生的教材。公元562年，《名堂图》和《针灸甲乙经》传到日本。公元701年，日本在医学教育中开始设置针灸科，针灸疗法直到现在都深受日本人民的欢迎。公元17世纪末叶，针灸医学又传到了欧洲。近年来，某些国家如美国、德国、英国等除医院设立针灸专科外，还成立了研究针灸医学的专门机构，借助现代科学技术开展针灸治疗机制、治疗病症等诸多方面的研究。世界卫生组织和世界针联的统计资料表明，截至2002年针灸医学已在142个国家和地区得到应用。

进入21世纪，人类老龄化趋势愈来愈明显，降低慢性疾病的发病率已成为我们的卫生工作重点，要求回归自然疗法的呼声越来越高，而针灸等自然疗法正顺应了时代的召唤。随着科学技术的快速发展、医疗水平和医疗效果的进一步提高，针灸医学将作为世界医学的重要组成部分，在世界各国得到更加广泛的承认与推广，并必将为人类的保健事业作出更大的贡献。

第一章　经络总论

经络是经脉和络脉的总称，是指人体运行全身气血、联络脏腑肢节、沟通内外、贯串上下的径路。经，有路径之意，经脉贯串上下，沟通内外，是经络系统的主干。络，有网络之意，络脉是经脉别出的分支，较经脉细小，纵横交错，遍布全身。《灵枢·脉度》说："经脉为里，支而横者为络，络之别者为孙。"

经络学说就是阐述人体经络系统的循环分布、生理功能、病理变化及其与脏腑相互关系的一门学说。

第一节　经络学说的形成

经络学说的形成，是以古代的针灸、推拿、气功等医疗实践为基础，经过漫长的历史过程，结合当时的解剖知识和藏象学说，逐步上升为理论的，其间受到了阴阳五行学说的深刻影响。《黄帝内经》的问世，标志着经络学说的形成。经络学说形成的依据主要有以下几个方面：

一、针感及其传导现象的观察与总结

当皮肤某些部位被针刺时，会有酸、麻、重、胀等感觉，这种反应称为"针感"。针感常沿着一定方向及路线向远部传导。中国古代医家通过对这些现象的观察和归纳总结出了手足十二经脉和奇经八脉等的循行分布及与其属络脏腑的关系、相关症候群发生的规律性，逐渐形成了经络学说的基础。

二、腧穴主治功能的总结

古人尝试刺激不同的穴位以舒缓某些症状及不适，当不断进行这些"穴位试验"时，他们发现某些疗效相似的穴位往往有规律地排列在一条路线上，而这条路线上所出现的症候又同该条路线上穴位的主治基本一致。于是，经过归纳分类，经络系统逐渐形成。这说明经络的形成与对穴位功效的总结有不可分割的关系。

三、体表反应现象的推理

古人在临床实践中发现，当人的体内某一脏腑发生疾病时，在体表的相应部位可有压痛、结节、皮疹、色泽改变等病理现象出现。如《素问·藏气法时论篇》所说，"肝病者，两胁下痛引少腹"，"心病者，胸中痛……两臂内痛"；又如足太阳经有病时，可以出现项如拔、腰如折、腘如结、踹如裂的症状。以上均说明经络有反映病候的功能，而病候病征出现的部位与经络的循行和分布有密切关系。故体表病理现象的推理，也是经络学说形成的依据之一。

四、解剖生理知识的启发

古代医家通过解剖，在一定程度上认识了内脏的位置、形态及某些生理功能，观察到人体分布着很多管状和条索状结构并与四肢联系，以及某些脉管内血液流动的现象。

综上所述，经络现象的发现与经络学说的形成，既来源于经气的传导和腧穴功效的总结，又与病理现象的推理密切相关，古人还把当时所能观察到的人体解剖、生理知识结合起来，使各种认识相互补充、相互佐证、相互启发，使人们对经络的认识逐步完善起来，这就为经络学说的产生奠定了基础。

第二节　经络系统的组成

经络系统由经脉和络脉组成，其中经脉包括十二经脉、奇经八脉，以及附属于十二经脉的十二经别、十二经筋、十二皮部；络脉包括十五络脉和难以计数的浮络、孙络等。其基本内容见表 1-1。

一、十二经脉

十二经脉包括手三阴经（肺、心包、心）、手三阳经（大肠、三焦、小肠）、足三阳经（胃、胆、膀胱）和足三阴经（脾、肝、肾）。它们是经络系统的主体，故又称为"正经"。

（一）十二经脉的命名

十二经脉的名称是结合手足、阴阳、脏腑三方面而确定的。经脉循行于上、下肢不同，有手经、足经之分；各经隶属脏腑不同，有属脏属腑之分；经脉循行分布于四肢的内、外和所属脏腑的阴阳属性不同，有阴经、阳经之分。在分阴阳的基础上，根据阴阳衍化又分三阴三阳，以区分手足六经。如循行于上肢内侧经脉属手经、阴经。阴有太阴、少阴、厥阴之分，其中循行于上肢内侧前缘的为手太阴，因隶属于肺，故称之为手太阴肺经。根据这样命名的方法就定出了十二经脉的名称。

（二）十二经脉在体表分布的规律

十二经脉左右对称地分布于头面、躯干和四肢，纵贯全身。凡属六脏的经脉称为阴经，分布于四肢内侧和胸腹，上肢内侧为手三阴经，下肢内侧为足三阴经；凡属六腑的经脉称为阳经，分布于四肢外侧和头面、躯干，上肢外侧为手三阳经，下肢外侧为足三阳经。以人体自然直立，两手下垂，掌心向内的姿势，将上下肢的内外侧均分为前、中（侧）、后3个区域，则手足三阳经在四肢的排列是：阳明在前，少阳在中，太阳在后；手足三阴经在四肢的排列一般是：太阴在前、厥阴在中（侧）、少阴在后，其中足三阴经在足内踝上 8 寸以下为厥阴在前、太阴在中、少阴在后，至内踝上 8 寸以上则太阴交出于厥阴之前。

表 1-1　经络系统表

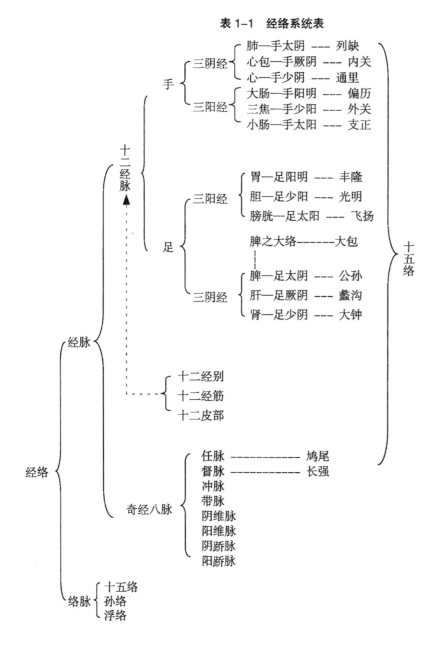

（三）十二经脉的表里属络关系

十二经脉内属于脏腑：阴经属脏而络腑，阳经属腑而络脏。脏与腑有表里相合的关系，阴经与阳经有表里属络的关系。如手太阴肺经属肺络大肠，手阳明大肠经属大肠络肺，肺与大肠表里相合，手太阴肺经与手阳明大肠经的关系为表里属络。这样十二经脉就形成了六组表里属络关系。互为表里的经脉在生理上密切联系，病变时相互影响，治疗时相互为用。

（四）十二经脉的循行走向与交接

十二经脉循行走向是：手三阴经从胸走手，手三阳经从手走头，足三阳经从头走足，足三阴经从足走腹（胸）。正如《灵枢·逆顺肥瘦》所说："手之三阴从藏走手，手之三阳从手走头，足之三阳从头走足，足之三阴从足走腹。"十二经脉的衔接规律是：阴经与阳经（表里经）在手足衔接；阳经与阳经（指同名经）在头面部衔接；阴经与阴经在（即手足三阴经）在胸部衔接（表 1-2）。

表 1-2　十二经脉衔接、流注表

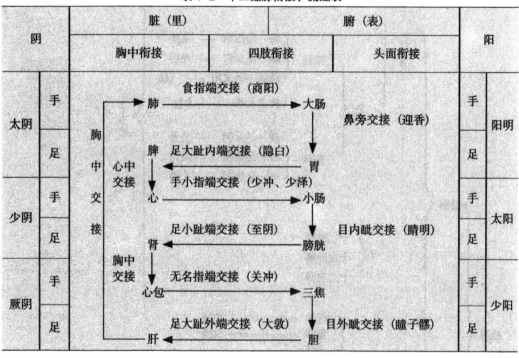

（五）十二经脉的循环流注

十二经脉的流注是从肺经开始，然后依次到大肠经、胃经……最后到肝经，再由肝经回到肺经，如此周而复始，如环无端。有了这样的传注系统，气血方能周流全身，使人体不断地得到营养物质而维持各组织器官的功能活动。其十二经脉的流注顺序见表1-2。

二、奇经八脉

奇经八脉即别道奇行的经脉，有督脉、任脉、冲脉、带脉、阴维脉、阳维脉、阴跷脉、阳跷脉，共 8 条。"奇"的意思表明它们与十二经不同，不直接隶属于十二脏腑，也无阴阳表里属络关系。但这些经脉与奇恒之腑（脑、髓、骨、脉、胆、女子胞）有密切联系。八脉中的督脉、任脉、冲脉皆起于胞中，同出于会阴，称为"一源三歧"。冲、带、跷、维六脉腧穴，都寄附于十二经与任、督脉之中，唯任、督二脉各有其所属腧穴，故与十二经相提并论，合称为"十四经"。十四经具有一定的循行路线、病候及所属腧穴，是经络系统的主要部分。

（一）奇经八脉的分布规律

奇经八脉与十二经脉纵横交互。八脉中的督脉、任脉、冲脉皆起于胞中，同出于会阴：其中督脉行于腰背正中，上至头面；任脉行于胸腹正中，上抵颏部；冲脉与足少阴肾经相并上行，环绕口唇；带脉起于胁下，环行腰间一周；阴维脉起于小腿内侧，沿腿股内侧上行，至咽喉与任脉会合；阳维脉起于足跗外侧，沿腿膝外侧上行，至项后与督脉会合；阴跷脉起于足跟内侧，随足少阴等经上行，至目内眦与阳跷脉会合；阳跷脉起于足跟外侧，伴足太阳等经上行，至目内眦与阴跷脉会合，沿足太阳经上额，于项后会合足少阳经。

（二）奇经八脉的作用

奇经八脉交错地循行分布于十二经之间，其作用主要体现于两方面。

1. 沟通十二经脉之间的联系

奇经八脉将部位相近、功能相似的经脉联系起来，达到统摄有关经脉气血、协调阴阳的作用。督脉与六阳经有联系，称为"阳脉之海"，具有调节全身阳经经气的作用；任脉与六阴经有联系，称为"阴脉之海"，具有调节全身诸阴经经气的作用；冲脉与任、督脉，足阳明、足少阴等经有联系，故有"十二经之海""血海"之称，具有涵蓄十二经气血的作用；带脉约束联系了纵行躯干部的诸条足经；阴阳维脉联系阴经与阳经，分别主管一身之表里；阴阳跷脉主持阳动阴静，共司下肢运动与寤寐。

2. 奇经八脉对十二经气血有蓄积和渗灌的调节作用

当十二经脉及脏腑气血旺盛时，奇经八脉能加以蓄积；当人体功能活动需要时，奇经八脉又能渗灌供应。

三、十五络

络脉是由经脉分出行于浅层的支脉，有别络、浮络和孙络之分。别络是较大的和主要的络脉。十二经脉和任、督二脉各自别出一络，加上脾之大络，总计15条，称为十五络脉或十五别络，分别以其发出处的腧穴命名（表1-1）。

（一）十五络的分布规律

十二经脉的别络均从本经四肢肘膝以下的络穴分出，走向与其相表里的经脉，即阴经别络于阳经，阳经别络于阴经。任脉的别络从鸠尾分出以后散布于腹部；督脉的别络从长强分出经背部向上散布于头，左右别走足太阳经；脾之大络从大包分出以后散布于胸胁。此外，还有从络脉分出的浮行于浅表部位的浮络和细小的孙络，遍及全身，难以计数。

（二）十五络的作用

四肢部的十二经别络，加强了十二经中表里两经的联系，从而沟通了表里两经的经气，补充了十二经脉循行的不足。躯干部的任脉络、督脉络和脾之大络，分别沟通了腹、背和全身经气，从而输布气血以濡养全身组织。

四、十二经别

十二经别是十二正经离入出合的别行部分，是正经别行深入体腔的支脉。

（一）十二经别的循行特点

十二经别的循行特点是"离入出合"。多数经脉均有离入出合的循行过程，即十二经别从同名正经分出的称为"离"，又称"别"；而后入走胸腹腔与相关脏腑属络称为"入"；再从相关脏腑上行头项出走体表称为"出"；最后阳经经别皆归入本经，阴经经别合入互为表里的阳经称为"合"。十二经别依据阴阳表里关系分为6组，《内经》中称为"六合"。

（二）十二经别的分布规律

足太阳、足少阴经别从腘部分出，入走肾与膀胱，上出于项，合于足太阳膀胱经；足少阳、足厥阴经别从下肢分出，行至毛际，入走肝胆，上系于目，合于足少阳胆经；足阳明、足太阴经别从髀部分出，入走脾胃，上出鼻颊，合于足阳明胃经；手太阳、手少阴经别从腋部分出，入走心与小肠，上出目内眦，合于手太阳小肠经；手少阳、手厥阴经别分别从所属正经分出，进入胸中，入走三焦，上出耳后，合于手少阳三焦经；手阳明、手太阴经别从所属正经分出，入走肺与大肠，上出缺盆，合于手阳明大肠经。

（三）十二经别的作用

十二经别不仅加强了十二经脉的内外联系，更加强了经脉所属络的脏腑在体腔深部的联系，补充了十二经脉在体内外循行的不足。由于十二经别通过表里相合的"六合"作用，十二经脉中的阴经与头部发生了联系，从而扩大了手足三阴经穴位的主治范围。此外，由于十二经别加强了十二经脉与头面部的联系，故而突出了头面部经脉和穴位的重要性及其主治作用。

五、十二经筋

十二经筋是十二经脉之气濡养筋肉关节的体系，是十二经脉的外周连属部分。

（一）十二经筋的分布规律

十二经筋均起于四肢末端，上行于头面胸腹部。每遇关节部位则结聚于此，遇胸腹壁或入胸腹腔则散布于该部而成片，但与脏腑无属络关系。三阳经筋分布于项背和四肢外侧，三阴经筋分布于胸腹和四肢内侧。足三阳经筋起于足趾，循股外上行结于顺（面部）；足三阴经筋起于足趾，循股内上行结于阴器（腹部）；手三阳经筋起于手指，循臑外上行结于角（头部）；手三阴经筋起于手指，循臑内上行结于贲（胸部）。

（二）十二经筋的作用

约束骨骼，利于关节的运动屈伸，保持关节功能的正常。

六、十二皮部

十二皮部是十二经脉功能活动反映于体表的部位，也是络脉之气散布之所在。《素问·皮部论》说："凡十二经络脉者，皮之部也，"又说："皮有分部。"表明十二皮部是十二经脉的体表分区。

（一）十二皮部的分布规律

其分布规律以十二经脉体表的分布范围为依据，将皮部划分为十二个区域。《素问·皮部论》说："欲知皮部，以经脉为纪者，诸经皆然。"

（二）十二皮部的作用

十二皮部居于人体最外层，又与经络气血相通，是机体的卫外屏障，起着保卫机体、抵御外邪和反映病证的作用。当机体卫外功能失常时，病邪可通过皮部深入络脉、经脉以至脏腑；当机体内脏有病时，亦可通过经脉、络脉而反应于皮部。临床上采用的皮肤针、灸法等治疗手段，都是基于皮部理论来指导的。

第三节　经络的标本、根结、气街与四海

一、标本与根结

经络与全身各部的联系是复杂多样的，除了前面所介绍的内容之外，还有标本、根结、气街、四海等理论。这些理论是在论述经络的分布和气血运行的基础上，进一步阐述经络腧穴上下内外的对应关系，强调人体四肢与头身、内脏与体表的特定联系，说明四肢下端的特定穴与头、胸、腹、背腧穴的对应关系。学习这些理论，不仅可以加深对经络分布的特殊规律和气血运行特殊状况的认识，而且可以有效地指导临床实践。

（一）标本

"标本"主要指经脉腧穴分布部位的上下对应关系。"标"原意是树梢，意为上部，与人体头面胸背的位置相应；"本"是树根，意为下部，与人体四肢下端相应。

十二经脉均有"标"部与"本"部。"本"部多位于四肢远端的腕踝关节附近；"标"部则因阴阳经之别而不同，六阳经的"标"都在头面，六阴经的"标"都位于躯干。现将《灵枢·卫气》所载十二经脉标本的位置，并结合相应腧穴列表如下（表1-3）。

表1-3　十二经标本部位及相应腧穴表

十二经脉	本		标	
	部　位	相关腧穴	部位	相应腧穴
足太阳	跟以上5寸中	跗阳	两络命门（目）	睛明
足少阳	窍阴之间	足窍阴	窗笼（耳）之前	听会
足阳明	厉兑	厉兑	颊下、挟颃颡	人迎
足少阴	内踝下上3寸中	交信、复溜	背俞与舌下两脉	肾俞、廉泉
足厥阴	行间上5寸	中封	背俞	肝俞
足太阴	中封前上4寸中	三阴交	背俞与舌本	脾俞、廉泉
手太阳	外踝之后	养老	命门（目）之上1寸	攒竹
手少阳	小指次指之间上2寸	中渚	目后上角、目外眦	丝竹空
手阳明	肘骨中上至别阳	曲池	颜下合钳上	迎香
手太阴	寸口之中	太渊	腋内动脉	中府
手少阴	锐骨之端	神门	背俞	心俞
手厥阴	掌后两筋之间2寸	内关	腋下3寸	天池

（二）根结

"根结"指经气的所起与所归，反映出经气上下两极间的关系。"根"指根本、开始，即四肢末端的井穴；"结"指结聚、归结，其处皆在头、胸、腹部。元·窦汉卿在《标幽赋》中指出"更穷四根三结，依标本而刺无不痊"，意为十二经脉以四肢为"根"，以头、胸、腹三部为"结"。《灵枢·根结》记载了三阴三阳的根与结（表1-4）。

表1-4 足六经根结表

经脉	根（井穴）	结
太阳	至阴	命门（目）
阳明	厉兑	颡大（钳耳）
少阳	窍阴	窗笼（耳）
太阴	隐白	太仓（胃）
少阴	涌泉	廉泉
厥阴	大敦	玉英、膻中

十二经脉的"根"与"本"、"结"与"标"位置相近或相同，意义也相似。根者，本者，部位在下，皆经气始生始发之地，为经气之所出；结者，标者，部位在上，皆为经气归结之所。但它们在具体内容上又有所区别，即"根之上有本"，"结之外有标"，说明"标本"的范围较"根结"广。"标本"理论强调经脉分布上下部位的相应关系，即经气的集中和扩散；而"根结"理论则强调经气两极间的联系，反映出"根"与"结"之间经气流注较为集中。

标本根结的理论补充说明了经气的流注运行状况，即经气循行的多样性和弥散作用，强调了人体四肢与头身的密切联系，说明四肢肘膝以下的特定穴治疗远离腧穴部位的脏腑及头面五官疾病，头身部穴位治疗四肢疾病有其生理基础，为临床治疗"上病下取""下病上取"等提供了理论依据。

二、气街与四海

（一）气街

"气街"是经气聚集通行的共同通路。人体从上至下横分为头、胸、腹、胫四气街。《灵枢·卫气》记载："胸气有街，腹气有街，头气有街，胫气有街。"《灵枢·动输》又指出："四街者，气之径路也。"说明了头、胸、腹、胫部有经脉之气聚集循行的通路。气街的部位多为"结"与"标"的部位。《灵枢·卫气》对气街有较详细记载："故气在头者，止之于脑。气在胸者，止之膺与背腧。气在腹者，止之背腧，与冲脉于脐左右之动脉者。气在胫者，止之于气街，与承山踝上以下。"由此可见，气街具有横向为主、上下分部、紧邻脏腑、前后相连的特点，横贯脏腑经络，纵分头、胸、腹、胫是其核心内容。临床常用的俞募配穴、前后配穴以及偶刺法等，均以气街理论为立法依据。

（二）四海

海，是水流归聚之所，十二经气血象百川归海一样汇集到一定部位，由此形成了"海"。《灵枢·海论》把水谷、气、血、髓四者的汇集所在称为四海（表1-5）。

表1-5 四海部位及输注穴表

四海	部位	输注腧穴	
		上输穴	下输穴
脑为髓之海	头部	百会	风府
膻中为气海	胸部	大椎	人迎
胃为水谷之海	上腹部	气冲	足三里
冲脉为血海（又称"十二经之海"）	下腹部	大杼	上、下巨虚

四海概括了人体经气的生成、输布、聚集的四个主要部位。此外，四海还有各自输注的穴位。《灵枢·海论》记述了四海的部位和所输注的腧穴（见表1-5）。"胃者水谷之海，上在气街，下至三里；冲脉者为十二经之海，其输上在于大杼，下出于巨虚之上下廉；膻中者为气之海，其输上在于柱骨之上下，前在于人迎；脑为髓之海，其输上在于其盖，下在风府"。四海的部位与气街类似：髓海位于头部，气海位于胸部，水谷之海位于上腹部，血海位于下腹部。所以经络中的四海部位与气街及根结、标本的"结""标"是相一致的，它们的理论可以互相配合，以说明头、胸、上下腹及胫的分段关系。特别是胸、上下腹的划分又与三焦的分部相符合，对经穴的分部有特殊重要意义（表1-6）。

表1-6 四海与气街、三焦分部对照表

四海	四气街	三焦
髓海（脑）	头-胸	
气海（膻中）	胸 { 膺 / 背俞 { 肺 / 心	上焦
水谷之海（胃）	腹 { 冲脉 / 背俞 { 肝 / 脾 / 肾	中焦 下焦
血海（冲脉）	胫-气冲、承山、踝上下	

四海主持全身的气血、津液，其中髓海为元神之府，是神气的本源，脏腑经络活动的主宰；胸部为气海，宗气所聚之处，贯心脉而行呼吸；胃为水谷之海，是营气、卫气的化源之地，即气血化生之处；冲脉为十二经之海，起于胞宫，伴足少阴经上行，为十二经之根本，三焦原气之所出，乃人体生命活动的原动力，又称血海。

综上所述，四海的理论进一步明确了经气的组成和来源，对于指导临床有着重要意义。

第四节 经络的生理功能及经络学说的临床应用

一、经络的生理功能

（一）联络脏腑，沟通内外

人体的五脏六腑、四肢百骸、五官九窍、皮肉筋骨等组织器官，之所以能保持相对的平衡与统一，完成正常的生理活动，是依靠经络系统的联络沟通来实现的。

经络系统在人体中纵横交错、沟通内外、联系上下，加强了人体脏与脏之间、脏与腑之间、脏腑与体表、五官之间的联系，使人体成为一个有机的整体。

（二）运行气血，濡养周身

人体生命活动的物质基础是气血，其作用是濡润全身脏腑组织器官，使人体完成正常的生理功能。经络是人体气血运行的通道，气血及营养物质通过经络系统输送到周身，从而完成和调于五脏、洒陈于六腑的生理功能。

（三）抵御外邪，保卫机体

经络系统的作用是"行气血而营阴阳"，营行脉中，卫行脉外，使营卫之气密布周身。营卫之气是具有保卫作用的物质，它能抵抗外邪的侵犯。

二、经络学说的临床应用

经络不仅在人体生理功能上有重要作用，而且是临床上解释病理变化，协助疾病诊断和指导治疗的重要理论依据。《灵枢·经脉》说："经脉者，所以能决死生，处百病，调虚实，不可不通。"

（一）解释病理变化

经络是人体通内达外的通道，在生理功能失调时，经络不仅是病邪传注的途径，也可反映症候的特点。经脉病可以传入内脏，内脏病亦可累及经脉。《素问·缪刺论》说："夫邪之各于形也，必先舍于皮毛；留而不去，入舍于孙脉；留而不去，入舍于络脉；留而不去，入舍于经脉，内连五脏，散于肠胃。"反之，内脏病也可影响经络。《素问·藏气法时论》"肝病者，两胁下痛引少腹"等的论述，说明经络是病邪传注的途径。同时，由于经络在人体各部分布的关系，内脏有病时便可在相应的经脉循行部位出现各种不同的症状和体征。有时内脏疾患还在头面五官等部位出现反应。如心火上炎可致口舌生疮，肝火升腾可致耳目肿赤，肾气亏虚可使两耳失聪。

（二）协助疾病诊断

由于经络有一定的循行部位和脏腑络属，可以反映所属脏腑的病证，因而在临床上可以将疾病所出现的症状、经络循行的部位和所属络的脏腑联系起来作为辨证归经的依据。如头痛一症，即可根据经脉在头部的循行分布而辨别：痛在前额者多与阳明经有关，痛在两侧者多与少阳经有关，痛在颈项者多与太阳经有关，痛在巅顶者多与厥阴经有关。此外，还可根据某些点上的明显异常反应，如压痛、结节、条索状等反应，帮助诊断。临床上阑尾炎患者，多在阑尾穴处有压痛即是例证。

（三）指导临床治疗

经络学说广泛地应用于临床各科的治疗，对针灸、按摩和药物治疗等都具有重要的指导意义。针灸治病是通过刺灸腧穴，以疏通经气，恢复调节人体脏腑气血功能而达到治病目的的。针灸选穴，一般是在明确辨证的基础上，除选用局部腧穴外，通常以循经取穴为主，即某一经络或脏腑有病，便选用该经或该脏腑的所属经络或相应经脉的远部腧穴来治疗。《四总穴歌》所说"肚腹三里留，腰背委中求，头项寻列缺，面口合谷收"就是循经取穴的很好说明，临床应用非常广泛。此外，根据皮部与经络脏腑的密切联系，临床上常用皮肤针叩刺皮肤、皮内针埋藏皮内的方法来治疗脏腑经脉的病症。经筋的病候，多表现为拘挛、强直和抽搐等症，治疗多以局部取穴，所谓"以痛为输"。在药物治疗上，常根据归经理论，选取特定药物来治疗某些疾病。如柴胡入少阳经，少阳头痛时就常选用柴胡。这些都是经络学说在临床治疗方面的体现。

第五节　经络及针刺效应的现代研究概况

一、经络的现代研究概况

经络学说是中医理论的基石。多年来，国内外医学科学工作者，对经络学说从不同角度，用不同方法进行了多方面研究，取得了大量的成果，主要体现在对经络现象的研究和各种经络实质假说的提出两方面。

（一）经络现象

经络现象，指机体因某种原因而引起循古典经脉路线出现感觉传导和感觉异常，以及循经出现的各种皮肤病理性变化的现象（如皮肤显痕、循经脱毛、出汗、汗毛竖立等现象）。它们是经络活动的外在显现，是古人创立经络学说的重要依据，也是经络客观存在的有力证据。经络现象中最主要和最常见的现象是循经感传现象。

循经感传现象的研究

循经感传现象指当以某种方法刺激腧穴时，会沿着经脉循行路线而产生感觉传导的现象。近代文献中称之为"经络感传""针响""经络针刺感应现象""经络敏感现象"等。1979 年，全国第一届针灸针麻学术讨论会将其名称统一，称为"循经感传现象"，简称循经感传或感传。从 20 世纪 50 年代至今 50 多年来，国内外学者对循经感传现象的客观存在进行了大量的研究，深入探讨了循经感传的发生条件、主要特征、生物医学意义等，并取得了许多成果，这些研究对于揭示经络实质和针灸作用原理均有重要意义。

（1）循经感传现象的发现与调查

1949 年日本长滨善夫和丸山昌郎报道了一例视神经萎缩患者，在试用针刺各经原穴时，发现该患者有非常明确的针感，并有一定的方向。在反复针刺时，该患者均能出现同样的感觉。其感觉速度较慢，每秒钟 15~18 厘米，感觉的分布与经络循行路线相符，但也发现有些是中医经典里所没有记载过的定向。这一发现，在日本称之为长滨–丸山氏现象。此后，我国针灸工作者在 60 年代早期也陆续有所发现和报道。从 1972 年至 1978 年，按照卫生部制定的统一方法和标准，对循经感传现象进行了大规模的调查工作。调查对象为不同地区、民族、性别、年龄、职业、健康状况的人群，共进行了 6 万多人次的调查（连同没有按照统一标准方法调查的，则有 20 万人次以上）。结果发现感传出现率约在 5.6%~45.2%，绝大部分的感传出现率处于 12%~24%，占 2 / 3 以上。大规模的调查结果表明，经络循经感传现象确实是客观存在的，是一种可以在人群中引发出来的特殊的生命现象。

（2）循经感传现象的特征

1）循经感传的路线与古代经络线路的基本一致性。循经感传的重要特点就是循经性，其路线与《灵枢·经脉》篇中所载的经脉循行基本一致，但也存在一定的变化与差异。一般来说，在四肢部，感传线与古代经络线大体一致；在胸腹部则不完全一致；头部则大半不一致。而且，在同一人身上进行重复试验，也会出现不同。变异的表现主要为超过、不及或串经，这可能有测定方法和操作技术方面的原因。但总的说来，循经感传的路线与古典经脉循行基本一致。

2）因刺激不同而产生的循经感传的感觉多样性。探测采用不同的刺激方法时，所产生的感传感觉会有不同。如针刺和指压时产生酸、麻、涨、抽动、冷、热等感觉传导；电脉冲刺激时除有上述感觉外，还有流水感、虫跳感、蠕动感等；艾灸时则多产生热感或麻感；腧穴注射后以酸、胀、沉重感居多，偶有热感、冷感等。

3）循经感传的速度。根据目前国内外报道，针刺感传速度每秒钟一般在 20 厘米左右，但个体差异较大。循经感传的速度与受试者的个体差异、针刺的手法、刺激频率和强度、经脉的行程及环境温度的差异等有关。在一定的范围内，刺激量越大，感传的速度越快，如超过了一定的限度，反而会影响感传的速度，甚至不引起感传。

4）循经感传的宽度。循经感传的路线具有一定的宽度，通常呈带状，在四肢多较细，在 0.2~2.0 厘米；进入躯体后，可宽至 10 厘米以上。感传的宽度与刺激的方法与强度有关，电脉冲刺激多呈带状，针刺或定位注射呈线状、绳索状。

5）循经感传的双向传导性。循经感传可同时向两个方向传导。当刺激躯体（除四肢末端外）上任何一穴时，可见该穴发生两个相反方向的感传。如刺激曲池穴可出现感传由曲池向肩髃传导，又可出现由曲池向合谷传导。

6）循经感传的回流、阻断和停顿性。部分受试者的感觉传至终点后并未消失，而是沿原传导路线返回至刺激腧穴，这种现象叫做回流；当感觉自刺激点双向传导时，对任何方向的一点施加压力，均可阻断感传自压迫点继续前进；感传在行进时并非均匀传导，而是有快有慢，存在一个个停顿点，而这些停顿点又多为腧穴所在处。

7）循经感传与脏腑、五官功能活动的关系。感传与脏腑、五官有特定的关系，当感传沿着经脉的路线到达相应的脏腑或五官时，这些器官的活动常发生显著变化。如针刺足阳明胃经和足太阴脾经，当感传到达腹部时，可以出现胃蠕动增强、肠鸣音亢进以及饥饿感；针刺手厥阴心包经，感传到达胸部时，则有心跳加快、胸闷等现象出现；感传到达眼部时，眼疾患者会感觉眼睛发亮、视物清晰，或视物不清、眼发黑等。

8）循经感传的趋病性。循经感传的趋病性，是指在病理情况下，循经感传的线路有"趋向病所"的特征。当某一脏腑有临床症候时，则该脏腑有关的循经感传出现率较高。如胃下垂患者在足三里发出感传线后，有趋向胃的现象，这种情况与古代医家所提出的"气至病所"相符。

（3）循经感传现象的临床意义

在诊断上，循经感传现象具有较大的诊断价值，特别是在循经疼痛、麻木、线状皮肤病、血管神经性反应等出现的情况下。如沿手太阴肺经出现红线，往往伴有呼吸系统病变；沿足少阴肾经出现皮疹，常可提示泌尿、生殖系统存在病变。

在治疗上，表现在趋病性即"气至病所"方面。如刺激患有心脏病的感传显著者的不同经穴，所发生的感传多有趋向心脏的现象；刺激患有胃病的感传显著者的不同经穴，所发生的感传常有趋向胃脘部的现象。同时还表现在针灸临床疗效与循经感传的有无、强弱以及是否达到"病所"等相关。一般而言，感传愈显著，疗效越明显。

在镇痛方面，刺激感传显著者，其痛阈提高的区域，有循经分布的趋势。感传到达的部位较未到达的部位提高显著，感传带中心区较非中心区提高显著。随着刺激时间的延长，镇痛区还可以向全身泛化。停止刺激后，感传回流，并逐渐消失，痛阈也随之降低。如若感传阻滞，针刺镇痛效应也随之降低。

（4）循经感传现象机理研究

目前对循经感传形成的机理主要有外周动因激发说、中枢兴奋扩散说和外周中枢统一说 3 种观点。

外周动因激发说。这种观点认为，循经感传形成的根本环节在体表。循经感传可能是位于"体表"（相对于脏腑而言）的神经感受装置被针刺时沿经传导的某种动因依次兴奋，神经冲动相继传入中枢神经系统而引起的主观感受。概括起来说就是这种观点，"传于体表，感在中枢"。持此类观点的各个学者的观点并不完全一致，但都认为，循经感传的特殊线路和规律的形成取决于某种外周过程，中枢的作用是第二位的。

中枢兴奋扩散说。持此种观点的学者认为，循经感传形成的根本环节在中枢神经系统内部，是由于刺激腧穴时产生的兴奋在中枢神经系统，特别是在大脑皮层内的定向扩散所致，即"感在中枢，传也在中枢"。

外周中枢统一说。外周说和中枢说都各有一定的事实依据，但都只能解释循经感传现象的部分机理，因而有学者提出外周中枢统一说。持此观点的学者认为，在循经感传过程中，外周和中枢是不可分割的总体，经络如果作为一个实体存在，不应局限于身体的某一局部，而应有从外周到中枢，从低级到高级的谱系。外周有循经的实质过程，中枢则有循经的功能联系。在某些情况下，中枢环节可能表现出自己的存在和影响，而中枢的特定联系只是外周实质过程的反映和投射，没有外周的实质过程，就不可能出现中枢的特定功能联系，也就是说，在外周和中枢的协调活动中，外周的实质过程起决定性作用。

（二）经络实质的研究假说

对经络实质的研究，已经进行了 50 多年。在这期间，国内外许多学者运用解剖学、组织学以及组织化学的技术和方法对经络的实质进行了多方面研究，并取得了较大的进展，提出了一些假说，如经络与周围神经相关说、经络与神经节段相关说、经络与血管相关说等。

1. 经络与周围神经相关说

绝大多数解剖观察发现，全身大多数腧穴或其附近都有神经干或较大分支通过，显微镜观察也证明腧穴处从表皮到肌肉各层组织中具有丰富多样的神经末梢、神经丛和神经束。而且，古典的经络循行分布与周围神经的分布基本一致，如手太阴肺经与桡神经、前臂外侧皮神经分布一致；手少阴心经与尺神经、前臂内侧皮神经分布一致；足三阴经与隐神经、足太阳膀胱经与坐骨神经的分布也基本一致。针感的反射传导与周围神经分布及其感觉区基本趋于一致，如四肢部腧穴多向肢体长轴一致的方向放射；腰椎腧穴针感多向下腹、下肢后侧放射；骶部腧穴针感多向肛门、会阴部放射；针刺位于臂丛神经的缺盆穴，针感会向上肢放射；面部腧穴的针感多向头侧放射，与枕大神经、枕小神经、耳大神经有关；胸腹部腧穴针感多在局部或邻近放射；胸椎腧穴针感多向胁肋、侧腹部放射等。但这一假说未能满意地解释循经感传的循行路线和传导速度与神经的差异。

2. 经络与神经节段相关说

这是以躯体—神经节段—内脏的联系来说明体表腧穴—经络—内脏联系的一种假

说。该假说认为神经节段性支配规律可能就是经络活动规律及其主治功效特异性的内在原因，而神经节段分布即是经络的物质基础。如在躯干部，虽然经络主要呈纵行分布，而神经呈横向分布，但如果进一步分析经络所属腧穴（特别是背俞穴、腹募穴、任脉穴）的作用，则可看出，经络在纵行联系之中还包含有横向的前后关系。同时通过对十四经穴的综合对比，发现各经穴的主治证候绝大部分同节段反射联系相一致。但该假说尚不能合理解释经脉循行路线和循经感传及其他经络现象的跨神经节段分布的现象。

3. 经络与中枢神经相关说

这一学说认为，在体表发生的感传路线，并非是存在于体表局部的兴奋传导轨迹，而是发生在神经中枢内部（可能是大脑皮层）的一些机能排列在一起的特殊的皮层细胞，表现为兴奋传导扩散过程，并提出，大脑皮层体表感觉区机能定位的空间构型可能就是形成某些经络现象的重要物质基础。如有的截肢患者有时仍会感到已经不存在的肢体发生疼痛（即幻肢痛）。而在其肢体残端上方针刺，仍有针感传到已经不存在的肢体末端。这说明循经感传可以不依赖缺损部分的存在而出现，同时也说明这类幻肢感传过程实际就是皮层体感区内相应部位兴奋过程的传导或扩散。但此假说不能解释大脑皮层内形成经络循行路线的机能结构基础是什么，以及皮层体感区体表投影点的空间排列是否符合经络循行路线的模式等问题。

4. 经络与自主神经相关说

这一学说从经络腧穴与内脏疾病以及经络现象和腧穴病理反应的发生均与自主神经系统相关为出发点，设想经络可能是自主神经末梢结构的一种特殊联系。有实验证实交感神经及其各交通支与脊神经联系点在体表的投影恰与背俞穴的分布位置相近或重合。还有人发现周围神经系统分布在颈丛或臂丛位置通过颈部或胸部时均与交感神经相接，下肢的神经在腰丛和骶丛汇出时也与交感神经相接。这表明腧穴下的神经和交感神经之间存在沟通联系。但这一假说无法单独解释循经感传现象。

5. 经络与神经—体液调节机制相关说

该学说认为，经络对机体的调节作用与神经体液的调节作用有密切关系。现代生理学认为，人体机能活动的调节，人体各个部分各种功能之间的相互联系，是通过神经体液综合调节机制而实现的。神经调节的基本方式是反射，体液调节则是来自内分泌腺或任何组织细胞的激素以及代谢物等化学物质，通过血液循环或其他途径传递到体内各处，影响各个相应器官的活动的。针灸对内脏器官的作用，可能是通过神经—体液调节实现的。如针灸有关腧穴可影响消化道的运动和分泌机能，也可调整血压，纠正心率，增加周围血液中白细胞计数和止痛等。但当有关神经通路受到阻滞和破坏后，这些作用就会相应消失。该学说目前仍存在一些难以解释的现象。

6. 经络与血管相关说

该学说认为，血管及其周围自主神经是经络的形态结构和循经感传发生的外周基础。这种认识与古代文献记载存在相合之处。《灵枢·本脏》说，"经脉者，所以行血气而营阴阳"；《灵枢·经水》也说，"经脉者，受血而营之"。经脉、络脉之所以称为"脉"，就是因它们与血管有直接联系。经络的形态学研究，也证实了经络与血管系统密切相关。从针刺的效应来看，对于只保留股动脉、静脉与躯体联系的动物肢体，针刺其足三里所引起的肠蠕动变化的效应与正常动物类似，而当用石炭酸在血管壁外进行环状涂抹损毁血管壁上的植物神经丛后，则上述针刺效应消失。这说明股动脉、静脉在实现这一针刺效应中具有重要作用。但这一学说不能解释循经感传路线的特性，而且血管的走向分布及数量与十二经脉、奇经八脉的差别很大。

7. 经络与淋巴相关说

该学说根据古代文献的描述认为，经脉与淋巴管相关。如据马王堆帛书所载，经脉呈向心行走，就与淋巴管向心行走相一致。通过 X 线显微照相技术以及脉管的传导功能和腧穴与经络电泳显穴法，研究者发现，下肢足三阴经和上肢手三阳经的循行路线和方向同淋巴管系的分布与回流的方向恰好一致；而任脉、督脉、带脉与淋巴收集丛有关，冲脉的分布区也是全身绝大部分淋巴管的汇集之处。

8. 经络与肌肉肌腱相关说

该学说认为经络现象应以肌肉运动的系统为主体，经络的形态组织结构乃是以肌纤维为基础的。通过对人体解剖的实际观察，研究者发现，十二经筋与人体浅层肌肉、肌腱的分布起止循行路线基本一致。经筋即解剖见到的肌肉、肌腱等组织。全身横纹肌大致以纵向排列，经络走向恰又与此规律一致，而且凡是肌纤维交错排列之处（如面、颊、肩、臀）经络走向也呈曲折回绕现象。同时，结合肌纤维的生理也能解释各种经络现象。.

目前较为一致的观点是，经络系统的重要组成部分之一的十二经筋的实质，就是沿经络循行路线分布并呈纵向连接延续走行的肌肉、肌腱组织。

9. 经络与结缔组织相关说

该学说认为，经络可能就在结缔组织内。对于实际针刺时观察到的气、皮肤电阻差、丘疹等现象，有学者认为可能是由于体表的结缔组织在内在机能上存在经络。腧穴存在于从皮下组织（结缔组织）到肌肉（特别是筋膜）之间，大体上以结缔组织为中心，腧穴组织的实质属于最原始组织的结缔组织。但是单从结缔组织腔隙及基质的变化来解释经络现象是不全面的。

10. 第三平衡系统假说

该学说认为，经络是介于植物神经系统（第二平衡系统）和内分泌系统（第四平衡系统）之间的第三平衡系统。经络循行路线既是生理功能线，也是针灸治疗发挥作用的调节整体联络线，从它的活动规律和基本特征来看，应属于人体的第三平衡系统。现代生理学认为，人体平衡系统有三种：躯体神经系统、植物神经系统、内分泌系统，可分别称之为第一、第二和第四平衡系统。第一平衡系统维持快速姿势平衡，反应速度为100米/秒；第二平衡系统维持内脏活动平衡，反应速度约为1米/秒；第四平衡系统为全身慢平衡，反应速度则以分计，比经络感传的速度慢；第三平衡系统维持体表和内脏间的平衡，经络感传的速度约在10~20厘米/秒，比神经的传导速度慢，但比内分泌系统快，故可称之为第三平衡系统。根据经络的生理功能，从临床和现代研究中揭示出的有关体表与内脏相关的大量事实说明，这个"内属于脏腑，外络于肢节"的平衡系统确实存在。这四个平衡系统虽分工有所不同，但它们相互影响、相互制约，共同维持着整体的平衡。

11. 经络与生物电相关说

该假说根据经络的皮肤电现象，认为经络是人体内生物电的通路，是从组织器官发出的电流沿着特殊的通路行走，纵横排列成与经络相似的线称为"良导络"。良导络的出现在病理情况下更为明显，经络和腧穴处皮肤电现象的变化具有一定的规律和特殊性，即经络线上的静电位比经络线外高；腧穴处的静电位又比非腧穴处高。当针刺腧穴产生针感后，腧穴处静电位明显升高。当组织器官活动增强时，相应经络的原穴电位增高。当经络所过之处组织受到破坏或器官摘除后，相应经络的原穴电位又降低甚至为零。故认为生物电是通过经络进行信息的传导。

12. 经络基因控制结构说

该学说试图从基因的角度来阐明经络实质。持这一观点的学者认为，生物体的某些局部之所以能成为一个新个体，是由于该局部包含了这个生物整体特性的全部基因，而经穴正是这种基因差异的潜在表现，经络则是全身经穴联络成网的控制局部基因活动的高级讯息结构。它通过多级讯息控制，决定了组织分化的时空秩序性，保障了分化完成后的机体器官与组织间的平衡协调性。近年来，由于头针、耳针、面针等微针系统疗法的应用与推广，促进了经络全息理论的发展及其与生物全息规律的沟通，再次证实了生物个体的各个局部包含有其整体的全部基因。

13. 经络是综合传导系统说

该假说是针对以上种种假说的片面性而提出的。该假说认为，经络可能是人体多种组织参与的一种机能反射线，是人类在进化过程中保留下来的一种较初级的原始传导系统，属于非条件反射；或是大脑皮质在皮肉、筋骨、躯体内脏之间功能的投影区，其传导（联系）作用，主要靠神经系统来完成。同时又认为经络相当于由神经、血管综合组成。经络分为两大体系，一为营血循行体系，是切可知之，目可视之，刺可出血的，相当于现代医学所谓血液循环系统；另一个为卫气循行系统，乃是与现代医学神经系统有关的体内感传结构。其形态学基础是血管、神经干、神经支、游离末梢与腧穴所在部位为主的感受器。因此经络是人体的综合发生系统，人体内的肌肉、骨骼、内脏、血管、神经等以浑然一体的姿态在维持着生命。

总之，尽管对经络实质的研究已取得了大量的成果，提出了一系列的假说，但这些假说均未能全面解释经络现象以及经络的生理功能、病理变化等，至今尚未被中医学术理论界所接受。经络实质研究是我国医学科学研究中争论最为激烈、而又最受人们重视的一个课题，并仍将是今后若干年内国内外学者关注的焦点。同时，经络实质的阐明将会大大推动中医学和整个医学科学的发展，从而为世界新医学的发展及人类保健事业作出巨大的贡献。

二、针刺效应的现代研究概况

针刺作用于机体后，对机体的生理、病理过程的影响是通过各种反应表现出来的，即所谓的针刺效应。目前对针刺效应的研究内容非常丰富，也较深入，以下作一简要介绍。

(一) 针刺产生的两类效应

针刺腧穴所产生的效应是十分复杂的，不过从其范围来讲，基本可以概括为两大类：Ⅰ类是节段性效应，Ⅱ类是整体性效应。针刺任何一个传统腧穴，这两类效应均同时产生，所不同的是二者的存在范围不一样。通常情况下，针刺某一腧穴时，分布于该穴所属节段及相关的邻近节段内的组织器官所受到的针刺影响，往往是节段性效应与整体性效应的叠加。

1. 节段性效应

针刺的节段性效应即Ⅰ类效应，取决于相关节段神经的空间分布。研究证实，针刺效应与神经节段性支配密切相关。从生物学角度看，体节是脊椎动物与人体的原始性局部机能单位。一个原始体节内，由神经节段向躯体和内脏分别发出躯体神经和内脏神经，并将二者联成一个整体。随着胚体的生长、分化，内脏器官无论变成什么形状，肢芽如何向外伸展，躯体的皮节、肌节如何向远处变化、转移，其神经怎样重新排列、组合，形态上尽管形成了复杂的神经丛，但机能上却仍然保持着节段性支配关系，即其原来所属的节段支配领域基本保持不变。针刺的Ⅰ类效应就是通过神经的节段性联系而产生的。根据两种不同感觉传入在中枢内相互作用的理论假说，脊髓水平的整合活动是第一步，而这第一步整合活动的节段性效应，较已观察过的高级中枢部位要明显得多。针刺部位和痛源属于同节段或近节段的针刺效果较好，属于远节段的效果较差。

2. 整体性效应

在对镇痛的研究中人们发现，针刺不同的腧穴大都能够产生全身性的镇痛效应。这种整体性效应主要是由针刺信号的复杂传导通路及高位中枢的超分节结构特点所决定的。大量的电生理学研究证实，针刺信号能够传递并影响到多级水平的神经中枢，如脊髓、脑干、丘脑、尾核等等。针刺信号这一复杂的传递过程可以概括为：针刺腧穴的信号，主要经躯体神经中的Ⅱ Ⅲ类传入纤维到达脊髓后角，就地与痛觉信号发生作用，并经腹外侧索上传至脑干网状结构、网状巨细胞核、中缝核等结构，继续同痛觉信号相互作用；再由中央背盖束上行触发丘脑中央中核—大脑皮层—尾核抑制系统，对丘脑束旁核痛敏神经元的活动进行抑制。与此同时，中缝大核、网状巨细胞核等脑干的抑制性输出，又经背外侧索下行到脊髓后角，再对那里的痛觉输入进行强有力的下行抑制。

此外，还可经过某种节段的或下行的通路，针刺冲动对脊髓侧角或前角的神经元发生影响，通过躯体—内脏或躯体—躯体反射的方式，经交感神经或躯体神经传出纤维，对痛反应和内脏或躯体活动进行调整或控制，与此同时，也对腧穴本身的效应装置发生影响或调节。

由于针刺信号具有十分复杂的传递通路，因而还影响到中枢内许多神经介质及生物活性物质的含量，譬如5—HT、乙酰胆碱、儿茶酚胺、P物质、环核苷酸等。这些中枢神经介质及活性物质水平的变化，均产生整体性影响。另外，针刺某些腧穴还可影响下丘脑—垂体系统的机能，对内分泌系统的机能变化亦产生整体性调节作用。

（二）针刺效应信号的传递途径

针刺作用途径是通过神经反射弧实现的，针刺效应的显现有赖于反射弧的完整，阻断或破坏反射弧的任何一个环节，针刺效应即消失。具体来说，针刺腧穴引起其针感点的各种神经感受装置的兴奋，其感受装置可将针刺信号转换为相应的神经冲动，即针刺信号；在通常情况下，针刺腧穴后产生的针刺信号，必定会沿着一定的外周经中枢路径逐步传导到脑的高级部位，导致针感的形成。最后，这种中枢的兴奋过程又通过一定的传出传导通路到达效应器，使效应器发生相应的活动，产生针刺效应。在这一过程中，体液系统与神经递质参与其中。

1. 针刺效应的外周传入途径

实验发现，用局麻药物封闭腧穴、阻滞或切断支配腧穴的神经后，针刺对内脏活动的影响效应、针麻效果等大多消失。这表明，针刺作用的外周传入途径可能是支配相应腧穴的躯体感觉神经。至于传入纤维的类别，针刺可兴奋Ⅰ、Ⅱ、Ⅲ、Ⅳ类纤维。目前普遍认为，中等粗细的Ⅱ、Ⅲ类传入纤维负责针刺信号的传递。针刺兴奋腧穴深部感受器，有针感时就有传入放电，通常行针时传入冲动的频率最高，进针时次之，留针时最低。可见，传入冲动的多少与针感的强弱密切相关。

2. 针刺效应的中枢传入途径

针刺信息沿传入神经进入脊髓后，可抵达中枢的各级水平，各级中枢都可能参与针刺信息的整合过程。但根据神经节段的支配关系，相应的神经节段可能是最基本的调节中枢。动物实验发现，动物经浅麻醉后，针刺足三里、胃俞腧穴所引起的胃功能改变的效应仍可显现，但在深麻醉下，这种效应则基本消失。这说明针刺作用通过低级中枢即可实现。针刺家兔"足三里"影响肠管运动的效应，在横断第五、第六胸椎脊髓后不受影响，而破坏腰椎脊髓后则消失，说明针刺影响肠管运动的作用需通过相应脊髓节段实现。针刺的升压效应在切断脊髓与延髓的联系后消失，说明针刺升压作用的中枢在脊髓以上水平。去除大脑皮层，针刺的升压作用减弱，而且升压不稳定，表明大脑皮层参与了针刺升压的整合过程。近年来，应用神经纤维溃变、电生理学方法、神经生化、辣根过氧化物酶法以及同位素放射自显影技术，追踪针刺信息和内脏"病理"信息在中枢的行径或二者在中枢相互作用状况。结果表明，各级中枢都不同程度地参与了针刺信息的整合过程，但相应的神经节段大概是最基本的整合中枢。

3. 针刺效应的传出途径

针刺信息经各级中枢调制后，经传出途径对脏腑活动和疾病反应进行调节与控制。实验证明，这种传出途径主要为植物神经或神经—体液。因此，针刺效应既有速发型，也有迟发型，既可特异地表现为某一脏腑功能的改变，也可表现为一种广泛的整体性调整作用。

此外，如果把腧穴本身看作是针刺作用的效应器，那么腧穴本身因针刺而引起的各种变化，其传出途径不仅有植物神经，还可能包括脊髓传出系统。这个系统的传出信息可引起梭内肌的收缩，产生梭内肌电和手下得气的感觉——前者传递的针刺信息则可引起腧穴部位感受器和血管功能的变化，从而导致该处感觉阈和各种生物物理特性的改变。荧光组织化学表明，内关穴皮下组织内的 β—肾上腺素能神经纤维对电针刺激表现为双向反应，当机体内环境失去平衡时，电针效应更为明显。

4. 体液系统、神经递质在针刺效应传递途径的作用

针刺对内分泌机能的调整作用是通过传入神经经过中枢神经系统的反应而引起的。即针刺冲动由腧穴下神经传入中枢后，激活了下丘脑—腺垂体系统，影响到促肾上腺皮质激素、促甲状腺激素、促性腺激素、生长激素、生乳激素的分泌释放，从而对肾上腺皮质激素、甲状腺素、性激素等的代谢、合成和释放进行调整性控制而显示其作用。

针刺效应是一个复杂的多级控制的结果。在这一复杂的调控过程中，都有神经递质的参与。在中枢神经系统中，可能作为神经递质而起作用的物质种类很多，主要可分为四类：乙酰胆碱、单胺类、氨基酸类和肽类等化学物质。实验研究表明，针刺可以激活或增强某些中枢递质系统的活动，抑制或减弱另一些递质系统的活动，从而导致递质含量或其代谢速度的变化，产生不同的针刺效应。一般认为，针刺作用的迟发效应与针刺对神经递质调节有密切关系，而针刺镇痛过程的产生大多与中枢性神经性递质有关。

（三）影响针刺效应的四大因素

针刺效应是多种因素相互作用的结果。影响针刺效应的因素大体有机体机能状态、针刺的刺激量、腧穴的选取、针刺的时间等。

1. 机体的机能状态与针刺效应

现代生物学研究证实，虽然机体对刺激和反应是多种多样的，但归纳起来只有两种反应形式，即兴奋和抑制。前者是指由相对静止状态转为活跃状态，或活动由弱变强，后者是指活动由强变弱，或由活动状态转为相对静止状态。而机体对刺激的反应是兴奋

还是抑制，一般说来决定于两个因素：一个是机体当时的机能状态，另一个是刺激量。针刺效应主要取决于机体的机能状态，其次是刺激量（后面具体说明）。原则上讲，针刺某一腧穴能够对某一器官产生兴奋还是抑制作用，最主要的是由该器官的当时机能状态所决定的。如果该器官的机能处于亢奋状态，则针刺效应多是抑制性的；如果该器官的机能处在低下状态，则针刺效应多是兴奋性的；如果该器官的机能处在正常状态，则针刺效应的抑制性或兴奋性均不明显，但却具有稳定该器官功能的作用。

已有大量的临床和实验研究证明，针刺效应主要取决于机体的机能状态。如对心脏活动的影响，针刺人的内关，针刺前心率在 51 次 / 分以下者，针刺后心率加快；在 75 次 / 分以上者，针后心率减慢；在 51~75 次 / 分时，针后有增加、有变慢，但多数无明显改变。对血管机能的影响，针刺能降低高血压，而对低血压者能升压。对消化系统的影响，便秘者针之能泻，便溏者针之能止。对内分泌机能的影响，内分泌功能亢进者针之能够抑制，内分泌功能低下者针之能够兴奋。对汗腺活动的影响，多汗者针之能止，无汗者针之能发。对血细胞的影响，白细胞过高者针之可使其下降，白细胞过少者针之可使其升高，对红细胞异常者针刺后也具有类似上述的反应。

此外，针刺效应虽然是一个生理过程，但也受心理因素的影响。心理因素与针刺效应有密切关系，是影响针刺效应的一个重要因素。心理因素包括情绪、暗示和"分心"。情绪稳定时，可以提高感传显著程度，植物神经活动也较为稳定，因而针灸效应可大为提高；而情绪紧张时，针感、感传、耐针、耐痛均较差，因而使针刺效应减弱。暗示可以提高痛阈或降低痛阈。但在针刺镇痛和针麻中，起主要作用的是针刺的生理作用，而暗示仅有辅助的作用。此外，"分心"对针刺效应也有一定的影响，可提高痛阈或提高针刺镇痛的效果。

2. 针刺的刺激量与针刺效应

针刺的刺激量是影响针刺效应的第二大因素。一般说来，较弱的针刺刺激产生兴奋作用，较强的针刺刺激产生抑制作用。这一观点已得到了临床和实验研究的支持。如凡是用较弱的针刺刺激治疗功能低下的疾病，大都可以获得较好的疗效，而用较强的针刺刺激功能亢进的疾病，亦可获得较好的疗效。对于健康人，轻刺足三里、曲池、合谷，可引起血管收缩反应，且有较长时间的持续作用，而重刺则多引起血管扩张。对家兔的实验发现，用重捻转可引起小肠运动减弱，而轻捻转或只留针可引起小肠运动增强。

3. 腧穴的选取与针刺效应

腧穴的选取必须重视腧穴的特异性。所谓腧穴的特异性，是指腧穴与非腧穴或两个腧穴之间在功能作用上所具有的不同特点。针刺效应与腧穴的特异性密切相关。

首先，腧穴与非腧穴的针刺效应不同。如针刺阳陵泉促进胆囊运动的效应要大于针刺非腧穴的效应；针刺脾胃病患者的足三里，可引起体表胃电波峰的明显改变，而刺激非腧穴点则无效；针刺足三里、合谷，可使白细胞吞噬指数明显升高但针刺邻近的非穴点则无明显效应。

其次，腧穴不同，针灸效应也不同。如针刺内关对冠心病人的心脏功能有明显的调整作用，而在其附近的温溜、外关则无此作用。对腹腔肥大细胞的影响，胃经上的"足三里"穴却比"内关"显著。

最后，腧穴之间还有协同和拮抗作用。如针刺实验性高血压动物心经上的"神门"穴有降压作用，而加刺肝经上的"大敦"穴可加强"神门"穴的降压作用。针刺肾经的照海穴，有明显的促泌尿作用，但针刺膀胱经的肾俞、胆经的京门，则抑制泌尿。这提示在配穴处方时，必须考虑不同腧穴之间存在的相互协同或拮抗作用，从而充分发挥针刺的治疗效应。

4. 针刺的时间与针刺效应

针刺效应常取决于机体原有的机能状态，而机能状态又与时间因素有着密切关系。如生理活动的节律、病理发展阶段的过程等都与时间因素相关联。因此，时间因素对针刺效应有影响。

首先，机体的各种机能在一天不同时间内呈现出一定的节律性。根据针刺效应主要取决于机体的机能状态的理论，如果增强或提高某一低下的生理机能时，就应在该机能处于最低的时间段进行针刺，如果需要抑制或削弱某一亢进的生理机能时，就应在该机能处于最旺盛的时间段进行针刺，这样可以获得更好的效果。如正常大鼠胃肠功能具有明显的昼夜节律，峰值时相在亥、子时，而谷值时相则在巳、午时。于峰值时相电针"足三里"，对大鼠胃肠功能有明显的促进性效应，而于谷值时相电针"足三里"则效应较差。又如实验性"脾虚"大鼠胃肠昼夜节律消失，经电针"足三里"治疗后，昼夜节律可以恢复，而且峰值时相电针组的疗效明显优于谷值时相治疗组。

其次，针刺效应与病理发展阶段有关。如"治疗"结扎家兔左室冠脉造成的急性缺血性心肌损伤，电针"内关"等穴的治疗效应便随时机而异。结扎期间同时电针的效果最好，结扎前电针的效果次之，结扎后再电针的效果最差。

再次，针刺过程的时间分配对针刺效应也有影响。如针刺抗休克动物实验表明，留针时间长，留针期间用持续或间断捻转手法行针，升压效果好，血压回升后也较稳定。实验还表明，留针时间长短与血钙量的增加成正比关系。但以家兔外周血白细胞计数来看，行针时间2分钟，白细胞数上升效应强而持久，而行针15分钟及30分钟者则效应较差。这说明，针刺时间并非越长效果越好。此外，两次施针之间的间隔时间长短对针刺效应也存在影响。如针刺动物"膀胱俞"引起的膀胱收缩，当多次刺激而两次刺激间隔时间过短时效应会减弱。

第二章　腧穴总论

第一节　腧穴的发展、分类与命名

一、腧穴的发展与分类

腧穴是我国古代人民在长期的抗病活动中陆续发现和逐步积累起来的。在远古时代，我们的祖先在身体某一部位或脏器发生疾病时，发现对身体的某些部位施以砭刺、叩击、按摩、针刺、火灸等方法，可以减轻或消除病痛。于是，一个个腧穴被慢慢地发现了。当初，人们对于腧穴的认识还很肤浅，这些腧穴既无定位，又无定名，只是在病时拿来一用。这叫"以痛为腧"，是古人认识腧穴的最初阶段。

随着经验的积累，人们对于一个个腧穴的疗效和位置的了解逐步深入，积累了较丰富的经验。于是腧穴位置逐渐固定下来并开始有了名字。这是古人认识腧穴的第二阶段，即定位和命名阶段。

古代医家还对腧穴的主治作用进行了归类，并与经络相联系，表明腧穴不是位于体表上孤立的点，而是与经络、脏腑有着特定的联系。通过不断的归纳总结，腧穴被分别归属到各经之中。这是腧穴发展的成熟阶段，即定位、定名和归经阶段。

在马王堆帛书《五十二病方》中，就记有一些灸治用的穴位。《史记·扁鹊仓公列传》记载了扁鹊用"三阳五会"穴治疗尸蹶和仓公（淳于意）"论俞所居及气当上下出入"的论述。长期的实践和经验的积累，使人们逐步掌握了有关腧穴治病的规律，在此基础上经过整理，形成了系统的理论，并对腧穴进行了分类和归经。《内经》论及的穴名约 160 个，并有腧穴归经方面的记载。晋代皇甫谧所著《针灸甲乙经》记载周身穴名 349 个，除了对腧穴的定位、主治、配伍及操作要领的论述外，对腧穴的排列顺序也进行了整理，为腧穴学理论和针灸实践的发展作出了重要贡献。北宋王惟一对腧穴重新进行了考定，撰写了《铜人腧穴针灸图经》，详载了 354 个穴名。元代滑伯仁所著《十四经发挥》载经穴穴名亦为 354 个，并将全身经穴按循行顺序排列，称"十四经穴"。明代杨继洲《针灸大成》记载经穴名 359 个，并列举了辨证选穴的范例，充实了针灸辨证施治的内容。清代李学川《针灸逢源》定经穴穴名 361 个，并延用至今。

腧穴大体可归纳为十四经穴（cupoints of the fourteen meridians）、奇穴（extra points）、阿是穴（Ashi points）3 类。

（一）十四经穴

十四经穴即分布于十二经脉和任、督二脉上的腧穴，简称"经穴"。经穴分布于十四经脉循行线上，它不仅具有治疗本经脏腑病证的作用，还可治疗与本经相关经络脏腑的病证。十四经穴共有 361 个，是腧穴的主要部分。

（二）奇穴

奇穴指尚未列入十四经脉的腧穴。它既有一定的穴名，又有明确的位置，又称"经外奇穴"。这些腧穴对某些病证具有特殊的治疗作用。目前，国家技术监督局批准发布的《经穴部位》，对 48 个奇穴的部位确定了统一的定位标准。

（三）阿是穴

阿是穴又称"压痛点""天应穴""不定穴"等。这一类腧穴既无具体名称，又无固定位置，而是以压痛点或其他反应点作为针灸施治的部位。唐代孙思邈《备急千金要方》载："有阿是之法，言人有病痛，即令捏其上，若里当其处，不问孔穴，即得便快成痛处，即云阿是，灸刺皆验，故曰阿是穴也。"阿是穴无一定数目。

二、腧穴的命名

腧穴的名称都有一定的含义，是针灸学名词术语重要的组成部分。《素问·阴阳应象大论》说："气穴所发，各有处名。"《千金翼方》说："凡诸孔穴，名不徒设，皆有深意。"唐代杨上善在《黄帝内经明堂》中，曾对经穴的名称逐一作了解释。清代程扶生《医经理解》中有篇《穴名解》说："海，言其所归；渊、泉，言其深。狭者为沟、渎；浅者为池、渚。市、府，言其所聚；里、道，言其所出；室、舍，言其所居；门、户，言其所出入。尊者为阙、堂；要会者为梁、丘；陵，言其骨肉之高起；髎，言其骨之空阔。俞，言其气之传输。天，以言乎其上；地，以言乎其下。"腧穴命名的意义多数是从位置的特点或功能的特点而来，现分述如下：

（一）依据所在部位命名

根据腧穴所在人体解剖学部位名称或相关部位特点命名，如前顶、后顶、囟会、大椎（第七颈椎）、完骨（颞骨乳突）、巨骨（锁骨）、腕骨、绝骨（腓骨下段上端形似断绝处）等。

（二）依据治疗作用命名

根据腧穴对于某种病症的特殊治疗作用命名，如风池、风府、风门（均为治风要穴）、哑门（治哑）、水分（利水）、光明（明目）、迎香（利鼻窍）、百劳（补虚治劳）等。

（三）利用地貌天体命名

根据自然地理的名称，如日、月、星、辰，以及地貌名称，如山、陵、丘、墟、溪、谷、沟、泽、池、泉、海、渎等命名，或结合腧穴所在部位的形态或气血流注的状况命名，如日月、上星、太乙、承山、大陵、商丘、丘墟、太溪、合谷、水沟、曲泽、涌泉、小海、四渎等。

（四）参照动植物名称命名

根据腧穴所在部位的形象，借用动植物的名称命名，如犊鼻（膝前部），鸠尾（胸骨剑突）、鱼际（拇指球肌群边缘）、伏兔（股四头肌）、攒竹（眉毛）、大杼（脊椎骨）、颊车（下颌骨）、缺盆（锁骨上窝）、蠡（瓢勺）沟、箕门等。

（五）借助建筑物名称命名

根据腧穴所在部位的形态或作用特点借用建筑物名称命名，如天井、印堂、巨阙、脑户、屋翳、膺窗、库房、地仓、气户、梁门等。

（六）结合中医学理论命名

根据腧穴部位或治疗作用，结合阴阳、脏腑、经络、气血等中医学理论命名，如阴陵泉、阳陵泉、心俞、三阴交、三阳络、百会、气海、血海、神堂、魄户等。

第二节　腧穴的治疗作用

一、近治作用

近治作用（local and nearby therapeutic effect），指腧穴对其所在部位局部及邻近组织、器官病证的治疗作用。这是一切腧穴所具有的共同特点，是"腧穴所在，主治所在"规律的体现。如眼区周围的睛明、承泣、攒竹、瞳子髎等经穴均能治疗眼疾。

二、远治作用

远治作用（remote therapeutic effect），指腧穴对其远隔部位的脏腑、组织器官病证的治疗作用。十二经脉中位于四肢肘膝关节以下的经穴，远治作用尤为突出。如合谷穴不仅能治疗手部的局部病证，还能治疗本经脉所过处的颈部和头面部病证，这是"经脉所过，主治所及"规律的反映。

三、特殊作用

特殊作用（special therapeutic effect），指有些腧穴具有双向的良性调整作用和相对的特异治疗作用。所谓双向良性调整作用，是指同一腧穴对机体不同的病理状态，可以起到两种相反而有效的治疗作用。如腹泻时针天枢穴可止泻，便秘时针天枢穴可以通便；又如针刺足三里穴既可使原来处于弛缓状态或处于较低兴奋状态的胃运动加强，又可使原来处于紧张或收缩亢进的胃运动减弱。此外，腧穴的治疗作用还具有相对的特异性，如大椎穴退热，至阴穴矫正胎位，阑尾穴治疗阑尾炎等。

第三节 特定穴的含义及临床应用

特定穴是指十四经中具有特殊治疗作用，并有特定称号的腧穴。包括在四肢肘、膝以下的五输穴、原穴、络穴、郄穴、八脉交会穴、下合穴；在胸腹、背腰部的背俞穴、募穴；在四肢躯干的八会穴以及全身经脉的交会穴。特定穴除了具有经穴特定的主治外，还有其特殊的性能和治疗作用。

一、五输穴

十二经脉在肘膝关节以下各有五个重要经穴，分别为井、荥、输、经、合，简称"五输"。有关记载首见于《灵枢·九针十二原》："以上下所出为井、所溜为荥、所注为腧、所行为经、所入为合。"古人把经气运行过程用自然界的水流由小到大，由浅入深的变化来形容，把五输穴按井、荥、输、经、合的顺序，从四肢末端向肘、膝方向依次排列。"井"穴多位于手足之端，喻作水的源头，是经气所出的部位，即"所出为井"。"荥"穴多位于掌指或跖趾关节之前，喻作水流尚微，萦迂未成大流，是经气流行的部位，即"所溜为荥"。"输"穴多位于掌指或跖趾关节之后，喻作水流由小而大，由浅注深，是经气渐盛，由此注彼的部位，即"所注为输"。"经"穴多位于腕踝关节以上，喻作水流变大，畅通无阻，是经气正盛运行经过的部位，即"所行为经"。"合"穴位于肘膝关节附近，喻作江河水流汇入湖海，是经气由此深入，进而会合于脏腑的部位，即"所入为合"。

临床上如井穴可用于治疗神志昏迷，荥穴可用于治疗热病，输穴可用于治疗关节痛，经穴可用于治疗喘咳，合穴可用于治疗六腑病证等。另外，《灵枢·顺气一日分为四时》提出："病在藏者取之井；病变于色者取之荥；病时间时甚者取之输；病变于音者取之经；经满而血者，病在胃，及以饮食不节得病者，取之于合。"还有根据季节因时而刺的记载，如《难经·七十四难》所说："春刺井，夏刺荥，季夏刺俞，秋刺经，冬刺合。"临床上，五腧穴常分别与五行相配，即"阴井木，阳井金；阴荥火，阳荥水；阴俞土，阳俞木；阴经金，阳经火；阴合水，阳合土"；同时，按阴阳相合，刚柔相济的关系,将阴井乙木与阳井庚金配合起来使用,便是子午流注针法按时取穴及合日互用开穴规律的理论来源之一。

二、原穴、络穴

十二经脉在腕、踝关节附近各有一个重要经穴,是脏腑原气经过和留止的部位,称为原穴(Yuan-Primary point),又名"十二原"。原气导源于肾间动气,是人体生命活动的原动力,通过三焦运行于脏腑,是十二经的根本。原穴是脏腑原气所留止之处,因此脏腑发生病变时,就会相应地反应到原穴上来,正如《灵枢·九针十二原》所说:"五脏有疾也,应出十二原。十二原各有所出,明知其原,睹其应而知五脏之害矣。"络脉在由经脉别出的部位各有一个腧穴,称为络穴(Luo-Connecting point)。它具有联络表里两经的作用。络穴名称首载于《灵枢·经脉》篇。十二经的络穴皆位于肘膝关节以下,加上任脉之络穴鸠尾(散于腹),督脉之络穴长强(散于头上),脾之大络大包穴(布于胸胁),共有十五穴,称为"十五络穴"。 另外,有学者根据《素问·平人气象论》中的"胃之大络,名曰虚里,贯鬲络肺,出于左乳下"的话,认为络穴应是十六个,故又有"十六络"之说。

在治疗方面,原穴有调整脏腑经络虚实的功能,针刺原穴能使三焦原气通达,从而发挥其维护正气、抗御病邪的作用。络穴分别主治其所在络脉的病证,如手少阴心经之别络通里穴,实则胸中支满,虚则不能言语,皆可取其络穴通里来治疗。余皆仿此。络穴又能沟通表里二经,故有"一络通二经"之说。因此,络穴不仅能够治本经病,也能治与其相表里经的病证,如手太阴肺经的络穴列缺,既能治肺经的咳嗽、喘息,又能治手阳明大肠经的齿痛、头项强痛等疾患。络穴在临床上可单独使用,也可与其相表里经的原穴配合使用,即谓"原络配穴"。

三、募穴、俞穴

脏腑经气结聚于胸腹部的腧穴,称为募穴(front Mu point)。脏腑经气输注于背腰部的腧穴,称为俞穴(back Shu point)。均分布于躯干部,与脏腑关系密切。

《素问·阴阳应象大论》说"阳病治阴",说明六腑病证多取募穴治疗。如胃病多取中脘,大肠病多取天枢,膀胱病多取中极等。俞穴不但可以治疗与其相应的脏腑病证,也可以治疗与脏腑相关的五官九窍、皮肉筋骨等病证。如肝俞既能治疗肝病,又能治疗与肝有关的目疾、筋脉挛急等病;肾俞既能治疗肾病,也可治疗与肾有关的耳鸣、耳聋、阳痿及骨病等。

滑伯仁《难经本义》说,"阴阳经络,气相交贯,脏腑腹背,气相通应",说明脏腑之气与俞募穴是相互贯通的。因此,募穴主治性能与背俞穴有共同之处。募穴可以单独使用,也可与背俞穴配合使用,即谓之"俞募配穴"。同时俞募二穴也可相互诊察病证,作为协助诊断的一种方法,所谓"审募而察俞,察俞而诊募"。

四、下合穴

下合穴，又称六腑下合穴（lower He-Sea point）。它是根据《灵枢·邪气脏腑病形》"合治内府"的理论而提出来的。所谓"六腑下合穴"即"胃合于三里，大肠合于巨虚上廉，小肠合入于巨虚下廉，三焦合入于委阳，膀胱合入于委中，胆合入于阳陵泉"中的六个穴位的总和。

下合穴是治疗六腑病证的主要穴位。《素问·咳论》说："治府者治其合。"如足三里治疗胃脘痛，下巨虚治疗泄泻，上巨虚治疗肠痈、痢疾，阳陵泉治疗厥证，委阳、委中治疗三焦气化失常而引起的癃闭、遗尿等，都为临床所习用。

五、郄 穴

郄穴（Xi-Cleft point）是各经经气深聚之处，大多分布在四肢肘膝以下。十二经脉各有一个郄穴，阴阳跷脉及阴阳维脉也各有一个郄穴，合为十六郄穴。

临床上郄穴用于治疗本经循行部位及所属脏腑的急性病证。阴经郄穴多治血证，如孔最治咳血，中都治崩漏等。阳经郄穴多治急性疼痛，如颈项痛取外丘，胃脘疼痛取梁丘等。此外，当某脏腑有病变时，又可按压郄穴进行检查，可作协助诊断之用。

六、八会穴

八会穴（eight influential points），指脏、腑、气、血、筋、脉、骨、髓等精气所会聚的腧穴。八会穴的名称首见于《难经·四十五难》："腑会太仓（中脘），脏会季胁（章门），筋会阳陵泉，髓会绝骨，血会膈俞，骨会大杼，脉会太渊，气会三焦外一筋直两乳内（膻中）也。"八会穴与其所属的八种脏器组织的生理功能有着密切关系。如章门为脏之会穴，因五脏皆禀于脾，故又为脾之募穴；中脘为腑之会穴，因六腑皆禀于胃，故又为胃之募穴；膻中为气之会穴，因其为宗气之所聚，故又为心包之募穴。

在治疗方面，凡与此八者有关的病证均可选用相关的八会穴来治疗。又，《难经·四十五难》说，"热病在内者，取其会之气穴也"，可见八会穴还能治某些热病。

七、交会穴

交会穴（crossing point）指两经或数经相交会合的腧穴，多分布于头面、躯干部位。

交会穴不但能治本经的疾病，还能兼治所交会经脉的疾病。如关元、中极是任脉的经穴，又与足三阴经相交会，这样既可以治任脉的疾患，又可治足三阴经的疾患；大椎是督脉的经穴，又与手足三阳相交会，它既可治督脉的疾患，又可治诸阳经的全身性疾患；三阴交是足太阴脾经的经穴，又与足少阴肾和足厥阴肝经的经脉相交会，不但能治脾经病，也能治疗肝、肾两经的疾病。

八、八脉交会穴

奇经八脉与十二正经脉气相通的八个腧穴，称为八脉交会穴（eight confluent points），均分布在肘膝以下。

临床上常采用上下相应的配穴法，如公孙配内关治疗胃、心、胸部病症和疟疾，后溪配申脉治内眼角、耳、项、肩胛部位病及发热恶寒等表证。李梴《医学入门》说，"八法者，奇经八穴为要，乃十二经之大会也"；又说，"周身三百六十穴统于手足六十六穴，六十六穴又统于八穴"，说明八穴是特定穴中的重要组成部分。

第四节　腧穴的定位方法

在针灸治疗过程中，治疗效果的好坏与选穴是否准确有直接关系。因此，准确的选取腧穴，也就是腧穴的定位，一直为历代医家所重视。《灵枢·邪气脏腑病形》指出："刺此者，必中气穴，无中肉节。"《千金要方》也说："灸时孔穴不正，无益于事，徒破好肉耳。"为了准确取穴，必须掌握好腧穴的定位方法。常用的腧穴定位与取穴方法有以下四种：

一、体表解剖标志取穴法

体表标志可分为固定标志和活动标志两类，分述如下：

（一）固定标志

即利用五官、毛发、爪甲、乳头、脐窝以及骨节凸起和凹陷、肌肉隆起等部位作为取穴标志。如于鼻尖取素髎，两眉中间取印堂，两乳中间取膻中，脐旁二寸取天枢，腓骨小头前下缘取阳陵泉，俯首显示最高的第七颈椎棘突下取大椎等。

（二）活动标志

即利用关节、肌肉、皮肤，随活动而出现的孔隙、凹陷、皱纹等作为取穴标志。如取耳门、听宫、听会等应张口，取下关应闭口。又如曲池必屈肘于横纹头处取之；取养老穴时，正坐屈肘掌心向胸，当尺骨茎突之桡侧骨缝中是穴等等。这些都是在活动情况下寻求取穴定位的标志，故称谓活动标志。

二、骨度分寸定位法

骨度分寸法，古称"骨度法"，即以骨节为主要标志测量周身各部的大小、长短，并依其尺寸按比例折算作为定穴的标准。杨上善说："以此为定分，立经脉，并取空穴。"分部折寸的尺度应以患者本人的身材为依据。现时采用的骨度分寸是以《灵枢·骨度》所规定的人体各部的分寸为基础，结合历代医家创用的折量分寸的方法确定的。常用的"骨度"折量寸见表 2–1 和图 2–1。

表 2–1　常用骨度分寸表

分部	起止点	常用骨度	度量法	说明
头部	前发际至后发际	12 寸	直寸	如前后发际不明，从眉心量至大椎穴作 18 寸，眉心至前发际 3 寸，大椎穴至后发际 3 寸
	耳后两完骨（乳突）之间	9 寸	横寸	用于量头部的横寸
胸腹部	天突至歧骨（胸剑联合）	9 寸	直寸	1. 胸部与肋部取穴直寸，一般根据肋骨计算，每一肋骨折作 1 寸 6 分 2. 天突指穴名的部位
	歧骨至脐中	8 寸		
	脐中至横骨上廉（耻骨联合上缘）	5 寸		
	两乳头之间	8 寸	横寸	胸腹部取穴的横寸，可根据两乳头之间的距离折量。女性可用左右缺盆穴之间的宽度来代替两乳头之间的横寸
背腰部	大椎以下至尾骶	21 椎	直寸	背部腧穴根据脊椎定穴。一般临床取穴，肩胛骨下角相当第 7（胸）椎，髂嵴相当第 16 椎（第 4 腰椎棘突）
	两肩胛骨脊柱缘之间	6 寸	横寸	
上肢部	腋前纹头（腋前皱襞）至肘横纹	9 寸	直寸	用于手三阴、手三阳经的骨度分寸
	肘横纹至腕横纹	12 寸		
侧胸部	腋以下至季胁	12 寸	直寸	季胁指第 11 肋端
侧腹部	季胁以下至髀枢	9 寸	直寸	髀枢指股骨大转子
下肢部	横骨上廉至内辅骨上廉（股骨内髁上缘）	18 寸	直寸	用于足三阴经的骨度分寸
	内辅骨下廉（胫骨内髁下缘）至内踝高点	13 寸		
	髀枢至膝中	19 寸	直寸	1. 用于足三阳经的骨度分寸 2. 膝中的水平线：前面相当于犊鼻穴，后面相当于委中穴
	臀横纹至膝中	14 寸		
	膝中至外踝高点	16 寸		
	外踝高点至足底	3 寸		

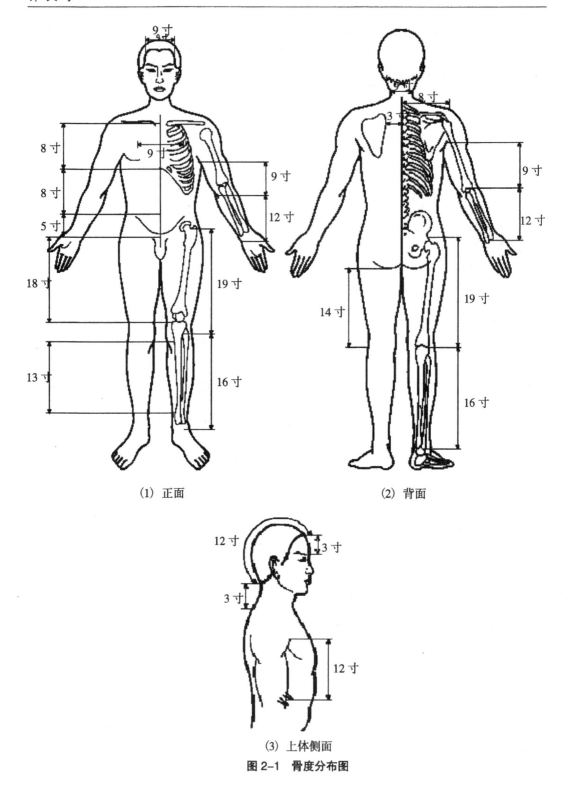

（1）正面　　　　　　　　　　　（2）背面

（3）上体侧面

图 2-1　骨度分布图

三、手指同身寸取穴法

手指比量法是在分部折寸的基础上，医者用手指比量取穴的方法，又称"指寸法"。

因人的手指与身体其他部分有一定的比例，故临床上医者多以自己的手指比量，但都要参照患者身材的高矮情况适当增减比例。临床常用以下三种：

（一）中指同身寸

即以患者的中指屈曲时，中节内侧两端纹头之间作为 1 寸。这种方法适用于四肢及脊背作横寸折算（图 2-2）。

（二）拇指同身寸

即以患者拇指指关节之横度作为 1 寸（图 2-3）。

（三）横指同身寸

又称"一夫"法，是将患者食指、中指、无名指、小指相并，四横指为一夫，即四横指相并，以其中指第二节横纹处为准，以四指之宽度作为 3 寸。此法多用于下肢、下腹部和背部的横寸（图 2-4）。

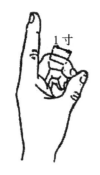
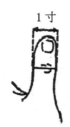
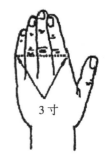

图 2-2 中指同身寸　　　图 2-3 拇指同身寸　　　图 2-4 横指同身寸

四、简便取穴法

简便取穴法是临床上常用的一种简便易行的取穴方法。如列缺，以患者左右两手之虎口交叉，一手食指压在另一手腕后高骨的正中上方，当食指尖处有一小凹陷就是本穴。这些取穴方法都是在长期临床实践中总结出来的。

第三章 经络、腧穴各论

第一节 手太阴肺经
(Lung Meridian of Hand-Taiyin, LU)

一、经脉循行

　　手太阴肺经，起于中焦，向下联络大肠，回绕胃口，过膈肌上行，属于肺脏。从肺系（肺与喉咙相联系的部位）横行出来（中府），沿上臂内侧下行于手少阴经和手厥阴经的前面，经肘窝入寸口，沿鱼际边缘，出拇指内侧端（少商）。

　　手腕后方支脉：从列缺处分出，走向食指内侧端，与手阳明大肠经相接（图3-1）。

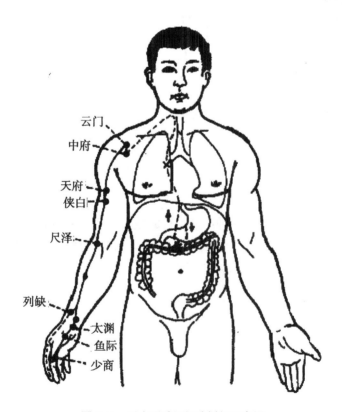

云门
中府
天府
侠白
尺泽
列缺
太渊
鱼际
少商

图3-1　手太阴肺经经脉循行示意图

二、主要病候

咳嗽、气喘、少气不足以息，咳血，伤风，胸部胀满，咽喉肿痛，缺盆部和手臂内侧前缘痛，肩背部寒冷、疼痛等症。

三、主治概要

本经腧穴主治咳、喘、咯血、咽喉痛等与肺脏有关的疾患及经脉循行经过部位的其他病症。

四、本经腧穴（11穴）

1. 中府（Zhōngfǔ，LU1）

【定位】在胸外上方，前正中线旁开6寸，平第一肋间隙处（图3-2）。

【主治】咳嗽，气喘，胸痛胀满；肩背痛，胸大肌、胸小肌伤痛，肱二头肌上段伤痛，肩胛下肌伤痛。

【操作】向外斜刺或平刺0.5~0.8寸，不可向内深刺，以免伤及肺脏、造成气胸。

2. 云门（Yúnmén，LU2）

【定位】在胸外侧部，肩胛骨喙突上方，前正中线旁开6寸，锁骨下窝凹陷处（图3-2）。

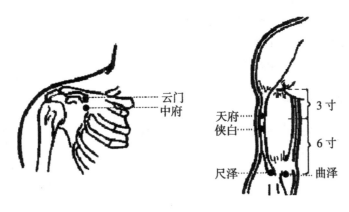

图3-2

【主治】咳嗽，气喘，胸痛，肩背痛，胸中烦痛。

【操作】向外斜刺0.5~0.8寸，不可向内深刺，以免伤及肺脏、造成气胸。

3. 天府 (Tiānfǔ，LU3)

【定位】肱二头肌桡侧缘，腋前纹头下 3 寸处（图 3-2）。

【主治】咳嗽，气喘，鼻衄，瘿气，上臂痛。

【操作】直刺 0.5~1 寸。

4. 侠白 (Xiábái，LU4)

【定位】肱二头肌桡侧缘，腋前纹头下 4 寸，或肘横纹上 5 寸处（图 3-2）。

【主治】咳嗽，气喘，干呕，上臂痛。

【操作】直刺 0.5~1 寸。

5. 尺泽 (Chǐzé，LU5) 合穴

【定位】在肘横纹中，肱二头肌腱桡侧凹陷处（图 3-3）。

【主治】咳嗽，气喘，咳血，咽喉肿痛等肺疾，肘臂挛痛，对急性吐泻，中暑，小儿惊风，急性咽喉肿痛效果明显。

【操作】直刺 0.8~1.2 寸，或点刺出血。

6. 孔最 (Kǒngzuì，LU6) 郄穴

【定位】尺泽穴与太渊穴连线上，腕横纹上 7 寸处（图 3-3）。

【主治】咳嗽，气喘，咳血，咽喉肿痛，伸腕肌伤痛，痔疾。

【操作】直刺 0.5~1 寸。

7. 列缺 (Lièquē，LU7) 络穴，八脉交会穴（通于任脉）

【定位】桡骨茎突上方，腕横纹上 1.5 寸，当肱桡肌与拇长展肌腱之间。简便取穴法：两手虎口自然平直交叉，一手食指按在另一手桡骨茎突上，指尖下凹陷中是穴（图 3-3）。

【主治】伤风，咳喘，偏、正头痛，项强，口眼歪斜，齿痛，咽喉肿痛，桡骨茎突腱鞘炎。

【操作】向上斜刺 0.5~0.8 寸。

8. 经渠 (Jīngqú，LU8)

【定位】桡骨茎突与桡动脉之间凹陷处，腕横纹上 1 寸（图 3-3）。

【主治】咳嗽，气喘，胸痛，咽喉肿痛，手腕痛。

【操作】避开桡动脉，直刺 0.3~0.5 寸。

9. 太渊 (Tàiyuān，LU9) 输穴，原穴，八会穴之脉会

【定位】在掌后腕横纹桡侧，桡动脉的桡侧凹陷中

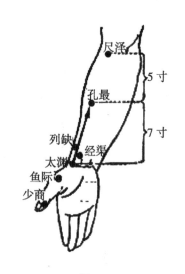

图 3-3

（图 3-3）。

【主治】咳嗽，气喘，咳血，胸痛，无脉症，腕臂痛。

【操作】避开桡动脉，直刺 0.3~0.5 寸。

10. 鱼际（Yújì，LU10）荥穴

【定位】第一掌骨中点，赤白肉际处（图 3-3）。

【主治】咳嗽，咳血，咽干，咽喉肿痛，失音，小儿疳积。

【操作】直刺 0.5~0.8 寸。治小儿疳积可用割治法。

11. 少商（Shàoshāng，LU11）井穴

【定位】拇指桡侧指甲角旁 0.1 寸（图 3-3）。

【主治】咽喉肿痛，鼻衄，高热，昏迷，癫狂。

【操作】浅刺 0.1 寸，或点刺出血。

第二节 手阳明大肠经
(Large Intestine Meridian of Hand-Yangming，LI)

一、经脉循行

手阳明大肠经，起于食指末端（商阳），沿食指内（桡）侧向上，通过第 1、2 掌骨之间（合谷）向上进入两筋（拇长伸肌腱与拇短伸肌腱）之间的凹陷处，沿前臂前方，至肘部外侧，再沿上臂外侧前缘，上走肩端（肩髃），沿肩峰前缘向上出于颈椎（大椎），再向下入缺盆（锁骨上窝）部，联络肺脏，通过横膈，属于大肠。

缺盆部支脉：上走颈部，通过面颊，进入下齿龈，回绕至上唇，交叉于人中，左脉向右，右脉向左，分布在鼻孔两侧（迎香），与足阳明胃经相接（图 3-4）。

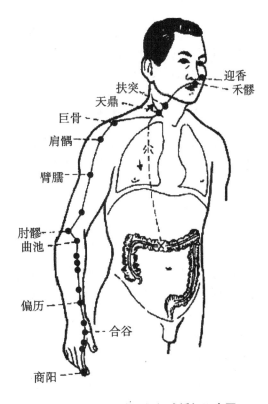

图 3-4 手阳明大肠经经脉循行示意图

41

二、主要病候

腹痛，肠鸣，泄泻，便秘，咽喉肿痛，齿痛。本经循行部位疼痛、热肿或寒冷麻木等症。

三、主治概要

本经腧穴主治头面五官疾患、热病、皮肤病、肠胃病、神志病等及经脉循行部位的其他病症。

四、本经腧穴（20穴）

1. 商阳（Shāngyáng，LI1）井穴

【定位】食指桡侧指甲角旁0.1寸（图3-5）。
【主治】耳聋，齿痛，咽喉肿痛，颔肿，青盲，手指麻木，热病，昏迷。
【操作】浅刺0.1寸，或点刺出血。

2. 二间（Èrjiān，LI2）荥穴

【定位】微握拳，当食指桡侧第2掌指关节前凹陷中（图3-5）。
【主治】目昏，鼻衄，齿痛，口歪，咽喉肿痛，热病。
【操作】直刺0.2~0.3寸。

3. 三间（Sānjiān，LI3）输穴

【定位】微握拳，在食指桡侧第2掌指关节后凹陷处（图3-5）。
【主治】目痛，齿痛，咽喉肿痛，腹胀，肠鸣，嗜睡。
【操作】直刺0.3~0.5寸。

4. 合谷（Hégǔ，LI4）原穴

【定位】在手背第1、2掌骨间，当第2掌骨桡侧的中点处。简便取穴：以一手的拇指指骨关节横纹，放在另一手拇、食指之间的指蹼缘上，拇指尖下是穴。又名虎口（图3-5）。
【主治】头痛，目赤肿痛，鼻衄，齿痛，口眼歪斜、耳聋等头面五官诸疾；诸痛症；热病，无汗，多汗；经闭，滞产。

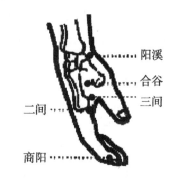

图3-5

【操作】直刺 0.5~1 寸，针刺时手呈半握拳状。孕妇不宜针。

5. 阳溪（Yángxī，LI5）经穴

【定位】腕背横纹桡侧，当拇短伸肌腱与拇长伸肌腱之间的凹陷中（图 3-5）。

【主治】手腕痛；头痛，目赤肿痛，耳聋等头面五官疾患。

【操作】直刺 0.5~0.8 寸。

6. 偏历（Piānlì，LI6）络穴

【定位】屈肘，在阳溪穴与曲池穴连线上，腕横纹上 3 寸处（图 3-6）。

【主治】目赤，耳鸣，鼻衄，喉痛，手臂酸痛，水肿。

【操作】直刺或斜刺 0.5~0.8 寸。

7. 温溜（Wēnliū，LI7）郄穴

【定位】屈肘，在阳溪穴与曲池穴连线上，腕横纹上 5 寸处（图 3-6）。

【主治】急性肠鸣腹痛，疔疮，头痛，面肿，咽喉肿痛，肩背酸痛。

【操作】直刺 0.5~1 寸。

8. 下廉（Xiàlián，LI8）

【定位】在阳溪穴与曲池穴连线上，肘横纹下 4 寸处（图 3-6）。

【主治】肘臂痛，头痛，眩晕，目痛，腹胀，腹痛。

【操作】直刺 0.5~1 寸。

9. 上廉（Shànglián，LI9）

【定位】在阳溪穴与曲池穴连线上，肘横纹下 3 寸处（图 3-6）。

【主治】肘臂痛，半身不遂，手臂麻木，头痛，肠鸣腹痛。

【操作】直刺 0.5~1 寸。

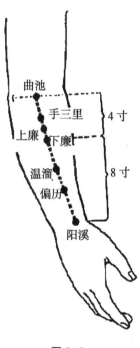

图 3-6

10. 手三里（Shǒusānlǐ，LI10）

【定位】在阳溪穴与曲池穴连线上，肘横纹下 2 寸处（图 3-6）。

【主治】手臂无力，上肢不遂，腹痛，腹泻，齿痛，颊肿。

【操作】直刺 0.8~1.2 寸。

11. 曲池（Qūchí，LI11）合穴

【定位】屈肘成直角，在肘横纹外侧端与肱骨外上髁连线中点（图 3-7）。

【主治】咽喉肿痛，齿痛，目赤痛，瘾疹，丹毒，热病，上肢不遂，手臂挛痛，腹痛，吐泻，高血压，伸腕肌末端病，网球肘。

【操作】直刺 0.5~1 寸。

12. 肘髎 (Zhǒuliáo，LI12)

【定位】屈肘，曲池穴外上方 1 寸，当肱骨边缘处（图 3-7）。

【主治】肘臂部疼痛，麻木，挛急。

【操作】直刺 0.5~1 寸。

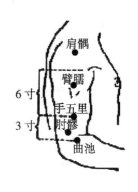

图 3-7

13. 手五里 (Shǒuwǔlǐ，LI13)

【定位】在曲池穴与肩髃穴连线上，曲池穴上 3 寸处（图 3-7）。

【主治】肘臂挛痛，瘰疬。

【操作】避开动脉，直刺 0.5~1 寸。

14. 臂臑 (Bìnào，LI14)

【定位】在曲池穴与肩髃穴连线上，曲池穴上 7 寸，三角肌止点处（图 3-7）。

【主治】肩臂疼痛不遂，颈项拘挛，瘰疬，目疾。

【操作】直刺或向上斜刺 0.8~1.5 寸。

15. 肩髃 (Jiānyú，LI15)

【定位】肩峰端下缘，当肩峰与肱骨大结节之间，三角肌上部中央。臂外展或平举时，肩部出现两个凹陷，当肩峰前下方凹陷处（图 3-7）。

【主治】肩臂挛痛不遂，瘾疹，肩峰下滑囊炎，冈上肌伤痛，肩周炎。

【操作】直刺或向下斜刺 0.8~1.5 寸。肩周炎宜向肩关节直刺，上肢不遂宜向三角肌方向斜刺。

16. 巨骨 (Jùgǔ，LI16)

【定位】在锁骨肩峰端与肩胛冈之间凹陷处（图 3-8）。

【主治】肩臂挛痛，臂不举，瘰疬，瘿气。

【操作】直刺，微斜向外下方，进针 0.5~1 寸。直刺不可过深，以免刺入胸腔造成气胸。

17. 天鼎 (Tiāndǐng，LI17)

【定位】在胸锁乳突肌后缘，扶突穴直下 1 寸（图 3-9）。

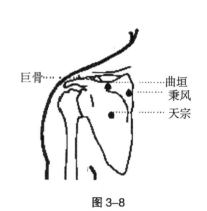

图 3-8

【主治】暴喑气梗，咽喉肿痛，瘰疬，瘿气。

【操作】直刺 0.5~0.8 寸。

18. 扶突（Fútū，LI18）

【定位】在结喉旁约 3 寸，当胸锁乳突肌的胸骨头与锁骨头之间（图 3-9）。

【主治】咽喉肿痛，暴喑，瘿气，瘰疬，咳嗽，气喘，颈部手术针麻用穴。

【操作】直刺 0.5~0.8 寸。注意避开颈动脉，不可过深。一般不使用电针，以免引起迷走神经反应。

19. 口禾髎（Kǒuhéliáo，LI19）

【定位】在上唇部，水沟穴旁 0.5 寸，当鼻孔外缘直下（图 3-9）。

【主治】鼻塞，鼽衄，口歪，口噤。

【操作】直刺或斜刺 0.3~0.5 寸。

20. 迎香（Yíngxiāng，LI20）

【定位】在鼻翼外缘中点旁开约 0.5 寸，当鼻唇沟中（图 3-9）。

【主治】鼻塞，鼽衄，口歪，胆道蛔虫症。

【操作】略向内上方斜刺或平刺 0.3~0.5 寸。

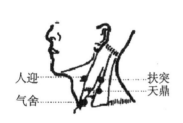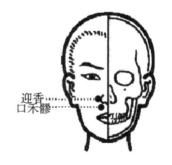

图 3-9

第三节 足阳明胃经
（Stomach Meridian of Foot-Yangming，ST）

一、经脉循行

足阳明胃经，起于**鼻翼两侧**（迎香），上行到鼻根部与足太阳经交会，向下沿鼻外侧进入上齿龈内，回出环绕口唇，向下交会于颏唇沟承浆处，再向后沿口腮后下方，出于下颌大迎处，沿下颌角颊车，上行耳前，经上关，沿发际，到达前额（前庭）。

面部支脉：从大迎前下走人迎，沿着喉咙，进入缺盆部，向下过膈，属于胃，联络脾脏。

缺盆部直行的脉：经乳头，向下挟脐旁，进入少腹两侧气冲。

胃下口部支脉：沿着腹里向下到气冲会合，再由此下行至髀关，直抵伏兔部，下至膝关节，沿胫骨外侧前缘，下经足跗，进入第二足趾外侧端（厉兑）。

胫部支脉：从膝下3寸（足三里）处分出进入足中趾外侧。

足跗部支脉：从跗上分出，进入足大趾内侧端（隐白），与足太阴脾经相接（图3-10）。

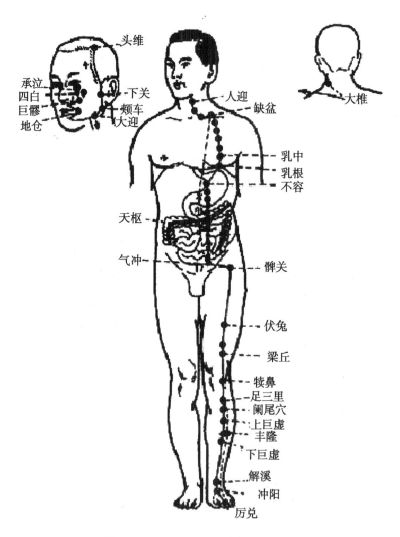

图3-10 足阳明胃经经脉循行示意图

二、主要病候

肠鸣腹胀、水肿、胃痛、呕吐或消谷善饥、口渴、咽喉肿痛、鼻衄、胸及膝髌等本经循行部位疼痛、热病、发狂等症。

三、主治概要

本经腧穴主治胃肠病和头面、目、鼻、口齿病和神志病，以及经脉循行部位的其他病证。

四、本经腧穴（45 穴）

1. 承泣（Chéngqì，ST1）

【定位】目正视，瞳孔直下，当眼球与眶下缘之间（图 3–11）。

【主治】目赤肿痛，流泪，夜盲，眼睑瞤动，口眼歪斜，面肌痉挛。

【操作】以左手拇指向上轻推眼球，紧靠眶缘缓慢直刺 0.5~1.5 寸，不宜提插，以防刺破血管引起血肿。出针时稍加按压，以防出血。

2. 四白（Sìbái，ST2）

【定位】目正视，瞳孔直下，当眶下孔凹陷处（图 3–11）。

【主治】目疾，口眼歪斜，三叉神经痛，面肌痉挛，头痛，眩晕。

【操作】直刺或微向上斜刺 0.3~0.5 寸，不可深刺，以免伤及眼球，不可过度提插捻转。

3. 巨髎（Jùliáo，ST3）

【定位】目正视，瞳孔直下，平鼻翼下缘处，当鼻唇沟外侧（图 3–11）。

【主治】口眼歪斜，眼睑瞤动，鼻衄，齿痛，唇颊肿。

【操作】斜刺或平刺 0.3~0.5 寸。

4. 地仓（Dìcāng，ST4）

【定位】口角旁约 0.4 寸，上直对瞳孔（图 3–11）。

【主治】口角歪斜，流涎，三叉神经痛。

【操作】斜刺或平刺 0.5~0.8 寸。可向颊车穴透刺。

5. 大迎（Dàyíng，ST5）

【定位】在下颌角前下方约 1.3 寸，咬肌附着部前缘。当闭口鼓气时，于下颌角前下方出现之沟形凹陷中取穴（图 3–12）。

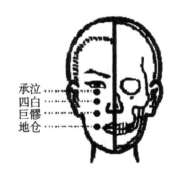

承泣
四白
巨髎
地仓

图 3–11

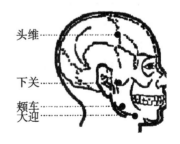

头维

下关

颊车
大迎

图 3–12

【主治】口歪，口噤，颊肿，齿痛。

【操作】避开动脉，斜刺或平刺 0.3~0.5 寸。

6. 颊车 (Jiáchē，ST6)

【定位】下颌角前上方约 1 横指，按之凹陷处，当咀嚼时咬肌隆起最高点处 (图 3-12)。

【主治】齿痛，牙关不利，颊肿，口角歪斜。

【操作】直刺 0.3~0.5 寸，或平刺 0.5~1 寸。 可向地仓穴透刺。

7. 下关 (Xiàguān，ST7)

【定位】在耳屏前，下颌骨髁状突前方，当颧弓与下颌切迹所形成的凹陷中。合口有孔，张口即闭，宜闭口取穴 (图 3-12)。

【主治】牙关不利，三叉神经痛，齿痛，口眼歪斜，耳聋，耳鸣，聤耳。

【操作】直刺 0.5~1 寸。留针时不可做张口动作，以免折针。

8. 头维 (Tóuwéi，ST8)

【定位】当额角发际上 0.5 寸，头正中线旁 4.5 寸 (图 3-12)。

【主治】头痛，目眩，口痛，流泪，眼睑瞤动。

【操作】平刺 0.5~1 寸。

9. 人迎 (Rényíng，ST9)

【定位】喉结旁 1.5 寸，在胸锁乳突肌的前缘，颈总动脉之后 (图 3-13)。

【主治】瘿气，咽喉肿痛，瘰疬，高血压，气喘。

【操作】避开颈总动脉，直刺 0.3~0.8 寸。

10. 水突 (Shuǐtū，ST10)

【定位】在颈部，当人迎穴与气舍穴连线的中点，胸锁乳突肌的前缘 (图 3-13)。

【主治】咽喉肿痛，咳嗽，气喘。

【操作】直刺 0.3~0.8 寸。

11. 气舍 (Qìshè，ST11)

【定位】人迎穴直下，在锁骨内侧端的上缘，胸锁乳突肌的胸骨头与锁骨头之间 (图 3-13)。

【主治】咽喉肿痛，瘿瘤，瘰疬，气喘，呃逆，颈项强。

【操作】直刺 0.3~0.5 寸。本经气舍至乳根诸穴，深部有大动脉及肺、肝等重要脏器，不可深刺。

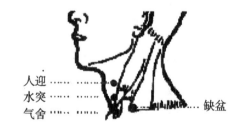

图 3-13

12. 缺盆 (Quēpén, ST12)

【定位】在锁骨上窝中央，前正中线旁开4寸（图3-13）。

【主治】咳嗽，气喘，咽喉肿痛，缺盆中痛，瘰疬。

【操作】直刺或斜刺0.3~0.5寸。孕妇禁针。

13. 气户 (Qìhù, ST13)

【定位】在锁骨下缘，前正中线旁开4寸（图3-14）。

【主治】咳嗽，气喘，呃逆，胸胁满痛。

【操作】斜刺或平刺0.5~0.8寸。

14. 库房 (Kùfáng, ST14)

【定位】在第1肋间隙，前正中线旁开4寸（图3-14）。

【主治】咳嗽，气喘，咳唾脓血，胸肋胀痛。

【操作】斜刺或平刺0.5~0.8寸。

15. 屋翳 (Wūyì, ST15)

【定位】在第2肋间隙，前正中线旁开4寸（图3-14）。

【主治】咳嗽，气喘，咳唾脓血，胸肋胀痛，乳痈。

【操作】斜刺或平刺0.5~0.8寸。

16. 膺窗 (Yīngchuāng, ST16)

【定位】在第3肋间隙，前正中线旁开4寸（图3-14）。

【主治】咳嗽，气喘，胸肋胀痛，乳痈。

【操作】斜刺或平刺0.5~0.8寸。

17. 乳中 (Rǔzhōng, ST17)

【定位】在第4肋间隙，乳头中央（图3-14）。

【附注】本穴不针不灸，只作胸腹部腧穴的定位标志。

18. 乳根 (Rǔgēn, ST18)

【定位】在第5肋间隙，当乳头直下，前正中线旁开4寸（图3-14）。

【主治】乳痈，乳汁少，咳嗽，气喘，呃逆，胸痛。

【操作】斜刺或平刺0.5~0.8寸。

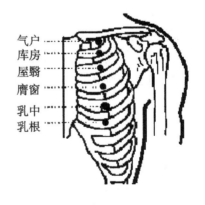

气户
库房
屋翳
膺窗
乳中
乳根

图3-14

19. 不容 (Bùróng，ST19)

【定位】脐上6寸，前正中线旁开2寸（图3-15）。

【主治】呕吐，胃病，食欲不振，腹胀。

【操作】直刺0.5~0.8寸。过饱者禁针，肝肿大者慎针或禁针，不宜做大幅度提插。

20. 承满 (Chéngmǎn，ST20)

【定位】脐上5寸，前正中线旁开2寸（图3-15）。

【主治】胃痛，吐血，纳少等胃疾。

【操作】直刺0.8~1寸。过饱者禁针，肝肿大者慎针或禁针，不宜做大幅度提插。

21. 梁门 (Liángmén，ST21)

【定位】脐上4寸，前正中线旁开2寸（图3-15）。

【主治】胃痛，呕吐，食欲不振，腹胀，泄泻。

【操作】直刺0.8~1.2寸。过饱者禁针，肝肿大者慎针或禁针，不宜做大幅度提插。

22. 关门 (Guānmén，ST22)

【定位】脐上3寸，前正中线旁开2寸（图3-15）。

【主治】腹胀，腹痛，肠鸣泄泻，水肿。

【操作】直刺0.8~1.2寸。

23. 太乙 (Tàiyǐ，ST23)

【定位】脐上2寸，前正中线旁开2寸（图3-15）。

【主治】胃病，心烦，癫狂。

【操作】直刺0.8~1.2寸。

24. 滑肉门 (Huáròumén，ST24)

【定位】脐上1寸，前正中线旁开2寸（图3-15）。

【主治】胃痛，呕吐，癫狂。

【操作】直刺0.8~1.2寸。

25. 天枢 (Tiānshū，ST25) 大肠募穴

【定位】脐旁开2寸（图3-15）。

【主治】腹痛，腹胀，便秘，腹泻，痢疾等胃肠病；月经不调，痛经。

【操作】直刺1~1.5寸。孕妇不可灸。

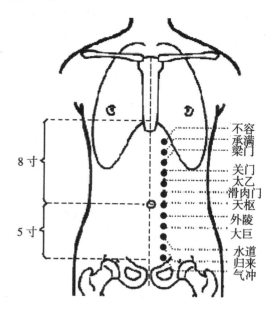

图3-15

26. 外陵 (Wàilíng，ST26)

【定位】脐下 1 寸，前正中线旁开 2 寸（图 3-15）。

【主治】腹痛，疝气，痛经。

【操作】直刺 1~1.5 寸。

27. 大巨 (Dàjù，ST27)

【定位】脐下 2 寸，前正中线旁开 2 寸（图 3-15）。

【主治】小腹胀满，小便不利，疝气，遗精，早泄。

【操作】直刺 1~1.5 寸。

28. 水道 (Shuǐdào，ST28)

【定位】脐下 3 寸，前正中线旁开 2 寸（图 3-15）。

【主治】小腹胀满，小便不利，疝气，痛经，不孕。

【操作】直刺 1~1.5 寸。

29. 归来 (Guīlái，ST29)

【定位】脐下 4 寸，前正中线旁开 2 寸（图 3-15）。

【主治】小腹痛，疝气，月经不调，带下，阴挺。

【操作】直刺 1~1.5 寸。

30. 气冲 (Qìchōng，ST30)

【定位】在腹股沟稍上方，脐下 5 寸，前正中线旁开 2 寸（图 3-15）。

【主治】肠鸣腹痛，疝气；月经不调，不孕，阳痿，阴肿。

【操作】直刺 0.5~1 寸。

31. 髀关 (Bìguān，ST31)

【定位】在髂前上棘与髌骨外上缘连线上，屈髋时平会阴，居缝匠肌外侧凹陷处（图 3-16）。

【主治】腰膝冷痛，下肢痿痹，股四头肌伤痛，髂前上棘末端病。

【操作】直刺 1~2 寸。

32. 伏兔 (Fútù，ST32)

【定位】在髂前上棘与髌骨外上缘连线上，髌骨外上缘上 6 寸（图 3-16）。

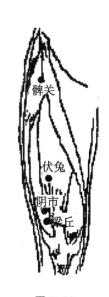

图 3-16

【主治】腰膝冷痛，下肢痿痹，股四头肌伤痛，股外侧皮神经麻痹。

【操作】直刺 1~2 寸。

33. 阴市 (Yīnshì，ST33)

【定位】在髂前上棘与髌骨外上缘连线上，髌骨外上缘上 3 寸（图 3-16）。

【主治】下肢痿痹，膝关节屈伸不利，疝气。

【操作】直刺 1~1.5 寸。

34. 梁丘 (Liángqiū，ST34) 郄穴

【定位】屈膝，在髂前上棘与髌骨外上缘连线上，髌骨外上缘上 3 寸（图 3-16）。

【主治】膝肿痛，下肢不遂，急性胃痛，乳痈，乳痛，血尿。

【操作】直刺 1~1.2 寸。

35. 犊鼻 (Dúbí，ST35)

【定位】屈膝，在髌韧带外侧凹陷中。又名外膝眼（图 3-17）。

【主治】下肢麻痹，屈伸不利，膝外侧脂肪垫肿，髌骨劳损，髌下滑囊肿，膝外侧半月板伤。

【操作】向后内斜刺 0.5~1 寸。

36. 足三里 (Zúsānlǐ，ST36) 合穴，胃之下合穴

【定位】犊鼻穴下 3 寸，胫骨前嵴外一横指处（图 3-17）。

【主治】胃痛，呕吐，噎膈，腹胀，泄泻，痢疾，便秘，肠痈，下肢痹痛，水肿，诸虚劳损，腓神经麻痹，高血压，低血糖，运动性疲劳，为强壮保健要穴。

【操作】直刺 1~2 寸。强壮保健用，常用温灸法。

37. 上巨虚 (Shàngjùxū，ST37) 大肠下合穴

【定位】在犊鼻穴下 6 寸，足三里穴下 3 寸（图 3-17）。

【主治】肠鸣，腹痛，腹泻，便秘，肠痈等肠胃疾患；下肢痿痹，脚气。

【操作】直刺 1~2 寸。

38. 条口 (Tiáokǒu，ST38)

【定位】上巨虚穴下 2 寸（图 3-17）。

【主治】脘腹疼痛，下肢痿痹，转筋，跗肿，肩臂痛。

【操作】直刺 1~1.5 寸。

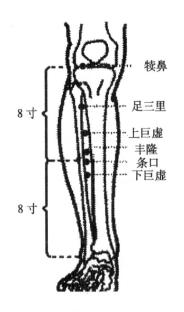

图 3-17

39. 下巨虚（Xiàjùxū，ST39）小肠下合穴

【定位】上巨虚穴下 3 寸（图 3-17）。

【主治】小腹痛，泄泻，痢疾，下肢痿痹，腰脊痛引睾丸。

【操作】直刺 1~1.5 寸。

40. 丰隆（Fēnglóng，ST40）络穴

【定位】外踝尖上 8 寸，条口穴外 1 寸，胫骨前嵴外二横指处（图 3-17）。

【主治】头痛，眩晕，咳嗽痰多，呕吐，便秘，水肿，下肢痿痹，腓神经麻痹。

【操作】直刺 1~1.5 寸。

41. 解溪（Jiěxī，ST41）经穴

【定位】足背踝关节横纹中央凹陷处，当姆长伸肌腱与趾长伸肌腱之间（图 3-18）。

【主治】头痛，眩晕，癫狂，腹胀便秘，下肢痿痹，姆、趾长伸肌腱腱鞘炎，足球踝。

【操作】直刺 0.5~1 寸。

42. 冲阳（Chōng yáng，ST42）原穴

【定位】在足背最高处，当姆长伸肌腱和趾长伸肌腱之间，足背动脉搏动处（图 3-18）。

【主治】胃痛，口眼歪斜，癫狂痫，足痿无力。

【操作】避开动脉，直刺 0.3~0.5 寸。

43. 陷谷（Xiàngǔ，ST43）输穴

【定位】足背第 2、3 跖骨结合部前，第 2、3 跖趾关节后凹陷处（图 3-18）。

【主治】面肿，水肿，足背肿痛，肠鸣腹痛。

【操作】直刺或斜刺 0.3~0.5 寸。

44. 内庭（Nèitíng，ST44）荥穴

【定位】足背第 2、3 趾间缝纹端（图 3-18）。

【主治】齿痛，咽喉肿痛，鼻衄，胃病吐酸，腹泻，痢疾，便秘，足背肿痛，第二趾骨头骨软骨炎，踝扭伤。

【操作】直刺或斜刺 0.5~0.8 寸。

45. 厉兑（Lìduì，ST45）井穴

【定位】第 2 趾外侧趾甲角旁约 0.1 寸（图 3-18）。

【主治】鼻衄，齿痛，咽喉肿痛，热病，多梦，癫狂。

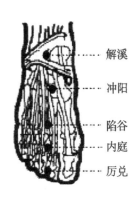

解溪

冲阳

陷谷

内庭

厉兑

图 3-18

【操作】浅刺 0.1 寸。

第四节 足太阴脾经
(Spleen Meridian of Foot-Taiyin，SP)

一、经脉循行

足太阴脾经，起于足大趾末端（隐白），沿着大趾内侧赤白肉际，经第一跖趾关节向上行至内踝前，上行腿肚，交出足厥阴经的前面，经膝股部内侧前缘，进入腹部，属脾络胃，过膈上行，挟咽旁系舌根，散舌下。

胃部支脉：过膈流注于心中，与心经相接（图 3-19）。

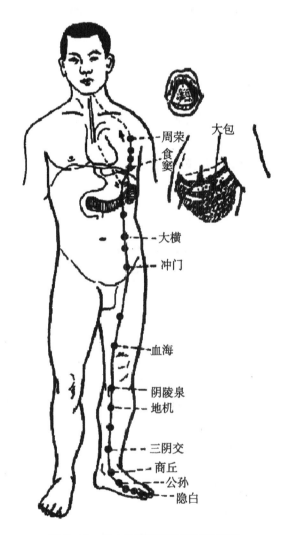

周荣
食窦
大包
大横
冲门
血海
阴陵泉
地机
三阴交
商丘
公孙
隐白

图 3-19 足太阴脾经经脉循行示意图

二、主要病候

胃脘痛，食则呕，嗳气，腹胀便溏，黄疸，身重无力，舌根强痛，下肢内侧肿胀，厥冷等症。

三、主治概要

本经腧穴主治脾胃病、妇科病、前阴病和经脉循行部位的其他病证。

四、本经腧穴（21穴）

1. 隐白（Yǐnbái，SP1）井穴

【定位】足大趾内侧趾甲角旁0.1寸（图3-20）。
【主治】月经过多，崩漏，便血，尿血，癫狂，多梦，惊风，腹满，暴泄。
【操作】浅刺0.1寸。

2. 大都（Dàdū，SP2）荥穴

【定位】足大趾内侧，第1跖趾关节前下方，赤白肉际（图3-20）。
【主治】腹胀，胃痛，呕吐，腹泻，便秘，热病，无汗。
【操作】直刺0.3~0.5寸。

3. 太白（Tàibái，SP3）输穴，原穴

【定位】第1跖骨小头后缘，赤白肉际凹陷处（图3-20）。
【主治】肠鸣，腹胀，腹泻，胃痛，便秘，体重节痛。
【操作】直刺0.5~0.8寸。

4. 公孙（Gōngsūn，SP4）络穴，八脉交会穴（通于冲脉）

【定位】第一跖骨基底部的前下方，赤白肉际处（图3-20）。
【主治】胃痛，呕吐，腹痛，腹泻，痢疾。
【操作】直刺0.6~1.2寸。

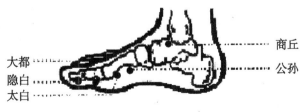

商丘

大都
隐白   公孙
太白

图 3-20

5. 商丘 (Shāngqiū，SP5) 经穴

【定位】内踝前下方凹陷中，当舟骨结节与内踝尖连线的中点处（图3-20）。

【主治】腹胀，腹泻，便秘，黄疸，足踝痛。

【操作】直刺0.5~0.8寸。

6. 三阴交 (Sānyīnjiāo，SP6)

【定位】内踝尖上3寸，胫骨内侧面后缘（图3-21）。

【主治】肠鸣腹胀，腹泻等脾胃虚弱诸症；月经不调，带下，阴挺，不孕，滞产，遗精，阳痿，遗尿等生殖泌尿系统疾患；心悸，失眠，高血压；下肢痿痹；胫骨痛，过度疲劳。

【操作】直刺1~1.5寸。孕妇禁针。

7. 漏谷 (Lòugǔ，SP7)

【定位】在内踝尖与阴陵泉的连线上，内踝尖上6寸（图3-21）。

【主治】腹胀，肠鸣，小便不利，遗精，下肢痿痹。

【操作】直刺1~1.5寸。

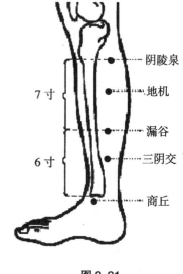

图3-21

8. 地机 (Dìjī，SP8) 郄穴

【定位】在内踝尖与阴陵泉穴的连线上，阴陵泉穴下3寸（图3-21）。

【主治】腹痛，泻泄，小便不利，水肿，月经不调，痛经，胫骨痛，过度疲劳，肢软。

【操作】直刺1~1.5寸。

9. 阴陵泉 (Yīnlíngquán，SP9) 合穴

【定位】胫骨内侧髁下方凹陷处（图3-21）。

【主治】腹胀，腹泻，水肿，黄疸，小便不利，膝痛。

【操作】直刺1~2寸。

10. 血海 (Xuèhǎi，SP10)

【定位】屈膝，在髌骨内上缘上2寸，当股四头肌内侧头的隆起处（图3-22）。简便取穴法：患者屈膝，医者以左手掌心按于患者右膝髌骨上缘，二至五指向上伸直，拇指约呈45°斜置，拇指尖下是穴。对侧取法仿此。

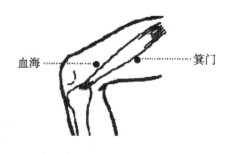

图3-22

【主治】月经不调，崩漏，经闭，瘾疹，湿疹，丹毒，皮肤过敏，股内侧伤痛，内侧膝筋膜伤痛。

【操作】直刺 1~1.5 寸。

11. 箕门（Jìmén，SP11）

【定位】在血海穴与冲门穴的连线上，血海穴直上 6 寸（图 3-22）。

【主治】小便不利，遗尿，腹股沟肿痛。

【操作】避开动脉，直刺 0.5~1 寸。

12. 冲门（Chōngmén，SP12）

【定位】在腹股沟外侧，距耻骨联合上缘中点 3.5 寸，当髂外动脉搏动处的外侧（图 3-23）。

【主治】腹痛，疝气，崩漏，带下。

【操作】避开动脉，直刺 0.5~1 寸。

13. 府舍（Fǔshè，SP13）

【定位】冲门穴上方 0.7 寸，前正中线旁开 4 寸（图 3-23）。

【主治】腹痛，积聚，疝气。

【操作】直刺 1~1.5 寸。

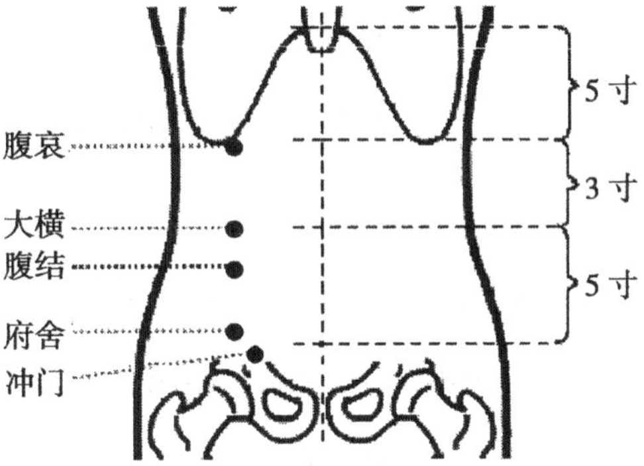

图 3-23

14. 腹结（Fùjié，SP14）

【定位】府舍穴上 3 寸，大横穴下 1 寸（图 3-23）。

【主治】腹痛，腹泻，疝气。

【操作】直刺 1~2 寸。

15. 大横（Dàhéng，SP15）

【定位】脐中旁开 4 寸（图 3-23）。

【主治】腹痛，腹泻，便秘。

【操作】直刺 1~2 寸。

16. 腹哀（Fùāi，SP16）

【定位】脐中上 3 寸，前正中线旁开 4 寸（图 3-23）。

【主治】消化不良，腹痛，便秘，痢疾。

【操作】直刺 1~1.5 寸。

17. 食窦 (Shídòu，SP17)

【定位】在第 5 肋间隙，前正中线旁开 6 寸（图 3-24）。

【主治】胸胁胀痛，噫气，反胃，腹胀，水肿。

【操作】斜刺或向外平刺 0.5~0.8 寸。本经食窦至大包诸穴，深部为肺脏，不可深刺。

18. 天溪 (Tiānxī，SP18)

【定位】在第 4 肋间隙，前正中线旁开 6 寸（图 3-24）。

【主治】胸胁疼痛，咳嗽，乳痈，乳汁少。

【操作】斜刺或向外平刺 0.5~0.8 寸。

19. 胸乡 (Xiōngxiāng，SP19)

【定位】在第 3 肋间隙，前正中线旁开 6 寸（图 3-24）。

【主治】胸胁胀痛。

【操作】斜刺或向外平刺 0.5~0.8 寸。

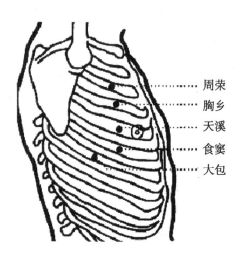

图 3-24

20. 周荣 (Zhōuróng，SP20)

【定位】在第 2 肋间隙，前正中线旁开 6 寸（图 3-24）。

【主治】咳嗽，气逆，胸胁胀满。

【操作】斜刺或向外平刺 0.5~0.8 寸。

21. 大包 (Dàbāo，SP21) 脾之大络

【定位】在侧胸部腋中线上，当第 6 肋间隙处（图 3-24）。

【主治】气喘，胸胁痛，全身疼痛，急性扭伤，四肢无力。

【操作】斜刺或向后平刺 0.5~0.8 寸。

第五节　手少阴心经
(Heart Meridian of Hand-Shaoyin，HT)

一、经脉循行

手少阴心经，起于心中，出属"心系"（心与其他脏器相连系的部位），过膈，联络小肠。

"心系"向上支脉：挟咽喉上行，连系于"目系"（眼球连系于脑的部位）。

"心系"直行的脉：上行于肺部再向下出于腋窝部（极泉）沿上臂内侧后缘，行于手太阴和手厥阴经的后面，至掌后豌豆骨部入掌内，沿小指内侧至末端（少冲）交于手太阳小肠经（图3-25）。

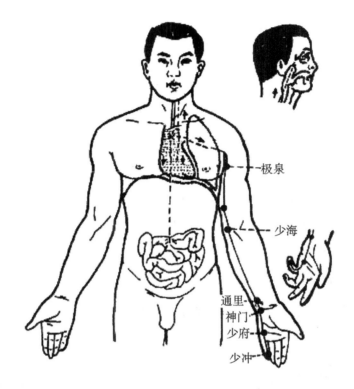

图3-25　手少阴心经经脉循行示意图

二、主要病候

心痛，咽干，口渴，目黄，胁痛，上臂内侧痛，手心发热等症。

三、主治概要

本经腧穴主治心、胸、神志病和经脉循行部位的其他病证。

四、本经腧穴（9穴）

1. 极泉（Jíquán，HT1）

【定位】腋窝正中，腋动脉搏动处（图3-26）。

【主治】心痛，心悸，肩臂疼痛，胁肋疼痛，臂丛神经损伤，瘰疬，腋臭，上肢针麻用穴。

【操作】避开腋动脉，直刺或斜刺
0.3~0.5 寸。

2. 青灵（Qīnglíng，HT2）

【定位】臂内侧，在极泉穴与少海穴
的连线上，肘横纹上 3 寸，肱二头肌的
尺侧缘（图 3-26）。

【主治】头痛，振寒，目黄，胁痛，
肩臂疼痛。

【操作】直刺 0.5~1 寸。

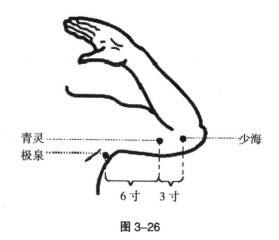

图 3-26

3. 少海（Shàohǎi，HT3）合穴

【定位】屈肘，当肘横纹内侧端与肱骨内上髁连线的中点处（图 3-26）。

【主治】心痛，癔病，肘臂挛痛，臂麻手颤，头项痛，腋胁痛，瘰疬。

【操作】直刺 0.5~1 寸。

4. 灵道（Língdào，HT4）经穴

【定位】腕横纹上 1.5 寸，尺侧腕屈肌腱的桡侧缘（图 3-27）。

【主治】心痛，悲恐善笑，暴喑，肘
臂挛痛。

【操作】直刺 0.3~0.5 寸。不宜深
刺，以免伤及血管和神经。留针时，不
可做屈腕动作。

5. 通里（Tōnglǐ，HT5）络穴

【定位】腕横纹上 1 寸，尺侧腕屈肌
腱的桡侧缘（图 3-27）。

【主治】心悸，怔忡，舌强不语，暴
喑，腕臂痛。

【操作】直刺 0.3~0.5 寸。不宜深
刺，以免伤及血管和神经。留针时，不
可做屈腕动作。

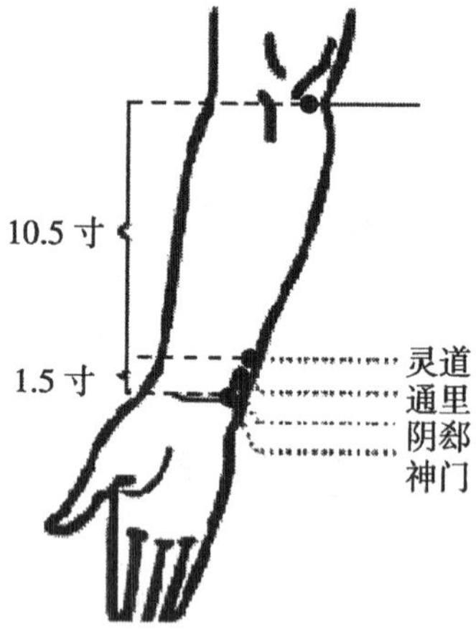

图 3-27

6. 阴郄（Yīnxì，HT6）郄穴

【定位】腕横纹上 0.5 寸，尺侧腕屈肌腱的桡侧缘（图 3-27）。

【主治】心痛，惊悸，骨蒸盗汗，吐血，衄血。

【操作】直刺 0.3~0.5 寸。不宜深刺，以免伤及血管和神经。留针时，不可做屈腕动作。

7. 神门（Shénmén，HT7）输穴，原穴

【定位】腕横纹尺侧端，尺侧腕屈肌腱的桡侧凹陷处（图 3-27）。

【主治】心痛，心烦，惊悸，怔忡，健忘，失眠，胸胁痛，屈腕肌腱末端病，赛前紧张。

【操作】直刺 0.3~0.5 寸。

8. 少府（Shàofǔ，HT8）荥穴

【定位】在手掌面，第 4、5 掌骨之间，握拳时当小指与无名指指端之间（图 3-28）。

【主治】心悸，胸痛，阴痒，阴痛，痈疡，小指挛痛。

【操作】直刺 0.3~0.5 寸。

9. 少冲（Shàochōng，HT9）井穴

【定位】小指桡侧指甲角旁 0.1 寸（图 3-28）。

【主治】心悸，心痛，癫狂，热病，昏迷，胸胁痛。

【操作】浅刺 0.1 寸，或点刺出血。

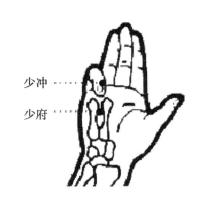

少冲
少府

图 3-28

第六节　手太阳小肠经
（Small Intestine Meridian of Hand-Taiyang，SI）

一、经脉循行

手太阳小肠经，起于手小指外侧端（少泽），沿手背外侧至腕部，沿前臂外侧后缘，经尺骨鹰嘴与肱骨内上髁之间直上，出于肩关节，绕行肩胛部，交于大椎（督脉），向下入缺盆部，联络心脏，沿食管过膈达胃，属于小肠。

缺盆部支脉：沿颈部上达面颊，至目外眦，转入耳中（听宫）。

颊部支脉：上行目眶下，抵于鼻旁，至目内眦（睛明），交于足太阳膀胱经（图 3-29）。

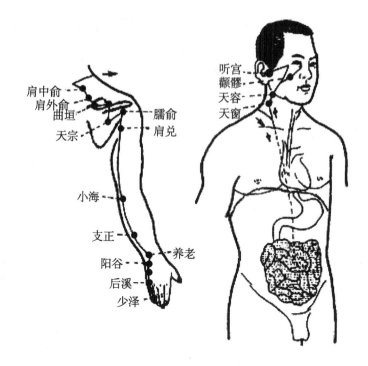

图 3-29 手太阳小肠经经脉循行示意图

二、主要病候

少腹痛，腰脊痛引睾丸，耳聋，目黄，颊肿，咽喉肿痛，肩臂外侧后缘痛等症。

三、主治概要

本经腧穴主治头、项、耳、目、咽喉病和热病、神志病，以及经脉循行部位的其他病证。

四、本经腧穴（19穴）

1. 少泽（Shàozé，SI1）井穴

【定位】小指尺侧指甲角旁 0.1 寸（图 3-30）。

【主治】乳痈，乳汁少，昏迷，热病，头痛，目翳，咽喉肿痛。

【操作】浅刺 0.1 寸或点刺出血。孕妇慎用。

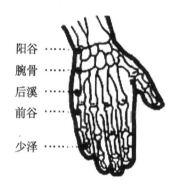

图 3-30

2. 前谷（Qiángǔ，SI2）荥穴

【定位】微握拳，第5指掌关节前尺侧，掌指横纹头赤白肉际（图3-30）。

【主治】热病，乳痈，乳汁少，头痛，目痛，耳鸣，咽喉肿痛。

【操作】直刺0.3~0.5寸。

3. 后溪（Hòuxī，SI3）输穴，八脉交会穴（通于督脉）

【定位】微握拳，在第5指掌关节后尺侧横纹头赤白肉际（图3-30）。

【主治】头项强痛，腰背痛，手指及肘臂挛痛，耳聋，目赤，癫狂痫，疟疾。

【操作】直刺0.5~1寸。治手指挛痛可透刺合谷穴。

4.腕骨（Wàngǔ，SI4）原穴

【定位】第5掌骨基底与三角骨之间的凹陷处，赤白肉际（图3-30）。

【主治】指挛腕痛，头项强痛，目翳，黄疸，热病，疟疾。

【操作】直刺0.3~0.5寸。

5. 阳谷（Yánggǔ，SI5）经穴

【定位】腕背横纹尺侧端，当尺骨茎突与三角骨之间的凹陷处（图3-30）。

【主治】头痛，目眩，耳鸣，热病，腕痛，腕屈肌腱痛，腕三角软骨韧带伤痛。

【操作】直刺0.3~0.5寸。

6. 养老（Yǎnglǎo，SI6）郄穴

【定位】以手掌面向胸，当尺骨茎突桡侧骨缝凹缘中（图3-31）。

【主治】目视不明，肩、背、肘、臂酸痛。

【操作】直刺或斜刺0.5~0.8寸。强身保健可用温和灸。

7. 支正（Zhīzhèng，SI7）络穴

【定位】阳谷穴与小海穴的连线上，腕背横纹上5寸（图3-31）。

【主治】头痛，项强，肘臂酸痛，热病，癫狂，疣症。

【操作】直刺或斜刺0.5~0.8寸。

8. 小海（Xiǎohǎi，SI8）合穴

【定位】屈肘，当尺骨鹰嘴与肱骨内上髁之间凹陷处（图3-31）。

【主治】肘臂疼痛，麻木，癫痫。

【操作】直刺0.3~0.5寸。

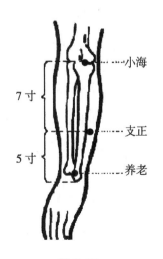

图3-31

63

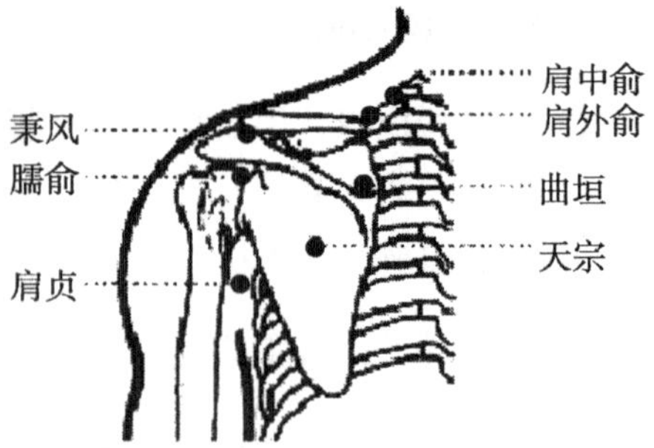

9. 肩贞 (Jiānzhēn，SI9)

【定位】臂内收，腋后纹头上 1 寸（图 3-32）。

【主治】肩臂疼痛，肩周炎，肩袖肌伤痛，颈强痛，颈椎病。

【操作】直刺 1~1.5 寸。不宜向胸侧深刺。

图 3-32

10. 臑俞 (Nàoshū，SI10)

【定位】臂内收，腋后纹头直上，肩胛冈下缘凹陷中（图 3-32）。

【主治】肩臂疼痛，肩不举，瘰疬。

【操作】直刺或斜刺 0.5~1.5 寸。不宜向胸侧深刺。

11. 天宗 (Tiānzōng，SI11)

【定位】肩胛骨冈下窝中央凹陷处，于肩胛冈下缘与肩胛下角之间的上 1/3 折点处取穴（图 3-32）。

【主治】肩胛疼痛，气喘，冈下肌伤痛，排球肩（冈上肌萎缩），颈椎病，乳痈。

【操作】直刺或斜刺 0.5~1 寸。遇到阻力不可强行进针。

12. 秉风 (Bǐngfēng，SI12)

【定位】肩胛骨冈上窝中央，天宗穴直上，举臂有凹陷处（图 3-32）。

【主治】肩胛疼痛，上肢酸麻，冈上肌伤痛，肩周炎，颈椎病，排球肩（冈下肌萎缩）。

【操作】直刺或斜刺 0.5~1 寸。宜向锁骨上窝上方刺，不宜向胸部深刺。

13. 曲垣 (Qūyuán，SI13)

【定位】肩胛骨冈上窝内侧端，在臑俞穴与第 2 胸椎棘突连线的中点处（图 3-32）。

【主治】肩胛疼痛。

【操作】直刺或斜刺 0.5~1 寸。宜向锁骨上窝上方刺，不宜向胸部深刺。

14. 肩外俞 (Jiānwàishū，SI14)

【定位】第 1 胸椎棘突下旁开 3 寸（图 3-32）。

【主治】肩背疼痛，颈项强急，排球肩。

【操作】斜刺 0.5~0.8 寸。不宜深刺。

15. 肩中俞 (Jiānzhōngshū，SI15)

【定位】第 7 颈椎棘突下旁开 2 寸（图 3-32）。

【主治】咳嗽，气喘，肩背疼痛，目视不明，颈强痛，排球肩。

【操作】斜刺 0.5~0.8 寸。不宜深刺。

16. 天窗 (Tiānchuāng，SI16)

【定位】扶突穴后，在胸锁乳突肌的后缘，喉结旁开约 3.5 寸（图 3–33）。

【主治】耳鸣，耳聋，咽喉肿痛，暴喑，颈项强痛。

【操作】直刺 0.5~1 寸。

17. 天容 (Tiānróng，SI17)

【定位】在下颌角的后方，胸锁乳突肌前缘凹陷中（图 3–33）。

【主治】耳鸣，耳聋，咽喉肿痛，头痛，颈项强痛。

【操作】直刺 0.5~1 寸。注意避开血管。

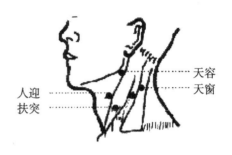

图 3–33

18. 颧髎 (Quánliáo，SI18)

【定位】目外眦直下，颧骨下缘凹陷处（图 3–34）。

【主治】口眼歪斜，眼睑瞤动，齿痛，三叉神经痛。

【操作】直刺 0.3~0.5 寸，斜刺或平刺 0.5~1 寸。

19. 听宫 (Tīnggōng，SI19)

【定位】耳屏前，下颌骨髁状突的后方，张口时呈凹陷处（图 3–34）。

【主治】耳鸣、耳聋、聤耳等诸耳疾，齿痛。

【操作】张口，直刺 1~1.5 寸。留针时应保持一定的张口姿势。

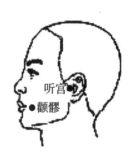

图 3–34

第七节　足太阳膀胱经
(Urinary Bladder Meridian of Foot—Taiyang，BL)

一、经脉循行

足太阳膀胱经，起于目内眦（睛明），上额，交于颠顶（百会）。

巅顶部支脉：从头顶到颞颥部。

　　巅顶部直行的脉：从头顶入里络于脑，回出分开下行项后，沿着肩胛部内侧，挟脊柱到达腰部，从脊旁肌肉进入体腔，联络肾脏，属于膀胱。

　　腰部的支脉：向下通过臀部，进入腘窝中。

　　后项的支脉：通过肩胛骨内缘直下，经过臀部（环跳）下行，沿着大腿后外侧，与腰部下来的支脉会合于腘窝中；从此向下，通过腓肠肌，出于外踝的后面，沿着第5跖骨粗隆，至小趾外侧端（至阴），与足少阴肾经相接（图3-35）。

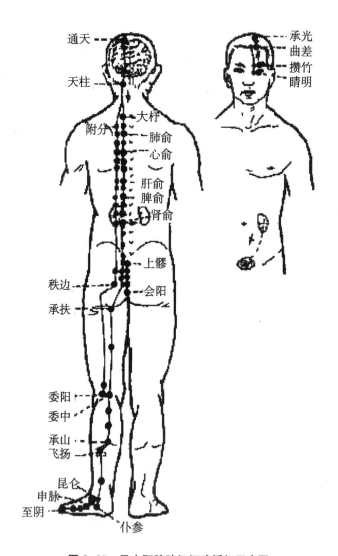

图 3-35　足太阳膀胱经经脉循行示意图

二、主要病候

　　小便不通，遗尿，癫狂，疟疾，目痛，见风流泪，鼻塞多涕，鼻衄，头痛，项、背、臀部及下肢循行部位痛麻等。

三、主治概要

本经腧穴主治：头、项、目、背、腰、下肢部病证，五脏六腑（因各背俞穴均在膀胱经上）和与五脏六腑相关的组织器官病，神志病。

四、本经腧穴（67 穴）

1. 睛明（Jīngmíng，BL1）

【定位】在面部，目内眦角稍上方凹陷处（图 3-36）。

【主治】目疾，腰肌急性损伤。

【操作】让患者闭目，医者左手轻推眼球向外固定，左手缓慢进针，紧靠眶缘直刺 0.5~1 寸，不捻转，不提插。出针后按压针孔片刻，以防出血。禁灸。

2. 攒竹（Cuánzhú，Zǎnzhú，BL2）

【定位】眉头凹陷中（图 3-36）。

【主治】头痛，口眼歪斜，目视不明，流泪，目赤肿痛，眉棱骨痛，眼睑下垂，腰肌急性扭伤。

【操作】平刺 0.5~0.8 寸。禁灸。

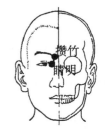

图 3-36

3. 眉冲（Méichōng，BL3）

【定位】眉头直上入发际 0.5 寸（图 3-37）。

【主治】头额痛，目眩，鼻塞，癫痫。

【操作】点刺或平刺 0.2~0.5 寸。

4. 曲差（Qūchā 或 Qūchāi，BL4）

【定位】头前正中线旁开 1.5 寸，入发际 0.5 寸（图 3-37）。

【主治】头痛，目眩，癫痫。

【操作】点刺或平刺 0.2~0.5 寸。

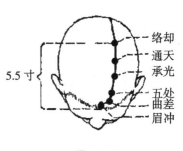

图 3-37

5. 五处（Wǔchù，BL5）

【定位】头前正中线旁开 1 寸，入发际 1.5 寸（图 3-37）。

【主治】头痛，目眩，鼻塞，癫痫。

【操作】平刺 0.5~0.8 寸。

6. 承光 (Chéngguāng，BL6)

【定位】头前正中线旁开 1.5 寸，入发际 2.5 寸（图 3-37）。

【主治】头痛，目眩，鼻塞。

【操作】点刺或平刺 0.2~0.5 寸。

7. 通天 (Tōngtiān，BL7)

【定位】头前正中线旁开 1.5 寸，入发际 4 寸（图 3-37）。

【主治】头痛，目眩，鼻塞感冒。

【操作】点刺或平刺 0.2~0.5 寸。

8. 络却 (Luòquè，BL8)

【定位】头前正中线旁开 1.5 寸，入发际 5.5 寸（图 3-38）。

【主治】视物不明，头晕耳鸣，癫痫。

【操作】点刺或平刺 0.2~0.5 寸。

9. 玉枕 (Yùzhěn，BL9)

【定位】头前正中线旁开 1.3 寸，后发际上 2.5 寸（图 3-38）。

【主治】后头痛，鼻塞。

【操作】点刺或平刺 0.2~0.5 寸。

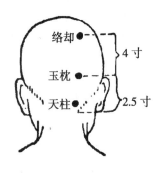

图 3-38

10. 天柱 (Tiānzhù，BL10)

【定位】后发际上 0.5 寸，旁开 1.3 寸，斜方肌外缘凹陷中（图 3-38）。

【主治】后头痛，项强，肩背痛，鼻塞，癫狂痫，颈椎病，热病。

【操作】直刺 0.5~1 寸。

11. 大杼 (Dàzhù，BL11) 骨会穴

【定位】第一胸椎棘突下，旁开 1.5 寸（图 3-39）。

【主治】项强痛，肩背痛，咳喘，热病，与骨相关的疾病。

【操作】斜刺 0.5~0.8 寸。

12. 风门 (Fēngmén，BL12) 足太阳、督脉交会穴

【定位】胸二椎棘突下，旁开 1.5 寸（图 3-39）。

【主治】伤风咳嗽，头痛，热病，项强，鼻塞，眼疾。

【操作】斜刺 0.5~0.8 寸。

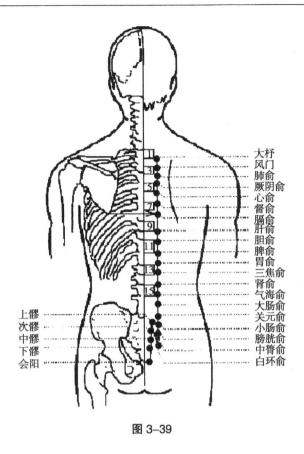

大杼
风门
肺俞
厥阴俞
心俞
督俞
膈俞
肝俞
胆俞
脾俞
胃俞
三焦俞
肾俞
气海俞
大肠俞
关元俞
小肠俞
膀胱俞
中膂俞
白环俞

上髎
次髎
中髎
下髎
会阳

图 3-39

13. 肺俞（Fèishū，BL13）肺经背俞穴

【定位】第三胸椎棘突下，旁开 1.5 寸（图 3-39）。

【主治】咳嗽，气喘，胸满，背痛，潮热，盗汗，骨蒸潮热，吐血，鼻塞。

【操作】斜刺 0.5~0.8 寸。

14. 厥阴俞（Juéyīnshū，BL14）心包经背俞穴

【定位】第 4 胸椎棘突下，旁开 1.5 寸（图 3-39）。

【主治】咳喘，胸闷，心痛，心悸，呕逆，贫血，失眠，赛前紧张，心率异常。

【操作】斜刺 0.5~0.8 寸。

15. 心俞（Xīnshū，BL15）心经背俞穴

【定位】第 5 胸椎棘突下，旁开 1.5 寸（图 3-39）。

【主治】癫狂，痫证，惊悸，失眠，健忘，心烦，咳嗽，吐血，梦遗，心痛，胸背痛，赛前紧张，心率异常。

【操作】斜刺 0.5~0.8 寸。

16. 督俞（Dūshū，BL16）

【定位】第 6 胸椎棘突下，旁开 1.5 寸（图 3-39）。

【主治】胸闷心痛，哮喘。

【操作】斜刺 0.5~0.8 寸。

17. 膈俞（Géshū，BL17）八会穴之一，血会穴

【定位】第 7 胸椎棘突下，旁开 1.5 寸（图 3-39）。

【主治】胃脘痛，呕吐，呃逆，饮食不下，咳嗽，潮热，盗汗，与血相关的病证。

【操作】斜刺 0.5~0.8 寸。

18. 肝俞（Gānshū，BL18）肝经背俞穴

【定位】第 9 胸椎棘突下，旁开 1.5 寸（图 3-39）。

【主治】肝胆疾病，黄疸，胁痛，吐血，目赤，目视不明，眩晕，心烦易怒，失眠多梦，月经失调，贫血，赛前紧张，运动性疲劳，高血压，癫狂，痫证，背痛。

【操作】斜刺 0.5~0.8 寸。

19. 胆俞（Dǎnshū，BL19）胆经背俞穴

【定位】第 10 胸椎棘突下，旁开 1.5 寸（图 3-39）。

【主治】肝胆疾患，黄疸，胁痛，呕吐，食入不化，口苦。

【操作】斜刺 0.5~0.8 寸。

20. 脾俞（Píshū，BL20）脾经背俞穴

【定位】第 11 胸椎棘突下，旁开 1.5 寸（图 3-39）。

【主治】腹胀，泄泻，呕吐，胃痛，消化不良，水肿，黄疸，四肢无力，运动性疲劳，月经不调，贫血，失眠，嗜睡，背痛。

【操作】斜刺 0.5~0.8 寸。

21. 胃俞（Wèishū，BL21）胃经背俞穴

【定位】第 12 胸椎棘突下，旁开 1.5 寸（图 3-39）。

【主治】胃脘痛，腹胀，呕吐，完谷不化，肠鸣，胸胁痛。

【操作】直刺 0.5~1 寸。

22. 三焦俞（Sānjiāoshū，BL22）三焦经背俞穴

【定位】第 1 腰椎棘突下，旁开 1.5 寸（图 3-39）。

【主治】胃脘痛，腹胀，呕吐，完谷不化，肠鸣，胸胁痛，水肿，腰背痛，胸腰椎骨折，腰肌伤痛。

【操作】直刺 0.5~1 寸。

23. 肾俞（Shènshū，BL23）（肾经背俞穴）

【定位】第 2 腰椎棘突下，旁开 1.5 寸（图 3-39）。

【主治】遗精，阳痿，早泄，不孕，不育，遗尿，月经不调，白带，头昏，耳鸣，耳聋，小便不利，水肿，喘咳少气，腰背酸痛，腰肌、腰椎伤痛，骨折愈合缓慢。

【操作】直刺 0.5~1 寸。

24. 气海俞 （Qìhǎishū，BL24）

【定位】第 3 腰椎棘突下，旁开 1.5 寸 （图 3-39）。

【主治】腰痛，痛经，痔疾。

【操作】直刺 1~2 寸。

25. 大肠俞 （Dàchángshū，BL25）大肠经背俞穴

【定位】第 4 腰椎棘突下，旁开 1.5 寸 （图 3-39）。

【主治】腰脊疼痛，腰肌伤痛，腰椎间盘突出，腹痛，腹胀，泄泻，便秘，痢疾。

【操作】直刺 1~1.5 寸。

26. 关元俞 （Guānyuánshū，BL26）

【定位】第 5 腰椎棘突下，旁开 1.5 寸 （图 3-39）。

【主治】腹胀，泄泻，小便不利，遗尿，消渴，腰痛，腰骶棘肌伤痛，腰椎间盘突出。

【操作】直刺 0.5~1.2 寸。

27. 小肠俞 （Xiǎochángshū，BL27）小肠经背俞穴

【定位】骶正中线旁开 1.5 寸，平第 1 骶后孔 （图 3-39）。

【主治】遗精，遗尿，白带，小腹胀痛，泄泻痢疾，腰腿痛，腰骶疼痛。

【操作】直刺 0.8~1.2 寸。

28. 膀胱俞 （Pángguāngshū，BL28）膀胱经背俞穴

【定位】骶正中线旁开 1.5 寸，平第 2 骶后孔 （图 3-39）。

【主治】遗尿，遗精，小便不利，泄泻，腰骶部疼痛。

【操作】直刺 0.8~1.2 寸。

29. 中膂俞 （Zhōnglǚshū，BL29）

【定位】骶正中线旁开 1.5 寸，平第 3 骶后孔 （图 3-39）。

【主治】遗尿，遗精，小便不利，泄泻，腰骶部疼痛。

【操作】直刺 0.8~1.2 寸。

30. 白环俞 （Báihuánshū，BL30）

【定位】骶正中线旁开 1.5 寸，平第 4 骶后孔 （图 3-39）。

【主治】遗尿，遗精，小便不利，泄泻，月经不调，带下病，腰骶部疼痛。

【操作】直刺 0.8~1.2 寸。

31. 上髎 (Shàngliáo，BL31)

【定位】髂后上棘与督脉连线之中点，第 1 骶后孔中（图 3-39）。

【主治】腰痛，月经不调，带下病，阴挺，遗精，阳痿，大小便不利，腰骶痛。

【操作】直刺 1~1.5 寸。

32. 次髎 (Cìliáo，BL32)

【定位】髂后上棘内下方，第 2 骶后孔中（图 3-39，图 3-40）。

【主治】腰痛，月经不调，痛经，小便不利，遗精，遗尿，下肢痿痹，足跟冷痛，痔疾。

【操作】直刺 1~1.5 寸。

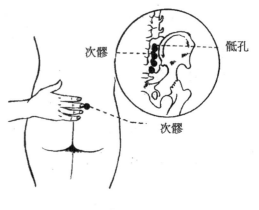

图 3-40

33. 中髎 (Zhōngliáo，BL33)

【定位】次髎下偏内，第 3 骶后孔中（图 3-39）。

【主治】腰痛，月经不调，小便不利，赤白带下，便秘，腰骶痛。

【操作】直刺 1~1.5 寸。

34. 下髎 (Xiàliáo，BL34)

【定位】中髎下偏内，第 4 骶后孔中（图 3-39）。

【主治】腰痛，小便不利，肠鸣，便秘，小腹痛。

【操作】直刺 1~1.5 寸。

35. 会阳 (Huìyáng，BL35)

【定位】尾椎尖旁 0.5 寸（图 3-39）。

【主治】泄泻，便血，痔疾，带下，阳痿。

【操作】直刺 1~1.5 寸。

36. 承扶 (Chéngfú，BL36)

【定位】腿后臀横纹的中点（图 3-41）。

【主治】腰骶臀股部疼痛，坐骨神经痛，股后肌群伤痛，髂腰肌末端病，坐骨结节滑囊炎，股二头肌坐骨结节末端病，痔疾。

【操作】直刺 1~2 寸。

37. 殷门（Yīnmén，BL37）

【定位】大腿后面承扶与委中的连线上，承扶下 6 寸（图 3-41）。

【主治】腰腿痛，下肢痿痹，股后肌损伤。

【操作】直刺 1~2 寸。

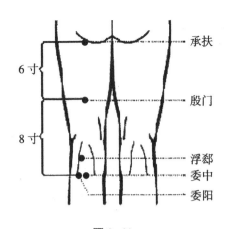

图 3-41

38. 浮郄（Fúxì，BL38）

【定位】腘横纹外侧端，委阳穴直上 1 寸，股二头肌腱内侧（图 3-41）。

【主治】便秘，腘痛，股二头肌伤痛，小腿三头肌伤痛。

【操作】直刺 1~1.5 寸。

39. 委阳（Wěiyáng，BL39）三焦经下合穴

【定位】腘横纹外侧端，当股二头肌腱的内侧（图 3-41）。

【主治】腹满，小便不利，腰脊强痛，股二头肌腱末端病，腓肠肌外侧头末端病。

【操作】直刺 1~1.5 寸。

40. 委中（Wěizhōng，BL40）合穴，膀胱经下合穴

【定位】腘横纹中点（图 3-41）。

【主治】腰痛，下肢痿痹，小腿三头肌伤痛转筋，半身不遂，腹痛，呕吐，腹泻，小便不利，遗尿，中风昏迷，丹毒。

【操作】直刺 1~1.5 寸，或用三棱针点刺腘静脉出血。

41. 附分（Fùfēn，BL41）

【定位】第 2 胸椎棘突下旁开 3 寸（图 3-42）。

【主治】颈项强痛，肩背拘急。

【操作】斜刺 0.5~0.8 寸。

42. 魄户（Pòhù，BL42）

【定位】第 3 胸椎棘突下旁开 3 寸（图 3-42）。

【主治】肺部疾患如咳喘等，肩、颈、背强痛。

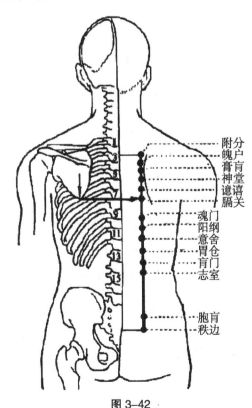

图 3-42

【操作】斜刺 0.5~0.8 寸。

43. 膏肓（Gāohuāng，BL43）

【定位】第 4 胸椎棘突下旁开 3 寸（图 3-42）。
【主治】咳嗽，气喘，肺痨，久病体虚，遗精，健忘，过度疲劳，赛前保健。
【操作】斜刺 0.5~0.8 寸。

44. 神堂（Shéntáng，BL44）

【定位】第 5 胸椎棘突下旁开 3 寸（图 3-42）。
【主治】咳喘胸闷，脊背强痛，心率失常，失眠多梦。
【操作】斜刺 0.5~0.8 寸。

45. 谚谎（Yìxī，BL45）

【定位】第 6 胸椎棘突下旁开 3 寸（图 3-42）。
【主治】咳喘，热病，肩背痛，疟疾。
【操作】斜刺 0.5~0.8 寸。

46. 膈关（Géguān，BL46）

【定位】第 7 胸椎棘突下旁开 3 寸（图 3-42）。
【主治】胸闷嗳气，呃逆噎嗝，呕吐，背脊强痛，背筋膜炎。
【操作】斜刺 0.5~0.8 寸。

47. 魂门（Húnmén，BL47）

【定位】第 9 胸椎棘突下旁开 3 寸（图 3-42）。
【主治】胁痛，呕泻，背痛，失眠，心烦。
【操作】斜刺 0.5~0.8 寸。

48. 阳纲（Yánggāng，BL48）

【定位】第 10 胸椎棘突下旁开 3 寸（图 3-42）。
【主治】胆道疾病，口苦，黄疸，消渴，胃腹疼痛，肠鸣泄泻。
【操作】斜刺 0.5~0.8 寸。

49. 意舍（Yìshě，BL49）

【定位】第 11 胸椎棘突下旁开 3 寸（图 3-42）。
【主治】肠鸣泄泻，腹胀呕逆，呕吐。
【操作】斜刺 0.5~0.8 寸。

50. 胃仓（Wèicāng，BL50）

【定位】第 12 胸椎棘突下旁开 3 寸（图 3-42）。

【主治】胃脘胀痛，消化不良，小儿疳积，水肿，背脊疼痛。

【操作】斜刺 0.5~0.8 寸。

51. 肓门（Huāngmén，BL51）

【定位】第 1 腰椎棘突下旁开 3 寸（图 3-42）。

【主治】腹胀，便秘，痞块，髂肋肌伤痛。

【操作】斜刺 0.5~0.8 寸。

52. 志室（Zhìshì，BL52）

【定位】第 2 腰椎棘突下旁开 3 寸（图 3-42）。

【主治】遗精，阳痿，小便不利，水肿，腰脊强痛，髂腰肌伤痛，腰 3 椎横突滑囊炎。

【操作】斜刺 0.5~0.8 寸。

53. 胞肓（Bāohuāng，BL53）

【定位】第 2 骶椎棘突下旁开 3 寸（图 3-42）。

【主治】便秘，癃闭，腰脊强痛，臀上皮神经炎，坐骨神经痛，臀大肌伤痛。

【操作】直刺 0.5~0.8 寸。

54. 秩边（Zhìbiān，BL54）

【定位】第 4 骶椎棘突下旁开 3 寸（图 3-42）。

【主治】腰骶痛，坐骨神经痛，下肢痿痹，髂腰肌伤痛，梨状肌综合征，腰椎间盘突出，小便不利，便秘，痔疾。

【操作】直刺 1.5~2 寸。

55. 合阳（Héyáng，BL55）

【定位】委中穴与承山穴连线上，委中穴直下 2 寸处（图 3-43）。

【主治】腰脊强痛，下肢痿痹，小腿三头肌痉挛和伤痛，崩漏，疝气。

【操作】直刺 1~2 寸。

56. 承筋（Chéngjīn，BL56）

【定位】小腿后面，当委中与承山连线的中点，腓肠肌肌腹中央，委中下 5 寸（图 3-43）。

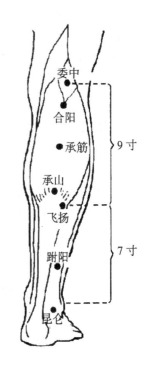

图 3-43

【主治】小腿痛，小腿转筋，痔疾，腰背拘急。

【操作】直刺 1~2 寸。

57. 承山（Chéngshān, BL57）

【定位】小腿后面正中，委中与昆仑之间，当伸直小腿或足跟上提时腓肠肌肌腹下出现之尖角凹陷处（图 3-43）。

【主治】腰背痛，小腿转筋，小腿三头肌伤痛，痔疾，便秘，腹痛，疝气。

【操作】直刺 1~2 寸。

58. 飞扬（Fēiyáng, BL58）络穴

【定位】小腿后面外踝后，昆仑直上 7 寸，承山外下方 1 寸处（图 3-43）。

【主治】头痛，目眩，鼻塞，癫狂，鼻衄，腰背痛，腿软无力，小腿三头肌伤痛，痔疾。

【操作】直刺 1~1.5 寸。

59. 跗阳（Fùyáng, BL59）阳跷郄穴

【定位】外踝后，昆仑直上 3 寸（图 3-43）。

【主治】头重，头痛，腰腿痛，下肢瘫痪，外踝红肿。

【操作】直刺 0.8~1.2 寸。

60. 昆仑（Kūnlún, BL60）经穴

【定位】外踝尖与跟腱之间凹陷处（图 3-44）。

【主治】头痛，项强，目眩，鼻衄，肩背拘急，腰痛，脚跟痛，距腓后韧带伤痛，难产。

【操作】直刺 0.5~0.8 寸。

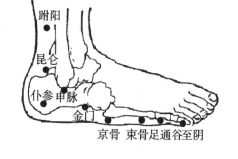

图 3-44

61. 仆参（Púcān 或 Púshēn, BL61）

【定位】昆仑直下，赤白肉际处（图 3-44）。

【主治】下肢痿痹，足跟肿，脚气，膝肿，霍乱，转筋，癫痫。

【操作】直刺 0.3~0.5 寸。

62. 申脉（Shēnmài, BL62）八脉交会穴，通阳跷脉

【定位】在外踝直下方凹陷中（图 3-44）。

【主治】痫证，癫狂，头痛，失眠，眩晕，目赤痛，项强，腰痛，足肿痛。

【操作】直刺 0.3~0.5 寸。

63. 金门 （Jīnmén，BL63）郄穴

【定位】骰骨外下缘凹陷中，申脉与京骨连线的中点（图3-44）。

【主治】头痛，癫痫，小儿惊风，腰痛，外踝肿痛，下肢痿痹。

【操作】直刺0.5~0.8寸。

64. 京骨 （Jīnggǔ，BL64）原穴

【定位】第5趾骨粗隆外下方，赤白肉际处（图3-44）。

【主治】癫痫，头痛，项强，目翳，腰髋膝痛，足背外侧伤痛。

【操作】直刺0.3~0.5寸。

65. 束骨 （Shùgǔ，BL65）输穴

【定位】第5跖骨小头后缘，赤白肉际处（图3-44）。

【主治】头项痛，腰背腿痛，目眩，足背外侧伤痛。

【操作】直刺0.2~0.3寸。

66. 足通骨 （Zútōnggǔ，BL66）荥穴

【定位】第5跖趾关节前，赤白肉际处（图3-44）。

【主治】头项强痛，癫疾，鼻衄。

【操作】直刺0.2~0.5寸。

67. 至阴 （Zhìyīn，BL67）井穴

【定位】足小趾末节外侧，距趾甲角0.1寸（图3-44）。

【主治】头痛，目眩，鼻塞，鼻衄，足下热，腿膝冷痛，胎位不正，胞衣不下，难产。

【操作】浅刺0.1寸。胎位不正用灸法。

第八节　足少阴肾经
(Kidney Meridian of Foot—shaoyin，K)

一、经脉循行

足少阴肾经，起于足小趾之下，斜向足心（涌泉），出于舟骨粗隆下，沿内踝后，进入足跟，再向上行于腿肚内侧，出腘窝内侧，向上行股内后缘，通向脊柱，属于肾，联络膀胱。

肾脏部直行的脉：从肾向上通过肝和横膈，进入肺中，沿着喉咙，上挟舌本。

肺部的支脉：从肺部出来，联络心脏，流注于胸中，与手厥阴心包经相接。

有一腧穴通路：行于腹部正中线旁开 0.5 寸，胸部前正中线旁开 2 寸，终止于锁骨下缘（俞府，图 3-45）。

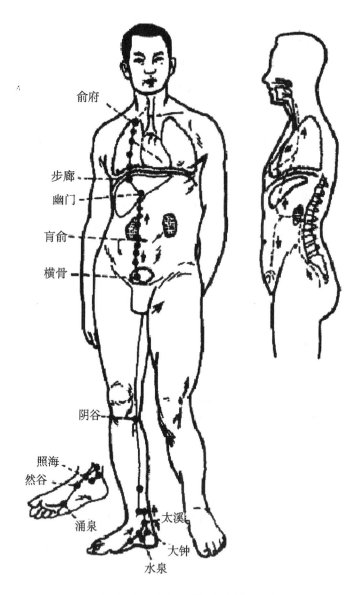

图 3-45　足少阴肾经经脉循行示意图

二、主要病候

本经腧穴主治妇科病、前阴病、肾脏病，以及与肾有关的肺、心、肝、脑病，咽喉、舌等经脉循行经过部位的其他病症。

三、主治概要

本经腧穴主治：遗尿，小便不利，水肿，泄泻，月经不调，痛经，遗精，阳痿及耳鸣，耳聋，咽喉肿痛，腰脊强痛，腘内廉痛，小腿内侧痛，内踝肿痛，足跟痛等。

四、本经腧穴（27 穴）

1. 涌泉（Yǒngquán，KI1）井穴

【定位】足底（去趾）前 1/3 处，足趾跖屈时凹陷处（图 3-46）。

【主治】头痛，头晕，失眠，癫狂、昏厥，目眩，咽喉肿痛，失音，便秘，小便不利。

【操作】直刺 0.5~1 寸。

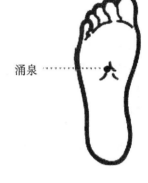

涌泉 ┈┈┈

图 3-46

2. 然谷（Rángǔ，KI2）荥穴

【定位】足舟骨粗隆下凹陷中（图 3-47）。

【主治】月经不调，带下，遗精，小便不利，泄泻，咳血，口噤不开，下肢痿痹，足跗痛，舟骨软骨炎。

【操作】直刺 0.5~0.8 寸。

3. 太溪（Tàixī，KI3）输穴，原穴

【定位】内踝尖与跟腱之间的凹陷处（图 3-47）。

【主治】头痛目眩，咽喉肿痛，齿痛，耳聋，耳鸣，气喘，胸痛咯血，消渴，月经不调，失眠，健忘，遗精，阳痿，小便频数，腰脊痛，下肢厥冷，内踝肿痛，跟腱炎。

【操作】直刺 0.5~1 寸。

4. 大钟（Dàzhōng，KI4）络穴

【定位】内踝后下方，当太溪穴直下 0.5 寸稍后，当跟腱附着部内侧前方凹陷处（图 3-47）。

【主治】咳血，腰脊强痛，痴呆，嗜卧，月经不调，跟骨伤痛，内踝、韧带伤痛。

【操作】直刺 0.3~0.5 寸。

5. 水泉（Shuǐquán，KI5）郄穴

【定位】内踝后下方，太溪直下 1 寸（指寸），跟骨结节内侧凹陷处（图 3-47）。

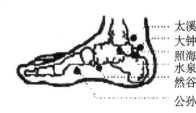

┈┈┈ 太溪
┈┈┈ 大钟
┈┈┈ 照海
┈┈┈ 水泉
┈┈┈ 然谷
┈┈┈ 公孙

图 3-47

【主治】月经不调，痛经，小便不利，腹痛，头昏目花。

【操作】直刺 0.3~0.5 寸。

6. 照海（Zhàohǎi，KI6）八脉交会穴，通阴跷脉

【定位】内踝尖下方凹陷处（图 3–47）。

【主治】痫证，失眠，小便不利，小便频数，咽干咽痛，目赤肿痛，月经不调，痛经，赤白带下，内踝伤痛，内踝三角韧带伤痛，肩和膝关节夜痛。

【操作】直刺 0.3~0.5 寸。

7. 复溜（Fùliū，KI7）经穴

【定位】太溪直上 2 寸（图 3–48）。

【主治】泄泻，肠鸣，水肿，腹胀，腿肿，足痿，腰脊强痛，胫骨痛，盗汗，身热无汗。

【操作】直刺 0.5~1 寸。

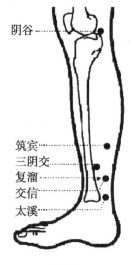

图 3–48

8. 交信（Jiāoxìn，KI8）阴跷脉郄穴

【定位】小腿内侧，太溪穴直上 2 寸，复溜穴前 0.5 寸（图 3–48）。

【主治】月经不调，崩漏，阴挺，泄泻，大便难，睾丸肿，疝气，泻痢赤白，胫骨病。

【操作】直刺 0.5~1.2 寸。

9. 筑宾（Zhùbīn，KI9）阴维脉郄穴

【定位】小腿内侧，太溪穴上 5 寸，太溪与阴谷的连线上，腓肠肌肌腹的内下方（图3–48）。

【主治】癫狂，呕吐，疝气，小腿内侧痛，腓肠肌内侧头伤痛。

【操作】直刺 1~1.5 寸。

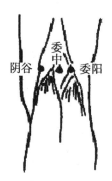

图 3–49

10. 阴谷（Yīngǔ，KI10）合穴

【定位】腘窝内侧，屈膝时半腱肌腱与半膜肌腱之间（图 3–49）。

【主治】阳痿，疝气，月经不调，崩漏，小便难，阴中痛，癫狂，膝股内侧痛，半腱半膜肌伤痛。

【操作】直刺 1~1.5 寸。

11. 横骨（Hénggǔ，KI11）

【定位】脐下 5 寸，前正中线旁开 0.5 寸（图 3–50）。

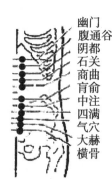

图 3–50

【主治】阴部痛，少腹痛，遗精，阳痿，遗尿，小便不利，疝气。
【操作】直刺 1~1.5 寸。

12. 大赫 (Dàhè，KI12)

【定位】脐下 4 寸，前正中线旁开 0.5 寸（图 3-50）。
【主治】阴挺，遗精，带下，月经不调，痛经，泄泻。
【操作】直刺 1~1.5 寸。

13. 气穴 (Qìxué，KI13)

【定位】脐下 3 寸，前正中线旁开 0.5 寸（图 3-50）。
【主治】月经不调，带下，小便不通，泄泻。
【操作】直刺 1~1.5 寸。

14. 四满 (Sìmǎn，KI14)

【定位】脐下 2 寸，前正中线旁开 0.5 寸（图 3-50）。
【主治】月经不调，带下，遗精，疝气，便秘，腹痛，水肿。
【操作】直刺 1~1.5 寸。

15. 中注 (Zhōngzhù，KI15)

【定位】脐下 1 寸，前正中线旁开 0.5 寸（图 3-50）。
【主治】月经不调，腹痛，便秘，泄泻。
【操作】直刺 1~1.5 寸。

16. 肓俞 (Huāngshū，KI16)

【定位】脐旁开 0.5 寸（图 3-50）。
【主治】腹痛，腹胀，呕吐，便秘，泄泻。
【操作】直刺 1~1.5 寸。

17. 商曲 (Shāngqū，KI17)

【定位】脐上 2 寸，前正中线旁开 0.5 寸（图 3-50）。
【主治】腹痛，泄泻，便秘。
【操作】直刺 0.5~0.8 寸。

18. 石关 (Shíguān，KI18)

【定位】脐上 3 寸，前正中线旁开 0.5 寸（图 3-50）。
【主治】呕吐，腹痛，便秘，不孕。
【操作】直刺 1~1.5 寸。

19. 阴都 (Yīndū，KI19)

【定位】脐上 4 寸，前正中线旁开 0.5 寸（图 3-50）。

【主治】腹痛，腹泻，月经不调，便秘，不孕。

【操作】直刺 1~1.5 寸。

20. 腹通谷 (Fùtōnggǔ，KI20)

【定位】脐上 4 寸，前正中线旁开 0.5 寸（图 3-50）。

【主治】腹痛，腹胀，呕吐。

【操作】直刺 0.5~0.8 寸。

21. 幽门 (Yōumén，KI21)

【定位】脐上 6 寸，前正中线旁开 0.5 寸（图 3-50）。

【主治】腹痛，腹胀，呕吐，泄泻，消化不良。

【操作】直刺 0.5~1 寸。本穴不可向上深刺，以免伤及内脏。

22. 步廊 (Bùláng，KI22)

【定位】胸部，第 5 肋间隙，前正中线旁开 2 寸（图 3-51）。

【主治】胸痛，咳嗽，气喘，呕吐，乳痈，食欲不振。

【操作】斜刺或平刺 0.5~0.8 寸。不可深刺，以免伤及内脏。

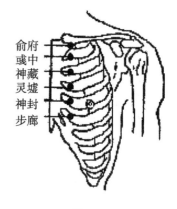

图 3-51

23. 神封 (Shénfēng，KI23)

【定位】胸部，第 4 肋间隙，前正中线旁开 2 寸（图 3-51）。

【主治】咳嗽，气喘，胸胁支满，呕吐，不嗜食，乳痈。

【操作】斜刺或平刺 0.5~0.8 寸。

24. 灵墟 (Língxū，KI24)

【定位】胸部，第 3 肋间隙，前正中线旁开 2 寸（图 3-51）。

【主治】咳嗽，气喘，痰多，胸胁胀痛，呕吐，乳痈。

【操作】斜刺或平刺 0.5~0.8 寸。

25. 神藏 (Shéncáng，KI25)

【定位】胸部，第 2 肋间隙，前正中线旁开 2 寸（图 3-51）。

【主治】咳嗽，气喘，胸痛，烦满，呕吐，不嗜食。

【操作】斜刺或平刺 0.5~0.8 寸。

26. 彧中 (Yùzhōng，KI26)

【定位】胸部，第1肋间隙，前正中线旁开2寸（图3-51）。

【主治】咳嗽，气喘，胸胁胀满，不嗜食。

【操作】斜刺或平刺0.5~0.8寸。

27. 俞府 (Shūfǔ，KI27)

【定位】胸部锁骨下缘，前正中线旁开2寸（图3-51）。

【主治】咳嗽，气喘，胸闷，呕吐，不嗜食。

【操作】斜刺或平刺0.5~0.8寸。

第九节 手厥阴心包经
(Pericardium Meridian of Hand—Jueyin，PC)

一、经脉循行

起于胸中，出属心包络，向下通过横膈，从胸至腹依次联络上、中、下三焦。

胸部支脉：沿着胸中，出于胁部，至腋下3寸处（天池），上行抵腋窝中，沿上臂内侧，行于手太阴和手少阴之间，进入肘窝中，向下行于前臂两筋的中间，进入掌中，沿着中指到指端（中冲）。

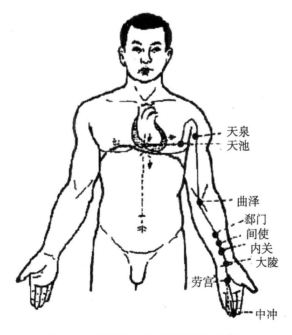

天泉
天池

曲泽
郄门
间使
内关
大陵
劳宫

中冲

图3-52 手厥阴心包经经脉循行示意图

掌中支脉：从劳宫分出，沿无名指到指端（关冲），与手少阳三焦经相接（图3-52）。

二、主要病候

心痛，胸闷，心惊，心烦，癫狂，腋肿，肘臂挛痛，掌心发热等。

三、主治概要

本经腧穴主治：心，胸，胃，神志病及经脉循行部位的上肢内侧，手掌部病证。

四、本经腧穴（9穴）

1. 天池（Tiānchí，PC1）

【定位】胸部，第4肋间隙，乳头外1寸，前正中线旁开5寸（图3-53）。

【主治】咳嗽，气喘，胸闷，胁肋疼痛。

【操作】斜刺或平刺0.3~0.5寸。不可深刺，以免伤及肺脏。

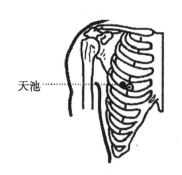

图3-53

2. 天泉（Tiānquán，PC2）

【定位】臂内侧，当腋前纹头下2寸，肱二头肌的长、短头之间（图3-54）。

【主治】心痛，咳嗽，胸胁胀痛，臂痛，肱二头肌伤痛。

【操作】直刺1~1.5寸。

3. 曲泽（Qūzé，PC3）合穴

【定位】肘横纹中，当肱二头肌腱尺侧缘（图3-54）。

【主治】心痛，心悸，胃痛，呕吐，泄泻，热病，肘臂挛痛，掌指肌痉挛。

【操作】直刺0.8~1寸，或用三棱针刺血。

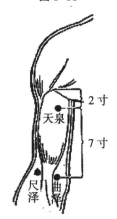

图3-54

4. 郄门（Xìmén，PC4）郄穴

【定位】腕横纹上5寸掌长肌腱与桡侧腕屈肌腱之间（图3-55）。

【主治】心痛，胸痛，呕血，咳血，疔疮，掌指肌伤痛。

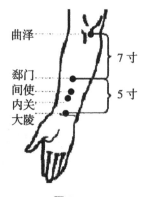

图3-55

【操作】直刺 0.5~1 寸。

5. 间使（Jiānshǐ，PC5）经穴

【定位】腕横纹上 3 寸，掌长肌腱与桡侧腕屈肌腱之间（图 3-55）。

【主治】心痛，心悸，胃痛，呕吐，热病，疟疾，癫狂痫，臂痛，掌指肌伤痛。

【操作】直刺 0.5~1 寸。

6. 内关（Nèiguān，PC6）络穴，八脉交会穴，通阴维

【定位】腕横纹上 2 寸，掌长肌腱与桡侧腕屈肌腱之间（图 3-55）。

【主治】心痛，心悸，胃痛，呕吐，热病，疟疾，癫狂痫，臂痛，掌指肌伤痛，失眠，偏瘫，眩晕，偏头痛。

【操作】直刺 0.5~1 寸。

7. 大陵（Dàlíng，PC7）

【定位】腕掌横纹中点，当掌长肌腱与桡侧腕屈肌腱之间（图 3-55）。

【主治】心痛，心悸，胃痛，呕吐，惊悸，癫狂，痫证，胸胁痛，腕关节疼痛，喜笑悲恐，腕关节伤痛，腕管综合征。

【操作】直刺 0.3~0.5 寸，可灸。

8. 劳宫（Láogōng，PC8）荥穴

【定位】第 2、3 掌骨间，握拳，中指尖下是穴（图 3-56）。

【主治】心痛，呕吐，癫狂痫，口疮，口臭。

【操作】直刺 0.3~0.5 寸。

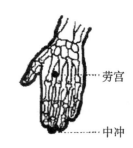

图 3-56

9. 中冲（Zhōngchōng，PC9）井穴

【定位】中指尖端的中央（图 3-56）。

【主治】心痛，晕厥，昏迷，舌强肿痛，热病。

【操作】浅刺 0.1 寸或点刺出血。

第十节　手少阳三焦经
（Sanjiao Meridian of Hand—shaoyang，SJ）

一、经脉循行

手少阳三焦经，起于无名指末端（关冲），向上行于小指与无名指之间，沿着手背，

出于前臂外侧桡骨和尺骨之间，向上通过肘尖，沿上臂外侧，上达肩部，交出足少阳胆经，向上进入缺盆部，分布于胸中，散络于心包，向下通过横膈，从胸至腹，属上、中、下三焦。

胸中支脉：从胸向上，出于缺盆部，上走颈旁，连系耳后，沿耳后直上，出于耳部，上行额角，再屈而下行至面颊部，到达眼下部。

耳部支脉：从耳后进入耳中，出走耳前，与前脉交叉于面颊部，到达目外眦（丝竹空之下），与足少阳胆经相接。图 3-57。

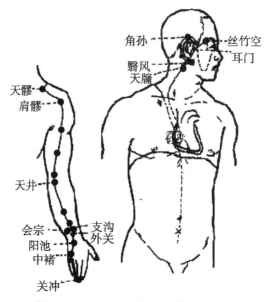

图 3-57　手少阳三焦经经脉循行示意图

二、主要病候

腹胀，水肿，遗尿，小便不利，耳聋，喉咽肿痛，目赤肿痛，颊肿，耳后、肩臂肘部外侧痛等。

三、主治概要

本经腧穴主治：侧头、耳、胸胁、咽喉病和热病，以及经脉循行部位的其他病证，如肩、肘、腕、指伤痛等。

四、本经腧穴（23 穴）

1. 关冲（Guānchōng，SJ1）井穴

【定位】在第 4 指末节尺侧，距指甲角 0.1 寸（指寸），见图 3-58。

【主治】头痛，目赤，耳聋，喉痹，热病，昏厥。

【操作】浅刺 0.1 寸，或有三棱针点刺出血；可灸。

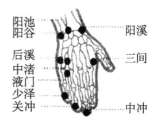

图 3-58

2. 液门 （Yèmén，SJ2）荥穴

【定位】握拳，第 4、第 5 指间，掌指关节前凹陷中 （图 3-58）。

【主治】头痛，目赤，耳聋，耳鸣，喉痹，疟疾，手臂痛，第 4、5 指伤痛。

【操作】直刺 0.3~0.5 寸。

3. 中渚 （Zhōngzhǔ，SJ3）输穴

【定位】手背部，第 4、5 掌骨小头后缘凹陷处，液门后 1 寸 （图 3-58）。

【主治】头痛，目赤，耳鸣，耳聋，喉痹，热病，手指伤痛。

【操作】直刺 0.3~0.5 寸。

4. 阳池 （Yángchí，SJ4）原穴

【定位】腕背横纹中，指总伸肌腱尺侧缘凹陷处 （图 3-58）。

【主治】目赤肿痛，耳聋，喉痹，疟疾，消渴，腕关节伤痛，腕三角软骨韧带伤。

【操作】直刺 0.3~0.5 寸。

5. 外关 （Wàiguān，SJ5）络穴，八脉交会穴，通阳维脉

【定位】前臂背侧，阳池与肘尖连线，腕背横纹上 2 寸，尺骨与桡骨之间 （图 3-59）。

【主治】热病，头痛，颊痛，目赤肿痛，耳鸣，耳聋，胁肋痛，上肢痹痛，腕伸肌伤痛，肩周炎。

【操作】直刺 0.5~1 寸。

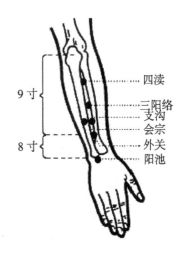

6. 支沟 （Zhīgōu，SJ6）经穴

【定位】前臂背侧，阳池与肘尖连线，腕背横纹上 3 寸，尺骨与桡骨之间 （图 3-59）。

【主治】耳鸣，耳聋，暴喑，胁肋痛，便秘，热病，腕伸肌伤痛。

【操作】直刺 0.5~1 寸。

图 3-59

7. 会宗 （Huìzōng，SJ7）郄穴

【定位】前臂背侧，腕背横纹上 3 寸，支沟尺侧，尺骨桡侧缘 （图 3-59）。

【主治】耳聋，痫证，上肢痹痛，腕伸肌伤。

【操作】直刺 0.5~1 寸。

8. 三阳络 (Sānyángluò，SJ8)

【定位】前臂背侧，腕背横纹上 4 寸，尺骨与桡骨之间（图 3-59）。

【主治】耳聋，暴喑，齿痛，上肢痹痛，腕伸肌伤痛。

【操作】直刺 0.8~1.2 寸。

9. 四渎 (Sìdú，SJ9)

【定位】前臂背侧，阳池与肘尖的连线上，肘尖下 5 寸，尺骨与桡骨之间（图3-59）。

【主治】耳聋，暴喑，齿痛，手臂痛。

【操作】直刺 0.5~1 寸。

10. 天井 (Tiānjǐng，SJ10) 合穴

【定位】臂外侧，屈肘，肘尖直上 1 寸凹陷处（图 3-60）。

【主治】偏头痛，耳聋，瘰疬，胸胁痛；癫痫；肩周炎。

【操作】直刺 0.5~1 寸。

11. 清冷渊 (Qīnglěngyuān，SJ11)

【定位】臂外侧，屈肘，肘尖直上 2 寸，即天井上 1 寸（图 3-60）。

【主治】头痛，目黄，上肢痹痛，肩周炎。

【操作】直刺 0.5~1 寸。

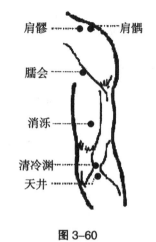

图 3-60

12. 消泺 (Xiāoluò，SJ12)

【定位】臂外侧，清冷渊与臑会连线的中点处（图 3-60）。

【主治】头痛，齿痛，颈强，肩臂痛。

【操作】直刺 0.8~1 寸。

13. 臑会 (Nàohuì，SJ13)

【定位】臂外侧，肘尖与肩的连线上，肩下 3 寸，三角肌的后下缘（图 3-60）。

【主治】瘿气，瘰疬，上肢痹痛，肩周炎，肱三头肌伤痛。

【操作】直刺 0.5~1 寸。

14. 肩髎 (Jiānliáo，SJ14)

【定位】在肩后方，当臂外展时，肩峰后下方之凹陷处（图 3-60）。

【主治】肩背痛，肩重不能举，肩袖肌伤痛，肱三头肌伤痛。

【操作】直刺 0.5~1 寸。

15. 天髎 (Tiānliáo, SJ15)

【定位】在肩胛部，肩井与曲垣中间，当肩胛骨上角处（图 3-61）。

【主治】肩臂痛，颈项强痛，颈椎病，肩周炎，冈上肌萎缩。

【操作】直刺 0.5~0.8 寸。

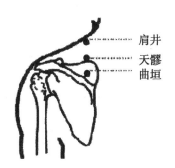

图 3-61

肩井
天髎
曲垣

16. 天牖 (Tiānyǒu, SJ16)

【定位】颈侧部，乳突后下方，平下颌角，胸锁乳突肌的后缘（图 3-62）。

【主治】头晕，头痛，目痛，耳聋，瘰疬，项强，斜颈。

【操作】直刺 0.8~1 寸。

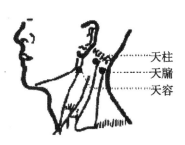

图 3-62

天柱
天牖
天容

17. 翳风 (Yìfēng, SJ17)

【定位】在耳垂后方，当乳突与下颌角之间凹陷处（图 3-63）。

【主治】耳鸣，耳聋，口眼歪斜，牙关紧闭，齿痛，颊肿，瘰疬。

【操作】直刺 0.8~1.2 寸。

18. 瘈脉 (Chìmài, SJ18)

【定位】在耳后乳突中央，当角孙与翳风之间，沿耳轮连线的中、下 1/3 交点处（图 3-63）。

【主治】头痛，耳鸣，耳聋。

【操作】平刺 0.3~0.5 寸，或点刺出血。

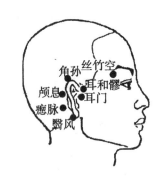

图 3-63

角孙 丝竹空
颅息 耳和髎
瘈脉 耳门
翳风

19. 颅息 (Lúxī, SJ19)

【定位】在头部，当角孙与翳风之间，沿耳轮连线的上、中 1/3 交点处（图 3-63）。

【主治】头痛，耳鸣，耳痛。

【操作】平刺 0.2~0.5 寸。

20. 角孙 (Jiǎosūn, SJ20)

【定位】折耳廓向前，当耳尖直上之发际处（图 3-63）。

【主治】颊肿，目翳，齿痛，项强。

【操作】平刺 0.3~0.5 寸。

21. 耳门 (ěrmén, SJ21)

【定位】在耳屏上切迹前,下颌骨髁状突后缘,张口有凹陷处 (图 3-63)。

【主治】耳聋,耳鸣,聤耳,齿痛。

【操作】张口,直刺 0.5~1 寸。

22. 耳和髎 (ěrhéliáo, SJ22)

【定位】在鬓发后缘,平耳廓根之前方,颞浅动脉的后缘 (图 3-63)。

【主治】头痛,耳鸣,牙关紧闭,口喎。

【操作】斜刺 0.3~0.5 寸。

23. 丝竹空 (Sīzhúkōng, SJ23)

【定位】在面部,眉梢凹陷处 (图 3-63)。

【主治】头痛,目赤肿痛,眼睑跳动,齿痛,癫痫。

【操作】平刺 0.5~1 寸。

第十一节 足少阳胆经
(Gallbladder Meridian of Foot—Shaoyang, G)

一、经脉循行

足少阳胆经,起于目外眦 (瞳子髎),上行到额角,下耳后沿颈旁行手少阳三焦经之前,至肩上退后交出手少阳三焦经之后,向下进入缺盆。

耳部支脉:从耳后进入耳中,出走耳前,达目外眦后方。

外眦部支脉:从目外眦处分出,下走大迎,会合手少阳经到达目眶下,下行经颊车,于颈部向下会合前脉于缺盆,然后向下进入胸中,通过横膈,络于肝,属于胆,沿着胁肋内,出于少腹两侧腹股沟动脉部,绕阴部毛际,横行进入髋关节部。

缺盆部直行脉:从缺盆下行腋下,沿胸侧,经过季胁,下行会合前脉于髋关节部,再向下沿着大腿外侧,出膝外侧,下行经腓骨前面,直下到达腓骨下段,下出外踝前面,沿足背部,进入第 4 趾外侧端 (足窍阴)。

足背部支脉:从足背分出,沿第 1、第 2 跖骨之间,出于大趾端,穿过趾甲,回过来到趾甲后的毫毛部 (大敦),与足厥阴肝经相接 (图 3-64)。

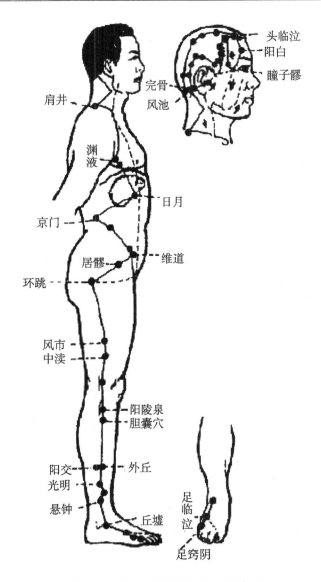

图 3-64　足少阳胆经经脉循行示意图

二、主要病候

口苦，目眩，疟疾，头痛，颌痛，目外眦痛，缺盆部、腋下、胸胁、股及下肢外侧、足外侧痛等。

三、主治概要

本经腧穴主治：侧头、目、耳、咽喉病，神志病，热病及经脉循行部位的其他病证，如下肢痹痛等。

四、本经腧穴（44 穴）

1. 瞳子髎（Tóngzǐliáo, GB1）

【定位】在面部，目外眦，眶外侧缘凹陷处（图 3-65）。

【主治】头痛，目赤肿痛，目翳。

【操作】向后刺或斜刺 0.3~0.5 寸，或用三棱针点刺出血。

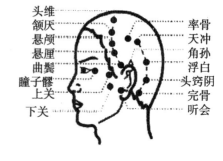

图 3-65

2. 听会（Tīnghuì, GB2）

【定位】耳屏间切迹前，下颌骨髁状突的后缘，张口有孔处（图 3-65）。

【主治】耳鸣，耳聋，齿痛，口歪。

【操作】张口，直刺 0.5~1 寸。

3. 上关（Shàngguān, GB3）

【定位】在耳前，下关直上，颧弓上缘凹陷处（图 3-65）。

【主治】头痛，耳鸣，耳聋，聤耳，口眼㖞斜，面痛，齿痛，惊痫。

【操作】直刺 0.5~0.8 寸。

4. 颔厌（Hànyàn, GB4）

【定位】在头部鬓发上，头维与曲鬓弧形连线的上 1/4 与下 3/4 交点处（图 3-65）。

【主治】头痛，眩晕，齿痛，耳鸣，惊痫。

【操作】直刺 0.3~0.4 寸。

5. 悬颅（Xuánlu, GB5）

【定位】在头部鬓发上，头维与曲鬓弧形连线的中点（图 3-65）。

【主治】偏头痛，面肿，目外眦痛，齿痛。

【操作】向后平刺 0.5~0.8 寸。

6. 悬厘（Xuánlí, GB6）

【定位】在头部鬓发上，头维与曲鬓弧形连线的上 3/4 与下 1/4 交点处（图 3-65）。

【主治】偏头痛，面肿，目外眦痛，耳鸣，上齿痛。

【操作】向后平刺 0.5~0.8 寸。

7. 曲鬓（Qūbìn, GB7）

【定位】在头部，耳前鬓角发际后缘的垂线与耳尖水平线交点处（图 3-65）。

【主治】偏头痛，颔颊肿，牙关紧闭，呕吐，齿痛，目赤肿痛。

【操作】向后平刺 0.5~0.8 寸。

8. 率谷 （Shuàigǔ，GB8）

【定位】在头部，耳尖直上入发际 1.5 寸，角孙直上方 （图 3-65）。

【主治】头痛，眩晕，呕吐，小儿惊风。

【操作】平刺 0.5~1 寸。

9. 天冲 （Tiānchōng，GB9）

【定位】在头部，耳根后缘直上入发际 2 寸，率谷后 0.5 寸 （图 3-65）。

【主治】头痛，齿龈肿痛，癫痫，惊恐，瘿气。

【操作】平刺 0.5~1 寸。

10. 浮白 （Fúbái，GB10）

【定位】在头部，耳后乳突后上方，天冲与完骨弧形连线的中 1 / 3 与上 1 / 3 交点处 （图 3-65）。

【主治】头痛，颈项强痛，耳鸣，耳聋，齿痛，瘰疬，瘿气，臂痛不举，足痿不行。

【操作】平刺 0.5~0.8 寸。

11. 头窍阴 （Tóuqiàoyīn，GB11）

【定位】在头部，耳后乳突的后上方，天冲与完骨弧形连线的中 1 / 3 与下 1 / 3 交点处 （图 3-65）。

【主治】头痛，眩晕，颈项强痛，胸胁痛，口苦，耳鸣，耳聋，耳痛。

【操作】平刺 0.5~0.8 寸。

12. 完骨 （Wángǔ，GB12）

【定位】在头部，耳后乳突后下方凹陷处 （图 3-65）。

【主治】头痛，颈项强痛，颊肿，喉痹，口眼歪斜，癫痫。

【操作】斜刺 0.5~0.8 寸。

13. 本神 （Běnshén，GB13）

【定位】在头部，前发际上 0.5 寸，神庭旁开 3 寸，神庭与头维连线的内 2 / 3 与外 1 / 3 交点处 （图 3-66）。

【主治】头痛，目眩，癫痫，小儿惊风，颈项强痛，胸胁痛，半身不遂。

【操作】平刺 0.5~0.8 寸。

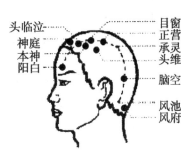

图 3-66

14. 阳白 （YángBái，GB14）

【定位】目正视，瞳孔直上，眉上1寸（图3-66）。
【主治】头痛，目痛，视物模糊，面瘫。
【操作】平刺0.3~0.5寸。

15. 头临泣 （Tóulínqì，GB15）

【定位】在头部，瞳孔直上入前发际0.5寸，神庭与头维连线的中点处（图3-66）。
【主治】头痛，目眩，目赤痛，流泪，目翳，鼻塞，鼻渊，耳聋，小儿惊痫，热病。
【操作】平刺0.5~0.8寸。

16. 目窗 （Mùchuāng，GB16）

【定位】在头部，头临泣穴后1寸（图3-66）。
【主治】头痛，目眩，目赤肿痛，远视，近视，面浮肿，小儿惊痫。
【操作】平刺0.5~0.8寸。

17. 正营 （Zhèngyíng，GB17）

【定位】在头部，目窗穴后1寸（图3-66）。
【主治】头痛，头晕，目眩，唇吻强急，齿痛。
【操作】平刺0.5~0.8寸。

18. 承灵 （Chénglíng，GB18）

【定位】在头部，正营穴后1.5寸（图3-66）。
【主治】头晕，眩晕，目痛，鼻渊，鼻衄，鼻窒，多涕。
【操作】平刺0.5~0.8寸。

19. 脑空 （Nǎokōng，GB19）

【定位】在头部，风池穴直上1.5寸（图3-66）。
【主治】头痛，颈项强痛，目眩，目赤肿痛，鼻痛，耳聋，癫痫，惊悸。
【操作】平刺0.5~0.8寸。

20. 风池 （Fēngchí，GB20）

【定位】胸锁乳突肌与斜方肌之间的凹陷中（图3-66）。
【主治】头痛，眩晕，目赤肿痛，鼻渊，耳鸣，颈项强痛，感冒，癫痫，中风，热病，颈椎病，失眠。
【操作】针尖微向下，向鼻尖斜刺0.8~1.2寸。

21. 肩井 (Jiānjǐng，GB21)

【定位】大椎穴与肩峰连线的中点（图3-67）。

【主治】头项强痛，肩背疼痛，上肢不遂，肩周炎，乳痈，乳汁少，难产。

【操作】直刺 0.5~0.8 寸，孕妇慎针。

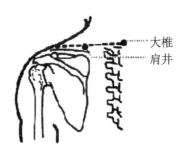

图 3-67

22. 渊腋 (Yuānyè，GB22)

【定位】在侧胸部，举臂，腋中线下 3 寸，第 4 肋间隙中（图 3-68）。

【主治】胸满，肋痛，腋下肿，臂痛不举。

【操作】斜刺 0.5~0.8 寸。

23. 辄筋 (Zhéjīn，GB23)

【定位】在侧胸部，渊腋前 1 寸，平乳头，第 4 肋间隙中（图 3-68）。

【主治】胸肋痛，喘息，呕吐，吞酸，腋肿，肩臂痛。

【操作】斜刺 0.5~0.8 寸。

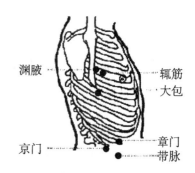

图 3-68

24. 日月 (Rìyuè，GB24) 胆募穴

【定位】乳头下方，第 7 肋间隙（图3-69）。

【主治】呕吐，吞酸，胁肋疼痛，黄疸，胆道疾病。

【操作】斜刺或平刺 0.5~0.8 寸。

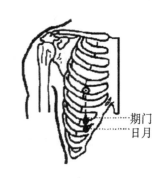

图 3-69

25. 京门 (Jīngmén，GB25)

【定位】在侧腰部，章门后 1.8 寸，第 12 肋游离端下方（图 3-68）。

【主治】小便不利，肠鸣，泄泻，腹胀，腰胁痛，髂肋肌伤痛，腹外斜肌伤痛。

【操作】斜刺 0.5~0.8 寸。

26. 带脉 (Dàimài，GB26)

【定位】在侧腹部，章门下 1.8 寸，第 11 肋游离端下方垂线与脐水平线的交点上（图 3-68）。

【主治】月经不调，赤白带下，疝气，腰胁痛，腹内外斜肌伤痛。

【操作】直刺 0.5~0.8 寸。

27. 五枢 (Wǔshū, GB27)

【定位】在侧腹部，髂前上棘前方，横平脐下 3 寸（图 3-70）。

【主治】阴挺，赤白带下，月经不调，疝气，少腹痛，便秘，腰胯痛，腹内外斜肌伤痛。

【操作】直刺 0.8~1.5 寸。

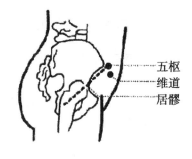

图 3-70

28. 维道 (Wéidào, GB28)

【定位】在侧腹部，髂前上棘前下方，五枢前下 0.5 寸（图 3-70）。

【主治】腰胯痛，少腹痛，阴挺，疝气，带下，月经不调，水肿，腹内外斜肌伤痛。

【操作】向前下方斜刺 0.8~1.5 寸。

29. 居髎 (Jūliáo, GB29)

【定位】髂前上棘与股骨大转子高点连线的中点（图 3-70）。

【主治】腰痛，下肢痿痹，髋痛，疝气，臀中臀小肌伤痛，臀上皮神经炎。

【操作】直刺 1~1.5 寸。

30. 环跳 (Huántiào, GB30)

【定位】股骨大转子高点与骶管列孔连线的外 1/3 与 2/3 的交界处（图 3-71）。

【主治】下肢痿痹，腰痛，梨状肌综合征，坐骨神经痛。

【操作】直刺 2~3 寸。

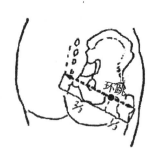

图 3-71

31. 风市 (Fēngshì, GB31)

【定位】在大腿外侧中线上，腘横纹上 7 寸，或直立垂手时，中指尖所到处（图 3-72）。

【主治】半身不遂，下肢痿痹，遍身瘙痒，股外侧伤痛。

【操作】直刺 1~2 寸。

32. 中渎 (Zhōngdú, GB32)

【定位】风市下 2 寸，股外侧肌与股二头肌之间（图 3-72）。

【主治】半身不遂，下肢痿痹，股外侧肌群伤。

【操作】直刺 1~2 寸。

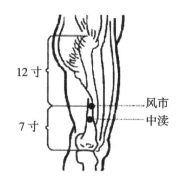

图 3-72

33. 膝阳关（Xīyángguān，GB33）

【定位】在膝外侧，阳陵泉上 3 寸，股骨外上髁上方凹陷处（图 3-73）。

【主治】膝腘肿痛挛急，小腿麻木，股二头肌伤痛。

【操作】直刺 1~1.5 寸。

34. 阳陵泉（Yánglíngquán，GB34）合穴；胆下合穴；八会穴之一，筋会

【定位】在小腿外侧，腓骨头前下方凹陷处（图 3-73）。

【主治】胁痛，口苦，呕吐，胆道疾病，半身不遂，下肢痿痹，小儿惊风，腓神经麻痹。

【操作】直刺 1~1.5 寸。

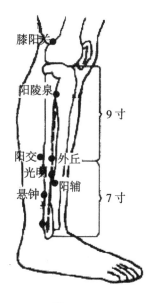

图 3-73

35. 阳交（Yángjiāo，GB35）阳维脉郄穴

【定位】在小腿外侧，外踝尖上 7 寸，腓骨后缘（图 3-73）。

【主治】胸胁胀满疼痛，面肿，惊狂，癫疾，膝股痛，下肢痿痹，跨栏腿（腓骨长短肌伤痛）。

【操作】直刺 0.5~0.8 寸。

36. 外丘（Wàiqiū，GB36）郄穴

【定位】在小腿外侧，外踝尖上 7 寸，腓骨前缘，平阳交（图 3-73）。

【主治】颈项强痛，胸胁痛，疯犬伤毒不出，下肢痿痹，癫疾，跨栏腿（腓骨长短肌伤痛）。

【操作】直刺 0.5~0.8 寸。

37. 光明（Guāngmíng，GB37）络穴

【定位】在小腿外侧，外踝尖上 5 寸，腓骨前缘（图 3-73）。

【主治】目疾，下肢痉痹，乳房胀痛，跨栏腿（腓骨长短肌伤痛）。

【操作】直刺 1~1.5 寸。

38. 阳辅（Yángfǔ，GB38）经穴

【定位】在小腿外侧，外踝尖上 4 寸，腓骨前缘稍前方（图 3-73）。

【主治】偏头痛，目外眦痛，缺盆中痛，腋下痛，胸胁胀痛，下肢外侧痛，半身不遂，跨栏腿（腓骨长短肌伤痛）。

【操作】直刺 0.5~0.8 寸。

39. 悬钟 (Xuánzhōng，GB39) 八会穴之一，髓会

【定位】在小腿外侧，外踝尖上3寸，腓骨前缘（图3-73）。

【主治】项强，胸胁胀痛，下肢痿痹，咽喉肿痛，半身不遂，贫血，跨栏腿。

【操作】直刺0.8~1寸。

40. 丘墟 (Qiūxū，GB40) 原穴

【定位】在外踝前下方，趾长伸肌腱外侧凹陷处（图3-74）。

【主治】颈项痛，胸胁胀痛，下肢痿痹，疟疾，外踝扭伤，足球踝，距腓前韧带伤痛。

【操作】直刺0.5~0.8寸。

41. 足临泣 (Zúlínqì GB41) 输穴；八脉交会穴之一，通带脉

【定位】在足背外侧，足4、5跖骨结合部前方，小趾伸肌腱外侧凹陷处（图3-74）。

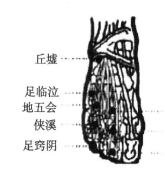

图 3-74

【主治】目赤肿痛，胁肋疼痛，月经不调，遗溺，乳痈，足跟疼痛。

【操作】直刺0.3~0.5寸。

42. 地五会 (Dìwǔhuì，GB42)

【定位】在足背外侧，第4、5跖骨之间，小趾伸肌腱内侧缘（图3-74）。

【主治】头痛，目赤痛，耳鸣，耳聋，胸满，胁痛，腋肿，乳痈，跗肿，外踝伤痛。

【操作】直刺或斜刺0.5~0.8寸。

43. 侠溪 (Xiáxī，GB43) 荥穴

【定位】在足背外侧，第4、5趾间趾蹼缘后方赤白肉际处（图3-74）。

【主治】头痛，眩晕，惊悸，耳鸣，耳聋，目外眦赤痛，颊肿，胸胁痛，膝股痛，足跗肿痛，疟疾。

【操作】直刺或斜刺0.3~0.5寸。

44. 足窍阴 (Zúqiàoyīn，GB44) 井穴

【定位】在第4趾末节外侧，距趾甲角0.1寸（图3-74）。

【主治】偏头痛，目眩，目赤肿痛，耳聋，耳鸣，喉痹，胸胁痛，足跗肿痛，多梦，热病。

【操作】直刺0.1~0.2寸。

第十二节　足厥阴肝经
(Liver Meridan of Foot—Jueyin，Liv)

一、经脉循行

足厥阴肝经，起于足大趾背毫毛部（大敦），沿着足背内侧上行，经过内踝前 1 寸处，向上行小腿内侧至内踝上 8 寸处交出足太阴经的后面，上行腘内侧，沿着大腿内侧，进入阴毛中，环绕阴部，上达小腹，挟胃旁，属于肝，络于胆，向上通过横膈，分布于胁肋，沿着喉咙的后面，向上进入鼻咽部，连接于“目系”（眼球连系于脑的部位），向上出于前额，与督脉会合于巅顶。

“目系”的支脉：从“目系”下行颊里，环绕唇内。

肝部的支脉：从肝分出，通过横膈，向上流注于肺，与手太阴肺经相接（图 3-75）。

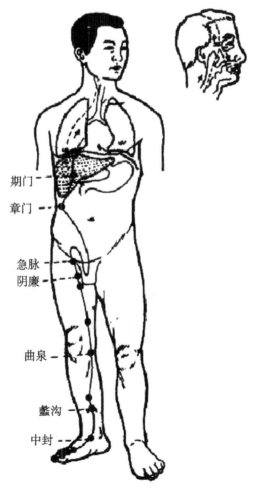

期门
章门

急脉
阴廉

曲泉

蠡沟
中封

图 3-75　足厥阴肝经经脉循行示意图

二、主要病候

腰痛、胸满、呃逆、遗尿、小便不利、疝气、少腹肿等症。

三、主治概要

本经腧穴主治：肝胆病，妇科，前阴病，以及经脉循行部位的其他病证，如下肢伤痛等。

四、本经腧穴（14穴）

1. 大敦（Dàdūn，LR1）井穴

【定位】足大指末节外侧，距趾甲角0.1寸（图3-76）。

【主治】疝气，阴挺，阴中痛，月经不调，血崩，尿血，癃闭，遗尿，淋疾，癫狂，痫证，少腹痛。

【操作】斜刺0.1~0.2寸，或用三棱针点刺出血。

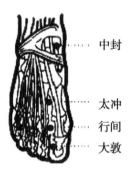

中封
太冲
行间
大敦

图3-76

2. 行间（Xíngjiān，LR2）荥穴

【定位】足背，第1、2趾间缝纹端（图3-76）。

【主治】头痛，目眩，目赤肿痛，口歪，胁痛，小便不利，崩漏，月经不调，带下，中风，癫痫，下肢痿痹，心烦易怒。

【操作】斜刺0.5~0.8寸。

3. 太冲（Tàichōng，LR3）输穴，原穴

【定位】足背，第1、2跖骨结合部前凹陷中（图3-76）。

【主治】头痛，目眩，目赤肿痛，口歪，胁痛，遗尿，崩漏，月经不调，中风，癫痫，下肢痿痹，心烦易怒，肝胆疾病，前踝足蹠伤痛，高血压。

【操作】直刺0.5~0.8寸。

4. 中封（Zhōngfēng，LR4）经穴

【定位】内踝前1寸，胫骨前肌腱内凹陷中，商丘穴与解溪穴连线之间（图3-76）。

【主治】疝气，遗精，小便不利，踝扭伤，踝部腱鞘囊肿。

【操作】直刺 0.5~0.8 寸。

5. 蠡沟（Lígōu，LR5）络穴

【定位】内踝高点上 5 寸，胫骨内侧面中央（图 3-77）。

【主治】小便不利，遗尿，月经不调，带下，下肢痿痹，胫骨病。

【操作】直刺 0.5~0.8 寸。

6. 中都（Zhōngdū，LR6）郄穴

【定位】在小腿内侧，内踝尖上 7 寸，胫骨内侧面的中央（图 3-77）。

【主治】胁痛，腹胀，泄泻，疝气，小腹痛，崩漏，恶露不尽，胫骨痛。

【操作】平刺 0.5~0.8 寸。

7. 膝关（Xīguān，LR7）

【定位】在小腿内侧，胫骨内髁后下方，阴陵泉后 1 寸，腓肠肌内侧头的上部（图3-78）。

【主治】膝膑肿痛，寒湿走注，历节风痛；下肢痿痹肌伤痛，内侧膝筋膜伤痛，小腿三头肌伤痛。

【操作】直刺 0.8~1 寸。

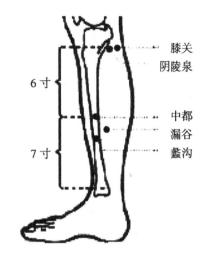

图 3-77

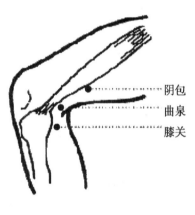

图 3-78

8. 曲泉（Qūquán，LR8）合穴

【定位】屈膝，膝内侧横纹头上方凹陷中（图 3-78）。

【主治】腹痛，小便不利，遗精，阴痒，月经不调，痛经，带下，膝内侧筋膜伤痛，半腱半膜肌伤痛。

【操作】直刺 1~1.5 寸。

9. 阴包（Yīnbāo，LR9）

【定位】在大腿内侧，股骨上髁上 4 寸，股内肌与缝匠肌之间（图 3-78）。

【主治】月经不调，遗尿，小便不利，腰骶痛引小腹，股内收肌群伤痛。

【操作】直刺 0.8~1 寸。

10. 足五里（Zúwǔlǐ，LR10）

【定位】在大腿内侧，气冲直下 3 寸，大腿内侧根部，耻骨结节的下方，长收肌的

外缘（图 3-79）。

【主治】少腹胀痛，小便不通，阴挺，睾丸肿痛，嗜卧，四肢倦怠，股内收肌群伤。

【操作】直刺 0.5~0.8 寸。

11. 阴廉（Yīnlián，LR11）

【定位】在大腿内侧，气冲直下 2 寸，大腿内侧根部，耻骨结节的下方，长收肌的外缘（图 3-79）。

【主治】月经不调，赤白带下，少腹疼痛，股内侧痛，下肢挛急。

【操作】直刺 1~1.5 寸。

12. 急脉（Jímài，LR12）

【定位】耻骨结节外侧，气冲外下腹股沟股动脉搏动处，前正中线旁开 2.5 寸（图 3-79）。

【主治】疝气，阴挺，阴茎痛，少腹痛，股内侧痛。

【操作】直刺 0.5~1 寸。

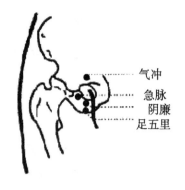

图 3-79

13. 章门（Zhāngmén，LR13）脾募穴，脏会穴

【定位】第 11 肋端（图 3-80）。

【主治】腹胀，泄泻，胁痛，痞块，腹内外斜肌伤痛。

【操作】直刺 0.8~1 寸。

14. 期门（Qīmén，LR14）肝募穴

【定位】乳头直下，第 6 肋间隙（图 3-80）。

【主治】胸胁胀痛，腹痛，呕吐，乳痈，肝胆疾患。

【操作】斜刺或平刺 0.5~0.8 寸。

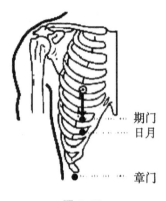

图 3-80

第十三节　督　脉（Du Meridian，DU）

一、经脉循行

督脉，起于小腹内（胞中），下出会阴部，经长强，行于后背正中，上达项后风府，进入脑内，上行巅顶，沿额下行鼻柱，经素髎、水沟，会手足阳明，至兑端，入龈交（图 3-81）。

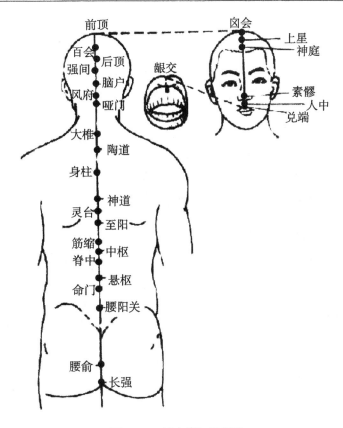

图 3-81　督脉循行示意图

二、主要病候

脊柱强痛，角弓反张等症。

三、主治概要

本经腧穴主治神志病，热病和腰骶、背、头项局部病证，以及相应的内脏疾病。

四、本经腧穴（28 穴）

1. 长强（Chángqiáng，DU1）络穴

【定位】在尾骨端与肛门连线的中点处（图 3-82）。
【主治】泄泻，痢疾，便秘，便血，痔疾，癫狂，脊强反折，癃淋，阴部湿痒，腰脊、尾骶部疼痛。
【操作】斜刺，针尖向上与骶骨平行刺入 0.5~1 寸。不得刺穿直肠，以防感染。

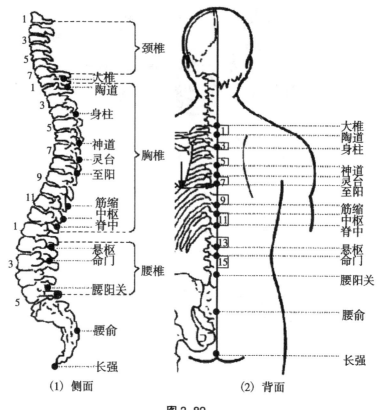

图 3–82

2. 腰俞 (Yāoshū, DU2)

【定位】在骶部，当后正中线上，适对骶管裂孔 (图 3–82)。

【主治】月经不调，痔疾，腰脊强痛，下肢痿痹，癫痫。

【操作】向上斜刺 0.5~1 寸。

3. 腰阳关 (Yāoyángguān, DU3)

【定位】在腰部，当后正中线上，第 4 腰椎棘突下凹陷中 (图 3–82)。

【主治】月经不调，遗精，阳痿；腰骶痛，下肢痿痹。

【操作】向上微斜刺 0.5~1 寸。

4. 命门 (Mìngmén, DU4)

【定位】在腰部，当后正中线上，第 2 腰椎棘突下凹陷中 (图 3–82)。

【主治】阳痿，遗精，带下，尿频，月经不调，泄泻，腰脊强痛，过度疲劳，赛前提能，贫血，为强壮保健要穴。

【操作】向上斜刺 0.5~1 寸。

5. 悬枢 (Xuánshū, DU5)

【定位】在腰部，当后正中线上，第 1 腰椎棘突下凹陷中 (图 3–82)。

【主治】腰脊强痛，腹胀，腹痛，完谷不化，泄泻，痢疾。

【操作】直刺 0.5~1 寸。

6. 脊中（Jǐzhōng，DU6）

【定位】在背部，当后正中线上，第 11 胸椎棘突下凹陷中（图 3-82）。

【主治】腰脊强痛，黄疸，腹泻，痢疾，小儿疳积，痔疾，脱肛，便血，癫痫。

【操作】斜刺 0.5~1 寸。

7. 中枢（Zhōngshū，DU7）

【定位】在背部，当后正中线上，第 10 胸椎棘突下凹陷中（图 3-82）。

【主治】黄疸，呕吐，腹满，胃痛，食欲不振，腰背痛。

【操作】斜刺 0.5~1 寸。

8. 筋缩（Jīnsuō，DU8）

【定位】在背部，当后正中线上，第 9 胸椎棘突下凹陷中（图 3-82）。

【主治】癫狂，惊痫，抽搐，脊强，背痛，胃痛，黄疸，四肢不收，筋挛拘急。

【操作】斜刺 0.5~1 寸。

9. 至阳（Zhìyáng，DU9）

【定位】在背部，当后正中线上，第 7 胸椎棘突下凹陷中（图 3-82）。

【主治】胸胁胀痛，腹痛黄疸，咳嗽气喘，腰背疼痛，脊强，身热。

【操作】斜刺 0.5~1 寸。

10. 灵台（Língtái，DU10）

【定位】在背部，当后正中线上，第 6 胸椎棘突下凹陷中（图 3-82）。

【主治】咳嗽，气喘，项强，脊痛，身热，疔疮。

【操作】斜刺 0.5~1 寸。

11. 神道（Shéndào，DU11）

【定位】在背部，当后正中线上，第 5 胸椎棘突下凹陷中（图 3-82）。

【主治】心痛，惊悸，怔忡，失眠健忘，中风不语，癫痫，腰脊强，肩背痛，咳嗽，气喘。

【操作】斜刺 0.5~1 寸。

12. 身柱（Shēnzhù，DU12）

【定位】在背部，当后正中线上，第 3 胸椎棘突下凹陷中（图 3-82）。

【主治】身热头痛，咳嗽，气喘，惊厥，癫狂痫证，腰脊强痛，疔疮发背，小儿体弱，少年骨软骨炎，少儿强壮要穴。

【操作】斜刺 0.5~1 寸。

13. 陶道 (Táodào, DU13)

【定位】在背部，当后正中线上，第 1 胸椎棘突下凹陷中（图 3-82）。

【主治】头痛项强，恶寒发热，咳嗽，气喘，骨蒸潮热，胸痛，脊背酸痛，疟疾，癫狂，角弓反张。

【操作】斜刺 0.5~1 寸。

14. 大椎 (Dàzhuī, DU14)

【定位】后正中线上，第 7 颈椎棘突下凹陷中（图 3-82）。

【主治】热病，咳嗽，气喘，骨蒸盗汗，癫痫，头痛项强，肩背痛，腰脊强痛，伤风，感冒，风疹，强壮保健穴。

【操作】直刺 0.5~1 寸。

15. 哑门 (Yǎmén, DU14)

【定位】在项部，当后发际正中直上 0.5 寸，第 1 颈椎下（图 3-83）。

【主治】舌缓不语，喑哑，头重，头痛，颈项强急，脊强反折，中风尸厥，癫狂，痫证，癔病，衄血，重舌，呕吐。

【操作】伏案正坐位，头微前倾，项肌放松，向下颌方向缓慢刺入 0.5~1 寸。

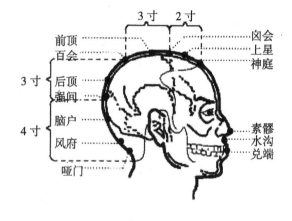

图 3-83

16. 风府 (Fēngfǔ, DU16)

【定位】在项部，当后发际正中直上 1 寸，枕外隆凸直下，两侧斜方肌之间凹陷处（图 3-83）。

【主治】癫狂，痫证，癔病，中风不语，悲恐惊悸，眩晕，半身不遂，颈项强痛，咽喉肿痛，目痛，鼻衄。

【操作】伏案正坐位，头微前倾，项肌放松，向下颌方向缓慢刺入 0.5~1 寸。针尖不可向上，以免刺入枕骨大孔，误伤延髓。

17. 脑户 (Nǎohù, DU17)

【定位】在头部，后发际正中直上 2.5 寸，风府上 1.5 寸，枕外隆凸的上缘凹陷处（图 3-83）。

【主治】头重，头痛，面赤，目黄，眩晕，面痛，喑哑，项强，癫狂痫证。

【操作】平刺 0.5~0.8 寸。

18. 强间 (Qiángjiān，DU18)

【定位】在头部，当后发际正中直上 4 寸（脑户上 1.5 寸）（图 3-83）。

【主治】头痛，目眩，颈项强痛，癫狂痫证，烦心，失眠。

【操作】平刺 0.5~0.8 寸。

19. 后顶 (Hòudǐng，DU19)

【定位】在头部，当后发际正中直上 5.5 寸（脑户上 3 寸）（图 3-83）。

【主治】头痛，眩晕，项强癫狂，痫证，烦心，失眠。

【操作】平刺 0.5~0.8 寸。

20. 百会 (Bǎihuì，DU20)

【定位】在头部，当前发际正中直上 5 寸，或两耳尖连线的中点处（图 3-83）。

【主治】头痛，眩晕，中风失语，癫狂，脱肛，泄泻，阴挺，健忘，不寐。

【操作】平刺 0.5~0.8 寸。

21. 前顶 (Qiándǐng，DU21)

【定位】在头部，当前发际正中直上 3.5 寸（百会前 0.5 寸）（图 3-83）。

【主治】癫痫，头晕，目眩，头顶痛，鼻渊，目赤肿痛，小儿惊风。

【操作】平刺 0.3~0.5 寸。

22. 囟会 (Xìnhuì，DU22)

【定位】在头部，当前发际正中直上 2 寸（百会前 3 寸）（图 3-83）。

【主治】头痛，目眩，面赤暴肿，鼻渊，鼻衄，鼻痔，鼻痈，癫疾，嗜睡，小儿惊风。

【操作】平刺 0.3~0.5 寸，小儿禁刺。

23. 上星 (Shàngxīng，DU23)

【定位】在头部，当前发际正中直上 1 寸（图 3-83）。

【主治】头痛，目痛，鼻渊，鼻衄，癫狂，疟疾，热病。

【操作】平刺 0.5~1 寸。

24. 神庭 (Shéntíng，DU24)

【定位】在头部，当前发际正中直上 0.5 寸（图 3-83）。

【主治】头痛，眩晕，失眠，鼻渊，癫痫。

【操作】平刺 0.5~0.8 寸。

25. 素髎 (Sùliáo，DU25)

【定位】在面部，当鼻尖的正中央（图3-83）。

【主治】鼻塞，鼻衄，鼻流清涕，鼻中肉，鼻渊，酒鼻，惊厥，昏迷，新生儿窒息。

【操作】向上斜刺0.3~0.5寸，或点刺出血，不灸。

26. 水沟 (Shuǐgōu，DU26)，又名人中

【定位】在面部，当人中沟的上1/3与中1/3交点处（图3-83）。

【主治】昏迷，晕厥，癫狂痫，小儿惊风，口角歪斜，腰脊强痛。

【操作】向上斜刺0.3~0.5寸，或用指甲按掐。

27. 兑端 (Duìduān，DU27)

【定位】在面部，当上唇尖端，人中沟下端皮肤与口唇的相接处（图3-83）。

【主治】昏迷，晕厥，癫狂，痫病，消渴嗜饮，口疮臭秽，齿痛，口噤，鼻塞。

【操作】斜刺0.2~0.3寸，不灸。

28. 龈交 (Yínjiāo，DU28)

【定位】在上唇系带与齿龈相接处（图3-84）。

【主治】齿龈肿痛，口臭，齿衄，鼻渊，面赤颊肿，面部疮癣，两腮生疮，癫狂，项强。

【操作】向上斜刺0.2~0.3寸，不灸。

龈交

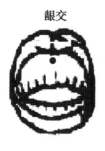

图3-84

第十四节　任　脉 (Ren Meridian，RN)

一、经脉循行

任脉，起于小腹内，出会阴，向上行于阴毛部，沿着腹内，向上经过关元等穴，到

达咽喉部，再上行环绕口唇，经过面部，进入目眶下（图3-85）。

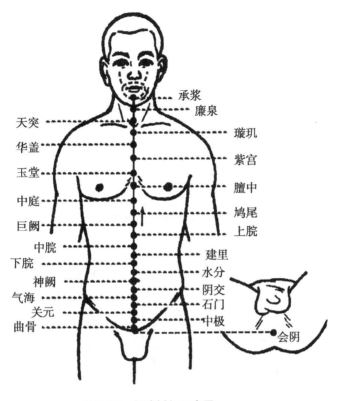

图3-85 任脉循行示意图

二、主要病候

疝气，带下，腹中结块等。

三、主治概要

本经腧穴主治腹、胸、颈、头面的局部病证和相应的内脏器官疾病，少数腧穴有强壮作用或可治疗神志病。

四、本经腧穴（24穴）

1. 会阴（Huìyīn，RN1）

【定位】在会阴部，男性当阴囊根部与肛门连线的中点，女性当大阴唇后联合与肛门连线的中点（图3-85）。

【主治】溺水窒息，昏迷，癫狂，惊痫，小便难，遗尿，阴痛，阴痒，阴部汗湿，脱肛，阴挺，疝气，痔疾，遗精，月经不调。

【操作】直刺0.5~1寸，孕妇慎用。

2. 曲骨（Qūgǔ，RN2）

【定位】在下腹部，前正中线耻骨联合上缘中点处（图3-86）。

【主治】少腹胀满，小便淋沥，遗尿，疝气，遗精阳痿，阴囊湿痒，月经不调，赤白带下，痛经。

【操作】直刺0.5~1寸，内为膀胱，应在排尿后进行针刺。

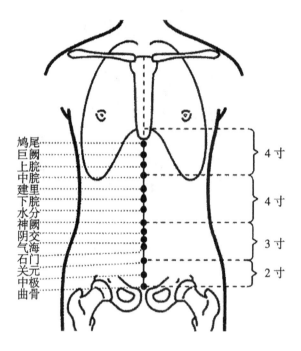

鸠尾
巨阙
上脘
中脘
建里
下脘
水分
神阙
阴交
气海
石门
关元
中极
曲骨

4寸
4寸
3寸
2寸

图3-86

3. 中极（Zhōngjí，RN3）膀胱募穴

【定位】在下腹部，前正中线上，脐下4寸（图3-86）。

【主治】小便不利，遗尿，疝气，遗精，阳痿，月经不调，崩漏，带下，不孕。

【操作】直刺0.5~1寸，孕妇慎用。需在排尿后进行针刺。

4. 关元（Guānyuán，RN4）小肠募穴

【定位】在下腹部，前正中线上，脐下3寸（图3-86）。

【主治】遗尿，小便频数，尿闭，泄泻，腹痛，遗精，阳痿，月经不调，带下，不孕，中风脱证，虚劳羸瘦（本穴有强壮作用，为保健要穴），过度疲劳。

【操作】直刺1~2寸。孕妇慎用。需在排尿后进行针刺。

5. 石门 (Shímén，RN5) 三焦经募穴

【定位】在下腹部，前正中线上，脐下 2 寸（图 3-86）。

【主治】腹胀，泄利，绕脐疼痛，奔豚疝气，水肿，小便不利，遗精，阳痿，经闭，带下，崩漏。

【操作】直刺 0.5~1 寸。孕妇慎用。

6. 气海 (Qìhǎi，RN6)

【定位】在下腹部，前正中线上，脐下 1.5 寸（图 3-86）。

【主治】腹痛，泄泻，便秘，遗尿，疝气，遗精，阳痿，月经不调，经闭，崩漏，虚脱，形体羸瘦（本穴有强壮作用，为保健要穴），过度疲劳。

【操作】直刺 1~2 寸，孕妇慎用。

7. 阴交 (Yīnjiāo，RN7)

【定位】在下腹部，前正中线上，脐下 1 寸（图 3-86）。

【主治】腹痛，水肿，疝气，阴痒，月经不调，带下。

【操作】直刺 0.5~1 寸，可灸。孕妇慎用。

8. 神阙 (Shénquè，RN8)

【定位】在腹中部，脐中央（图 3-86）。

【主治】腹痛，泄泻，脱肛，水肿，虚脱。

【操作】禁刺，宜灸。

9. 水分 (Shuǐfēn，RN9)

【定位】在上腹部，前正中线上，当脐上 1 寸（图 3-86）。

【主治】腹痛，腹胀，肠鸣，泄泻，翻胃，水肿，小儿陷囟，腰脊强急。

【操作】直刺 0.5~1 寸。

10. 下脘 (Xiàwǎn，RN10)

【定位】在上腹部，前正中线上，当脐上 2 寸（图 3-86）。

【主治】腹痛，腹胀，呕吐，泄泻，痞块，食谷不化，脾胃虚弱。

【操作】直刺 0.5~1 寸。

11. 建里 (Jiànlǐ，RN11)

【定位】在上腹部，前正中线上，脐上 3 寸（图 3-86）。

【主治】胃脘疼痛，腹胀，呕吐，食欲不振，肠中切痛，水肿。

【操作】直刺 0.5~1 寸。

12. 中脘 (Zhōngwǎn，RN12) 胃募穴，八会穴之腑会

【定位】在上腹部，前正中线上，脐上4寸（图3-86）。

【主治】胃痛，呕吐，吞酸，呃逆，腹胀，泄泻，黄疸，癫狂，脾的强壮穴。

【操作】直刺1~1.5寸。

13. 上脘 (Shàngwǎn，RN13)

【定位】在上腹部，前正中线上，脐上5寸（图3-86）。

【主治】胃脘疼痛，腹胀，呕吐，呃逆，纳呆，食谷不化，黄疸，泄利，虚劳吐血，咳嗽痰多，癫痫。

【操作】直刺0.5~1寸。

14. 巨阙 (Jùquè，RN14) 心经募穴

【定位】在上腹部，前正中线上，脐上6寸（图3-86）。

【主治】胸痛，心痛，心烦，惊悸，尸厥，癫狂，痫证，健忘，胸满气短，咳逆上气，腹胀暴痛，呕吐，呃逆，噎嗝，吞酸，黄疸，泄利。

【操作】直刺0.5~1寸。

15. 鸠尾 (Jiūwěi，RN15) 络穴，膏之原穴

【定位】在上腹部，前正中线上，胸剑结合部下1寸（图3-86）。

【主治】心痛，心悸，心烦，癫痫，惊狂，胸中满痛，咳嗽气喘，呕吐，呃逆，反胃，胃痛。

【操作】斜向下刺0.5~1寸。

16. 中庭 (Zhōngtíng，RN16)

【定位】在胸部，当前正中线上，平第5肋间，即胸剑结合部中点（图3-87）。

【主治】胸腹胀满，噎嗝，呕吐，心痛，梅核气。

【操作】平刺0.3~0.5寸。

17. 膻中 (Dànzhōng，RN17) 心包经募穴，气会

【定位】在胸部，当前正中线上，平第4肋间，两乳头连线的中点（图3-87）。

【主治】咳嗽，气喘，咯唾脓血，胸痹心痛，心悸，心烦，产妇少乳，噎嗝。

【操作】平刺0.3~0.5寸。

18. 玉堂 (Yùtáng，RN18)

【定位】胸正中线，平第3肋间（图3-87）。

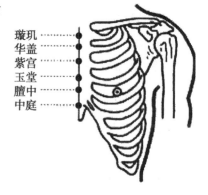

璇玑
华盖
紫宫
玉堂
膻中
中庭

图3-87

【主治】膺胸疼痛，咳嗽，气短，喘息，喉痹咽肿，呕吐寒痰，两乳肿痛。

【操作】平刺 0.3~0.5 寸。

19. 紫宫（Zǐgōng，RN19）

【定位】胸正中线，平第 2 肋间（图 3-87）。

【主治】咳嗽，气喘，胸胁支满，胸痛，喉痹，吐血，呕吐，饮食不下。

【操作】平刺 0.3~0.5 寸。

20. 华盖（Huágài，RN20）

【定位】胸正中线，平第 1 肋间（图 3-87）。

【主治】咳嗽，气喘，胸痛，胁肋痛，喉痹，咽肿。

【操作】平刺 0.3~0.5 寸。

21. 璇玑（Xuánjī，RN21）

【定位】胸正中线，天突下 1 寸，胸骨柄中央处（图 3-87）。

【主治】咳嗽，气喘，胸满痛，喉痹咽肿。

【操作】平刺 0.3~0.5 寸。

22. 天突（Tiāntū，RN22）

【定位】在颈部，当前正中线上，胸骨上窝中央（图 3-88）。

【主治】咳嗽，气喘，胸痛，咽喉肿痛，暴喑，瘿气，梅核气，噎嗝。

【操作】先直刺 0.2 寸，然后将针尖转向下方，紧靠胸骨后方刺入 0.5~1 寸。

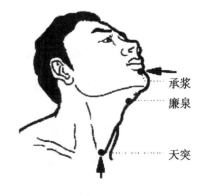

图 3-88

23. 廉泉（Liánquán，RN23）

【定位】在颈部，当前正中线上，结喉上方，舌骨上缘正中凹陷处（图 3-88）。

【主治】舌下肿痛，舌纵流涎，舌强不语，暴喑，喉痹，吞咽困难。

【操作】向舌根斜刺 0.5~0.8 寸。

24. 承浆（Chéngjiāng，RN24）

【定位】面部，当颏唇沟正中凹陷处（图 3-88）。

【主治】口歪，齿龈肿痛，流涎，暴喑，癫狂。

【操作】斜刺 0.3~0.5 寸。

第十五节　常用经外奇穴（Extra points，EX）

一、头颈部穴（Points of Head and Neck，EX—HN）

1. 四神聪（Sìshéncōng，EX—HN1）

【定位】在头顶部，当百会前后左右各1寸，共4穴（图3-89）。
【主治】头痛，眩晕，失眠，健忘，癫痫。
【操作】平刺0.5~0.8寸。

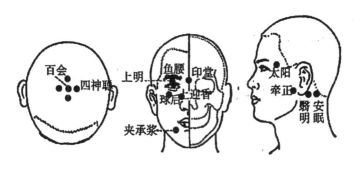

图 3-89

2. 印堂（Yìntáng，EX—HN2）

【定位】在额部，当两眉头中间（图3-89）。
【主治】头痛，眩晕，鼻衄，鼻渊，小儿惊风，失眠。
【操作】提捏局部皮肤，平刺0.3~0.5寸，或用三棱针点刺出血。

3. 鱼腰（Yúyāo，EX—HN3）

【定位】在额部，瞳孔直上眉毛中（图3-89）。
【主治】眉棱骨痛，眼睑瞤动，眼睑下垂，目赤肿痛，口眼歪斜，目翳。
【操作】平刺0.3~0.5寸。

4. 上明（Shàngmíng，EX—HN4）

【定位】在额部，眉弓中点，眶上缘下（图3-89）。
【主治】目疾。
【操作】轻压眼球向下，向眶缘缓慢直刺0.5~1.5寸，不提插。

5. 太阳（Tàiyáng，EX—HN5）

【定位】在颞部，当眉梢与目外眦之间，向后约一横指的凹陷处（图3-89）。

【主治】头痛，目疾。

【操作】直刺或斜刺 0.3~0.5 寸，或点刺出血。

6. 球后（Qiúhòu，EX—HN6）

【定位】在面部，当眶下缘外 1/4 与内 3/4 交界处（图 3-89）。

【主治】目疾。

【操作】沿眶下缘从外下向内上，向视神经孔方向刺 0.5~1 寸。

7. 上迎香（Shàngyíngxiāng，EX—HN7）

【定位】在面部，近鼻唇沟上端，鼻翼软骨与鼻甲的交界处（图 3-89）。

【主治】头痛，鼻塞，鼻中肉，暴发火眼，迎风流泪。

【操作】向内上方斜刺 0.3~0.5 寸。

8. 夹承浆（Jiáchéngjiāng，Ex—HN8）

【定位】在面部，承浆穴旁开 1 寸处（图 3-89）。

【主治】齿龈肿痛，口眼歪斜。

【操作】斜刺或平刺 0.3~0.5 寸。

9. 金津、玉液（Jīnjīn，Yùyè，EX—HN9）

【定位】在口腔内，当舌系带两侧静脉之左为金津，之右为玉液（图 3-90）。

【主治】口疮，舌强，舌肿，呕吐，消渴。

【操作】点刺出血。

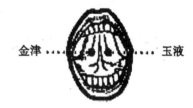

图 3-90

10. 牵正（Qiānzhèng，EX—HN10）

【定位】在面颊部，耳垂前 0.5~1 寸处（图 3-91）。

【主治】口喎，口疮。

【操作】向前斜刺 0.5~0.8 寸。

11. 翳明（Yìmíng，EX—HN11）

【定位】在项部，当翳风后 1 寸（图 3-91）。

【主治】头痛，眩晕，失眠，目疾，耳鸣。

【操作】直刺 0.5~1 寸。

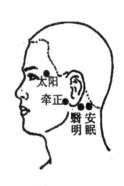

图 3-91

12. 安眠（Anmián，EX—HN12）

【定位】在项部，当翳风穴与风池穴连线的中点（图 3-91）。

【主治】失眠，头痛，眩晕，心悸，癫狂。

【操作】直刺 0.8~1.2 寸。

二、胸腹部穴 (Points of CheST and Abdomen, EX—CA)

1. 子宫 (Zǐgōng, EX—CA1)

【定位】在下腹部,当脐下 4 寸,中极旁开 3 寸 (图 3-92)。

【主治】阴挺,月经不调,痛经,崩漏,不孕。

【操作】直刺 0.8~1.2 寸。

2. 三角灸 (Sānjiǎojiǔ, EX—CA2)

【定位】以患者两口角之间的长度为度,以脐心为最上面一点,作等边三角形,两底角顶点是穴 (图 3-92)。

【主治】疝气,腹痛。

【操作】艾柱灸 5~7 壮。

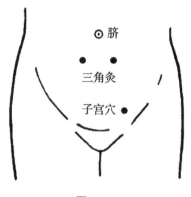

图 3-92

三、背部穴 (Point of Back, EX–B)

1. 定喘 (Dìngchuǎn, EX–B1)

【定位】在背部,当第 7 颈椎棘突下,旁开 0.5 寸 (图 3-93)。

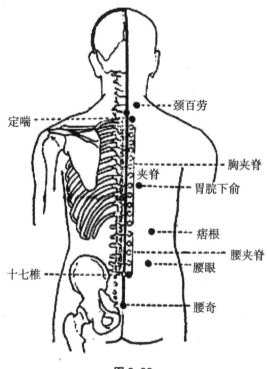

图 3-93

【主治】哮喘，咳嗽，肩背痛，落枕。

【操作】直刺 0.5~0.8 寸，可灸。

2. 夹脊（Jiájǐ，EX-B2）

【定位】在腰背部，当第 1 胸椎至第 5 腰椎棘突下两侧，后正中线旁开 0.5 寸，一侧 17 穴，左右共 34 穴（图 3-93）。

【主治】适应范围比较广，其中胸 1~3 椎治疗上肢疾患，胸 3~8 椎治疗胸部疾患，胸 6~腰 5 椎治疗腹部疾患，腰 1~5 椎治疗下肢疾患、腰部疾患和下腹病症。

【操作】直刺 0.3~0.5 寸，或用梅花针叩刺。

3. 胃脘下俞（Wèiwǎnxiàshū，EX-B3）

【定位】在背部，当第 8 胸椎棘突下，旁开 1.5 寸（图 3-93）。

【主治】胃痛，腹痛，胸胁痛，消渴。

【操作】斜刺 0.3~0.5 寸。

4. 痞根（Pǐgēn，EX-B4）

【定位】在腰部，当第 1 腰椎棘突下，旁开 3.5 寸（图 3-93）。

【主治】痞块，腰痛。

【操作】斜刺 0.5~1 寸。

5. 下极俞（Xiàjíshū，EX-B5）

【定位】在腰部，当后正中线上，第 3 腰椎棘突（图 3-94）。

【主治】肾炎，遗尿，腰肌劳损，腹痛，腹泻。

【操作】斜刺 0.5~1 寸。

6. 腰宜（Yāoyí，EX-B6）

【定位】在腰部，当第 4 腰椎棘突下，旁开 3 寸（图 3-94）。

【主治】腰挫伤，腰腿痛，泌尿生殖疾患。

【操作】直刺 1~1.5 寸，或针后拔罐。

7. 腰眼（Yāoyǎn，EX-B7）

【定位】在腰部，当第 4 腰椎棘突下，旁开约 3.5 寸凹陷中（图 3-94）。

【主治】腰痛，月经不调，带下，虚劳。

【操作】直刺 1~1.5 寸，可灸。

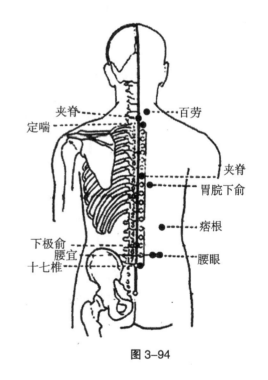

图 3-94

8. 十七椎 (Shíqīzhuī, EX-B8)

【定位】在腰部，当后正中线上，第5腰椎棘突下（图3-94）。
【主治】腰腿痛，下肢瘫痪，崩漏，月经不调，小便不利。
【操作】直刺0.5~1寸。

9. 腰奇 (Yāoqí, EX-B9)

【定位】在骶部，当尾骨端直上2寸，骶角之间凹陷中（参见图3-93）。
【主治】癫痫，头痛，失眠，便秘。
【操作】向上平刺1~1.5寸。

四、上肢穴 (Points of Upper Extremities, EX-UE)

1. 肘尖 (Zhǒujiān, EX-UE1)

【定位】在肘后部，屈肘当尺骨鹰嘴的尖端（图3-95）。
【主治】瘰疬，痈疽，肠痈。
【操作】艾炷灸7~15壮。

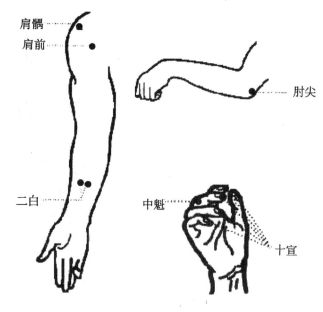

图 3-95

2. 二白 (Erbái, EX-UE2)

【定位】在前臂掌侧，腕横纹上4寸，桡侧腕屈肌腱的两侧，一侧各1穴，一臂2穴，左右两臂共4穴（图3-95）。

【主治】痔疾，脱肛，前臂痛，胸肋痛。

【操作】直刺 0.5~0.8 寸。

3. 中泉 （Zhōngquán，EX-UE3）

【定位】在腕背侧横纹中，当指总伸肌腱桡侧的凹陷处（图 3-96）。

【主治】胸闷，胃痛，吐血。

【操作】直刺 0.3~0.5 寸。

4. 中魁 （Zhōngkuí，EX-UE4）

【定位】在中指背侧近侧指间关节的中点处，握拳取穴（图 3-97）。

【主治】噎嗝，呕吐，食欲不振，呃逆。

【操作】针刺 0.2~0.3 寸，艾炷灸 5~7 壮。

5. 大骨空 （Dàgǔkōng，EX-UE5）

【定位】在拇指背侧，指间关节的中点处（图 3-97）。

【主治】各种眼病，胃肠炎，鼻出血，吐泻，衄血。

【操作】一般不用针刺，宜灸。

6. 小骨空 （Xiǎogǔkōng，EX-UE6）

【定位】在小指背侧指间关节的中点处，屈指取之（图 3-97）。

【主治】目疾，耳聋，喉痛，指痛。

【操作】艾炷灸 1~3 壮。

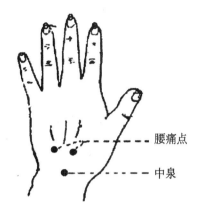

图 3-96

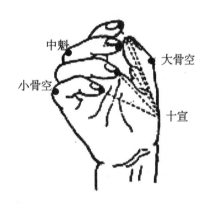

图 3-97

7. 腰痛点 （Yāotòngdiǎn，EX-UE7）

【定位】在手背侧，当第 2、第 3 掌骨之间，当腕横纹与掌指关节中点处，一侧 2 穴，左右共 4 穴（图 3-98）。

【主治】急性腰扭伤。

【操作】由两侧向掌中斜刺 0.5~0.8 寸。

8. 外劳宫 （Wàiláogōng，EX-UE8），又称落枕穴

【定位】左手背侧，当第 2、第 3 掌骨间，指掌关节后约 0.5 寸处（指寸）（图

3-98）。

【主治】落枕，手臂肿痛，脐风。

【操作】直刺 0.5~0.8 寸。

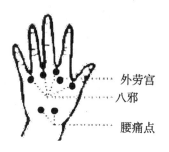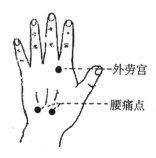

图 3-98

9. 八邪（Bāxié，EX—UE9）

【定位】在手背侧，微握拳，第 1 至第 5 指间，指蹼缘后方赤白肉际处，左右共 8 穴（图 3-98）。

【主治】手背肿痛，手指麻木，烦热，毒蛇咬伤，手背肿痛。

【操作】斜刺 0.5~0.8 寸，或点刺出血。

10. 四缝（Sìfèng，EX—UE10）

【定位】在第 2 至第 5 指掌侧，近端指关节的中央，一手 4 穴，左右共 8 穴（图 3-99）。

【主治】小儿疳积；百日咳。

【操作】点刺出血或挤出少许黄色透明粘液。

11. 十宣（Shíxuān，EX—UE11）

【定位】在手十指尖端，距指甲游离缘 0.1 寸（指寸），左右共 10 穴（参见图 3-97）。

【主治】昏迷，高热，咽喉肿痛。

【操作】浅刺 0.1~0.2 寸，或点刺出血。

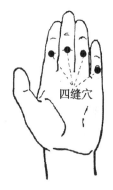

图 3-99

五、下肢穴（Points of Lower Extremities，EX—LE）

1. 髋骨（Kuāngǔ，EX—LE1）

【定位】在大腿前面下部，当梁丘两旁各 1.5 寸，一侧 2 穴（图 3-100）。

【主治】膝关节炎，下肢痿痹瘫。

【操作】直刺 0.3~0.5 寸。

2. 鹤顶（Hèdǐng，EX—LE2）

【定位】在膝上部，髌底的中点上方凹陷处（图 3-100）。

【主治】膝痛，足胫无力，瘫痪。

【操作】直刺 0.8~1 寸。

3. 百虫窝（Bǎichóngwō，EX—LE3）

【定位】屈膝，在大腿内侧，髌底内侧端上 3 寸，即血海上 1 寸（图 3-100）。

【主治】虫积，风湿痒疹，下部生疮。

【操作】直刺 1.5~2 寸。

4. 内膝眼（Nèixīyǎn，EX—LE4）

【定位】屈膝，在髌韧带内侧凹陷处（图 3-100）。

【主治】膝痛，腿痛，脚气，膝关节酸痛，鹤膝风，腿痛及其周围软组织炎。

【操作】从前内向后外与额状面成 45° 角斜刺 0.5~1 寸。

5. 外膝眼（Wàixīyǎn，EX—LE5）

【定位】屈膝，在髌韧带两侧凹陷处。在内侧的称内膝眼，在外侧的称外膝眼（图3-100）。

【主治】膝痛，腿痛。

【操作】向膝中斜刺 0.5~1 寸。

6. 胆囊穴（Dǎnnángxué，EX—LE6）

【定位】在小腿外侧上部，当腓骨小头前下方凹陷（阳陵泉）直下 2 寸（图 3-100）。

【主治】急慢性胆囊炎，胆石症，胆道蛔虫症，下肢痿痹，腓神经麻痹。

【操作】直刺 1~2 寸。

7. 阑尾穴（Lánwěixué，EX—LE7）

【定位】在小腿前侧上部，当犊鼻（外膝眼）下 5 寸，胫骨前缘旁开一横指（图3-100）。

【主治】急慢性阑尾炎，消化不良，下肢痿痹，腓神经麻痹。

【操作】直刺 1.5~2 寸。

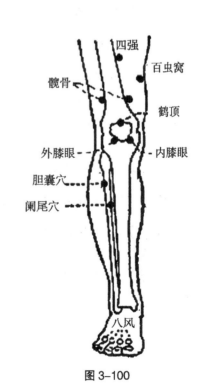

图 3-100

8. 内踝尖 （Nèihuáijiān，EX—LE8）

【定位】在足内侧面，内踝凸起处（图3-101）。

【主治】牙痛，乳蛾，小儿不语，霍乱，转筋。

【操作】常用灸法。

9. 外踝尖 （Wèihuáijiān，EX—LE9）

【定位】在足外侧面，外踝凸起处（图3-101）。

【主治】脚趾拘急，踝关节肿痛，脚气，牙痛。

【操作】常用灸法。

10. 八风 （Bāfēng，EX—LE10）

【定位】在足背侧，第1至第5趾间，趾蹼缘后方赤白肉际处，一足4穴，左右共8穴（图3-102）。

【主治】足跗肿痛，趾痛。

【操作】斜刺0.5~0.8寸，或点刺出血。

11. 独阴 （Dúyīn，EX—LE11）

【定位】在足第2趾的跖侧远侧趾间关节的中点（图3-103）。

【主治】卒心痛，胸胁痛，呕吐，吐血，死胎，胎衣不下，月经不调，疝气。

【操作】直刺0.1~0.2寸。

12. 气端 （Qìduān，EX—LE12）

【定位】在足十趾尖端，距趾甲游离缘0.1寸，左右共10穴（参见图3-101）。

【主治】中风急救，足趾麻木，脚背红肿、疼痛。

【操作】直刺0.1~0.2寸。

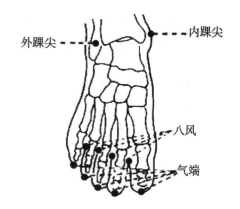

图 3-101

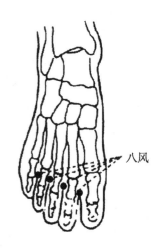

图 3-102

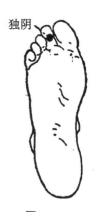

图 3-103

第四章　毫针刺法

第一节　针具及练针法

一、毫针的构造、规格和保存

（一）毫针的构造

毫针的结构应分为以下 5 个部分。

1. 针柄：以铜丝或者铝丝紧密缠绕针的一端，是持针用力的部位。
2. 针尾：也叫针顶，是针柄的末端，温针时可装置艾绒。
3. 针尖：针的锋锐部分，是最先接触腧穴刺入的部分。
4. 针身：也叫针体，针柄与针尖之间的部分。
5. 针根：是针身和针柄相连的部位。

（二）毫针的规格

毫针的规格主要是按针身的直径和长度来区分的，详见表 4-1、表 4-2。

表 4-1　毫针长短规格表

寸	0.5	1.0	1.5	2.0	2.5	3.0	3.5	4.0	4.5
毫米	15	25	40	50	65	75	90	100	115

表 4-2　毫针粗细规格表

号数	26	27	28	29	30	31	32	33
直径（毫米）	0.45	0.42	0.38	0.34	0.32	0.30	0.28	0.26

以上各种毫针，临床上一般以 28~31 号、1.5~3.5 寸规格的毫针最为常用。

（三）毫针的保存

为了防止毫针污染、生锈、针尖受损和针尖弯曲，对针具应该妥善保管。藏针的器具有针盒、针管、藏针夹。如果用针盒或者藏针夹，应该垫几层消毒纱布，把经消毒后的针具按照针的长短，分别插在消毒纱布上面，再用消毒纱布盖好，防止污染。如果使用针管，则应该在放置针尖的一端，塞置干棉球，然后将针具放入。

二、针刺手法的练习

针刺手法的练习，应重视指力和手法的锻炼。如果指力不强，由于针体细软，很难做到力贯针尖，会造成进针困难或降低进针速度，造成患者疼痛；而手法的运用，如不能做到灵活、熟练，则会影响治疗的效果。因此，初学针刺者，必须进行针刺练习这一重要基本技能训练。

（一）纸垫练针法

将比较松软的纸，叠成大约长、宽各 10 厘米，厚 2~3 厘米的纸块，用线扎紧，做成纸垫。练习针法时，一手持纸垫，另一手拇、食、中三指持针柄，使针尖垂直地抵在纸垫上，拇、食、中三指共同捻动针柄，逐渐增加压力，使针尖穿透纸垫。如此反复练习。这种练习，目的在锻炼指力和掌握捻转的手法。

（二）棉团练针法

用布将棉花扎紧，做成直径 6~7 厘米的棉团。练习方法与纸垫练针法相同，可以练习提插、捻转等多种基本手法。

通过练习，要逐渐做到捻转角度的大小可以随心掌握，同时要力求做到来去的角度一致、快慢均匀。

在练习捻转的同时，还可以配合练习提、插，并锻炼捻转的速度，总体的要求是提插幅度上下一致，捻转角度来去一致，频率的快慢一致，达到得心应手，应用自如。

为了体会刺纸垫与刺人体的不同，体验不同的针法对人体产生的不同作用，最后还是要在自己身上练针，以便在实际临床针刺治疗时，心中有数。

第二节　针刺前的准备

一、针具的选择

临床所用的针具，现在多选用不锈钢质地的，因其不仅耐热，具有一定的硬度、弹性和韧性，而且不易锈蚀。金、银质地的针，弹性差，价格高，临床很少应用。

针刺前，必须根据临床患者的性别、年龄，身体的胖瘦，体质的强弱，病证的虚实，病位的表里深浅，所选用的腧穴的具体位置，选用长短、粗细适宜的针具。男性体型较胖，体质较强壮，病变部位较深，应该选用相对长、粗的毫针；女性体型较瘦，体质较弱，而且病位较表浅的，则应该选用相对短、细的针具。

根据腧穴的所在部位选用针具时，一般情况是皮薄肉少的部位以及入针较浅的腧穴，应该选用短、细的毫针；皮厚肉多的部位以及入针较深的腧穴，则应该选用较长、粗的毫针。

临床时要求当针刺入腧穴应至的深度后，针身还应露在皮肤上至少 0.5 寸为好。比如要刺入 0.5 寸，选用 1.0 寸的毫针，要刺入 1.0 寸，应选用 1.5~2.0 寸的毫针。

二、体位的选择

针刺治疗时患者的体位选择是否合适，对于能否正确选穴，顺利进行针刺操作，持久留针并防止患者发生晕针、滞针、弯针甚至断针等情况的发生，都有很大的影响。对于病情较重，身体较弱，精神紧张的患者，如果取坐位，患者容易产生疲劳，并会导致晕针的发生。选择了不当的体位，在针刺过程或留针过程中，患者因为换体位还可造成弯针、滞针和断针。

因此，为了腧穴的准确定位，利于针灸的操作以及保证较长时间的留针，应该选取合适的体位。常用的体位有以下 6 种。

1. 仰卧位：适用于在头、面、胸、腹及上、下肢取穴。
2. 侧卧位：适用于在身体侧面及上、下肢取穴。
3. 俯卧位：适用于在头、项、脊背、腰骶及下肢背侧和上肢某些部位取穴。
4. 仰靠坐位：适用于在前头、颜面、颈前等部位取穴。
5. 俯伏坐位：适用于在后头、项、背部等处取穴。
6. 侧伏坐位：适用于在头部的一侧、面颊、耳部等处取穴。

临床上，除上述体位以外，有时还会根据处方所取腧穴的要求采取不同的体位。同时也要注意根据处方取腧穴的位置，尽可能采用同一种体位针刺取穴。对于精神紧张、年老体弱、病情较重的病人，应该尽量采用卧位，防止发生晕针等意外情况。

三、消 毒

临床针刺之前，必须做好相关消毒工作，这里指针具消毒、所选腧穴部位的消毒和医生手指的消毒。

（一）针具消毒

将针具用纱布包扎，放入高压蒸汽锅内消毒——在 15 磅气压、120℃高温的条件下，15 分钟就可以达到消毒的目的。如果采用煮沸消毒，可以将针具用纱布包扎好，放入清水锅中煮沸，一般在煮沸 15~20 分钟后，可以达到消毒目的。

此外，还可以用药物消毒，如将针具置于 75% 酒精内，浸泡 30 分钟即可达到消毒目的。其他用品，如针盒和镊子等，用 2% 戊二醛溶液泡 1~2 小时，可达到消毒目的。

治疗中，患者应尽量做到针具一人一套，一穴一针。

（二）腧穴局部与医生手指的消毒

患者需要进行针灸治疗的腧穴局部消毒，可以使用 75% 酒精棉球擦拭。擦拭时应由腧穴部位的中心向外周绕圈擦拭。还可以先用 2.5% 碘酒棉球擦拭，然后用 75% 酒精棉球脱碘。局部消毒后不要接触不洁物品，以免再污染。

在治疗前，医生应先用肥皂水将手洗刷干净，再用 75% 酒精棉球擦拭手指。施术时医生应尽量避免手指直接接触针体，如果必须接触针体时，应该使用消毒干棉球用作间隔物，以保持针身无菌。

第三节　针刺方法

一、进针法

进行针刺操作时，应该双手共同操作，紧密配合。一般用右手持针操作，主要是以拇指、食指、中指夹持针柄，好像握持毛笔，称为"刺手"；左手指甲切按压所刺部位或辅助针身，称为"押手"。刺手的作用，是掌握针具，进行手法操作。入针时将指力运于针尖，迅速把针刺入皮肤；行针时左右捻转，上下提插，弹震刮搓；出针时迅速将针拔出。押手的作用，应该是固定腧穴位置，夹持针身协同刺手入针，使得针身有所依托，保持针体垂直，力量直达针尖，以便于进针，减轻疼痛、协助调节、控制针感。临床常用的进针方法有以下 4 种。

1. 指切进针法：用左手拇指或食指指端按在腧穴旁边，用右手拿针，紧靠左手指甲面将针刺入腧穴。此种手法适用于短针的进针。

2. 夹持进针法：用左手拇指、食指夹持消毒的干棉球，夹持住针体下部，把针尖对准腧穴，右手捻动针柄，把针刺入腧穴。另外，也可以使用插刺进针法，即用右手夹持消毒干棉球，夹持住针体下部，使针尖露出 2~3 分，对准腧穴快速刺入，之后捻转刺入至一定深度。

3. 舒张进针法：用左手拇指、食指将所刺腧穴部位的皮肤向两侧撑开，让皮肤绷紧，然后右手持针，让针体从拇指、食指之间刺入腧穴。此种针法适用于皮肤松弛的部位。

4. 提捏进针法：用左手拇指、食指将所刺腧穴部位的皮肤捏起，右手持针，从捏起的皮肤上进针。此种方法适用于皮肉较薄的腧穴部位进针。

以上各种进针方法在临床应用中必须根据腧穴所在部位的解剖特点、针刺的深浅和对针法使用的要求灵活掌握，目的在减少病人的痛苦和便于进针。

临床上也有使用针管进针的，即使用玻璃、金属或塑料制成的针管，针管的长度比毫针短 2~3 分，以露出针柄，针管的直径以顺利让针尾通过为度。进针时应左手持针管，将针置入管内，针尖与针管下端平齐，置于所刺腧穴部位的皮肤，针管上端露出针柄 2~3 分，用右手中指弹击针尾，即可将针刺入，之后取走针管，施行针手法。

二、针刺的角度与深度

针刺治疗过程中，正确掌握针刺的角度、方向和深度，是增强针感，提高疗效，防止出现意外事故的保证。腧穴的定位准确，不仅仅要求体表位置的准确，还必须考虑进针角度、进针方向和进针深度是否正确。同一腧穴，由于针刺的角度、方向、深度不同，所产生针感的强弱、传感的方向和治疗效果也会有显著的不同。

（一）针刺的角度

角度是指针刺入时，针身与皮肤之间所构成的夹角。在针刺治疗中，医生根据治疗目的以及腧穴的位置特点，通常采用 3 种入针角度。

1. 直刺：指针身和皮肤之间的夹角为 90°。这是最常用的一种进针角度，适用于身体大部分腧穴。

2. 斜刺：指针身和皮肤之间的夹角为 45°，适用于皮肉比较薄以及内部有重要脏器不宜深刺、直刺的部位。

3. 平刺：亦称横刺、沿皮刺。指针身和皮肤之间的夹角为 15°，适用于皮薄肉少的部位，如头部。

（二）针刺的深度

深度指针身刺入的深浅，前面对于腧穴的刺入深度已作了具体规定，此处不再赘述。另外，还应注意以下 4 方面。

1. 体质：身体比较瘦弱的，多应采用浅刺；身体比较强壮的，则可适当深刺。

2. 年龄：年纪大的人和小儿患者，应该浅刺；中青年患者，可适当深刺。

3. 病情：呈阳性体征、新病者适用浅刺；呈阴性体征、久病者则可适当深刺。

4. 部位：头部、胸部、背部等皮肉比较薄的部位适用浅刺；肢体、臀等肌肉丰满部位可适当深刺。

针刺角度和深度之间的关系是，深刺时较多采用直刺，而浅刺则更多采用斜刺和平刺。对于有重要脏器的部位，也要特别注意把握好针刺的角度和深度。不同季节，对针刺的深浅也有影响，要把这种情况考虑在内。

三、行针与得气

"行针"也叫运针，指将针刺入以后，为使患者"得气"和进行补泻，调节针感的一系列手法。得气也叫针感，是指针刺入腧穴之后产生的效果。得气之后，医生通常会感到针下有沉紧等感觉变化，而此时，患者也有被刺部位出现比较强的酸、胀、麻等感觉，甚至这种感觉会沿着一定方向扩散传导。如果没有得气，无经气感应，医生会感到针下空虚，患者也没有酸、胀、麻等感觉。

是否得气和得气的快慢，不仅关系到治疗的效果，还可以推测疾病的预后情况。一般认为，得气迅速，疗效就比较好，相反，得气比较慢，疗效就相对差一些。所以治疗时，要注意如果针刺不得气，就要仔细考虑其原因：可能主要原因是对腧穴定位不准，其次可能为针刺手法失当、针刺角度欠妥。如此，就要根据实际情况调整腧穴位置、针刺角度与深度，重新行针。

另外，如果因为患者病程较长而致正气虚弱造成行针久不得气，或造成感觉迟钝而不得气，则应该行针催气、留针候气。还可以采用温灸促使得气。随着治疗的进行，疾病的好转，经气可逐渐恢复，再针刺时就可很快得气。若采用以上方法仍旧不能得气，多为脏腑经络之气衰弱到极点，就应该考虑采用其他治疗方法了。

行针手法包括基本手法和辅助手法。

（一）基本手法

行针的基本手法，是针刺的基本动作，经常使用的有以下两种。

1. 提插法：指先把毫针刺入腧穴达到一定深度以后，在腧穴内行上下进退的操作手法。毫针由浅层向下刺入深层为插，由深层向上回到浅层为提。至于行针法要求的幅度的大小，层次的有无，频率的快慢，操作时间的长短，则应依据患者的体质状况、病情的轻重和腧穴的位置等灵活掌握。

2. 捻转法：指先将毫针刺入腧穴达到一定深度之后，用右手拇指及中指、食指把持住针柄，进行一前一后的旋转捻动的操作手法。至于行针法时要求的捻转角度的大小，频率的快慢操作，时间的长短，则应依据患者的体质状况、病情的轻重、腧穴的位置等灵活掌握。

以上两种基本操作手法，可以单独应用，也可以配合应用，应根据实际情况灵活掌握。

（二）辅助手法

辅助手法指进行针刺治疗时，起到辅助行针，达到尽早得气目的的操作方法。常用有以下几种：

1. 循法：用左手或右手在所刺腧穴周围或者按经脉的循行线路，进行和缓的循按。这种方法在没有得气之前可以起到活血、行气、催气的效果。如果局部紧张，还可以疏散气血，使针下缓和。

2. 刮柄法：将针刺入腧穴一定深度之后，用拇指或食指指腹抵住针尾，用拇指、食指或中指指甲由下而上刮动针柄，激发经气，以促使得气。

3. 弹柄法：将针刺入腧穴一定深度之后，用手指弹击针柄，使针身产生轻轻的震颤，促使经络之气加速运行，达到得气目的。

4. 搓柄法：将针刺入腧穴一定深度之后，用右手拇指、食指、中指捏持针柄如同搓线般单向捻转数圈，搓时与提插手法配合，以免肌肉纤维缠绕针身，给患者造成过大的痛苦。这种行针手法有行气、催气、补虚、泻实的作用。

5. 摇柄法：将针刺入腧穴一定深度之后，握持针柄进行类似摇橹般的摇动。如果直刺入机体后行摇法，多是由深到浅的提摇，可以起到泻邪的作用；如果斜刺、平刺之后行摇法，并不进退，可以使针感单向传导。

6. 震颤法：将针刺入腧穴一定深度之后，右手持针柄，采用幅度小、速度快的捻转提插的手法，令针身产生轻轻的震颤，有加速得气并加强扶正祛邪的作用。

四、针刺补泻

针刺补泻是根据《灵枢·经脉》"盛则泻之，虚则补之，热则疾之，寒则留之，陷下则灸之"这一针灸治疗的基本原则而确立的两种不同的治疗方法，它是针灸治疗的极其重要的环节，也是毫针刺法的核心内容。

补法指的是能够提举人体正气，使不足的生理功能得以恢复正常的方法；泻法指的是疏泄病邪，使病态亢进的功能恢复正常的方法。针刺补泻的作用在于以适宜的行针手法提举正气，疏泄病邪，调节人体脏腑经络功能，促使阴阳恢复平衡状态。是否能够取得补泻的理想效果，取决于3个方面。

（一）机体功能状态

内因是决定性的因素，人体功能在不同的病理情况之下，通过针刺能够产生不同的作用。如果机体表现出虚弱状况而表现为虚证时，针刺能够起到补虚的作用。如果机体表现出邪气亢盛的实证、闭证时，针刺又可以起到清热、启闭的泻实作用。比如胃肠痉挛疼痛时针刺相应腧穴，可以解除痉挛，使疼痛缓解；胃肠蠕动缓慢，针刺相应腧穴可以促进胃肠蠕动而使其功能恢复正常。而机体的正气的盛衰与这种针刺补泻的调节作用之间存在着非常密切的关系，机体的正气充盛，则经络之气易行；反之，经络之气则不易激发。

（二）腧穴特性

腧穴的功能不仅具有普遍性，而且很多腧穴具有相对的特异性，比如有的腧穴只适宜补虚，而有的又只适宜泻实。临床上足三里、关元等腧穴就具有明显的强壮作用而常被用来补虚；少商、十宣等腧穴则具有明显的泻邪作用，而常被用来泻实。

（三）针刺手法

针刺手法是可以产生补泻作用，进而促使机体内在因素发生转化的手段。从古至今，历代针灸医家在长期的医疗实践过程中创造和总结出了很多具有补泻作用的针刺手法。现在临床常用的几种针刺补泻手法，有如下7种。

1. 捻转补泻：在针下得气之后，捻转角度小，用力轻，频率慢，操作时间短的为补法；捻转角度大、用力重、频率快，操作时间长的为泻法。也有左转时角度大、用力重为补；右转时角度大、用力重为泻。

2. 提插补泻：在针下得气之后，由浅到深，重插轻提，提插幅度小，频率慢，操作时间短的为补；由深到浅，轻插重提，提插幅度大，频率快，操作时间长的为泻。

3. 徐疾补泻：进针时慢慢地刺入，捻转少，出针时速度较快的手法称为补法；相反，进针时较快速地刺入，捻转多，出针时速度较慢的手法称为泻法。

4. 呼吸补泻：病人呼气时进针，吸气时出针的手法称为补法；相反，病人吸气时进针，呼气时出针的手法称为泻法。

5. 开阖补泻：出针以后，进行按揉针孔的手法称为补法；相反，出针时，摇大针孔而不立即进行按揉针孔的手法称为泻法。

6. 迎随补泻：进针时针尖沿着经络循行方向进针的手法称为补法；进针时针尖逆着经络循行方向进针的手法称为泻法。

7. 平补平泻：进针得气以后，进行均匀地捻转、提插的手法。

此外，还有两种复合手法，烧山火和透天凉。

烧山火：把毫针刺入腧穴临床应刺深度的上 1/3（即天部），得气后进行捻转补法再将针刺入中 1/3（即人部），得气后再行捻转补法，之后，将针刺入下 1/3（即地部），得气后再行捻转补法，即轻缓地把针提到上 1/3。这样，连续进行 3 次操作，然后将针刺至地部留针。此种手法即为烧山火，多用于风寒痹证和虚寒类疾病。

透天凉：把毫针刺入腧穴临床应刺深度的下 1/3（即地部），得气后进行捻转泻法，再将针重提到中 1/3（人部），得气后再进行捻转泻法，之后将针重提到上 1/3（天部），得气后进行捻转泻法，然后重新将针轻缓地插到下 1/3。这样重复操作 3 次，后将毫针重提到上 1/3 后留针。此种手法即为透天凉，多在治疗实热性疾病时采用。

五、留针与出针

（一）留针

治疗时将毫针刺入腧穴并施术后，把毫针留至腧穴内称为留针。留针的目的是加强针刺的作用以及有利于继续进行针刺手法。一般情况下，针下很快得气，进行了相应补泻手法以后，留针 10~20 分钟即可。如果是某些特殊疾病，例如急性腹痛，痉挛性疾病，应适当延长留针时间，在留针的过程中可用行针手法来加强疗效。如果暂时没有得气，可以继续留针，等待得气。留针时间可以根据病人具体情况决定。

（二）出针

在进行针刺手法以及留针后就可以出针。出针时应该先用左手拇指、食指压住针刺处周围皮肤，右手把针做轻轻地捻动，缓缓地把针提到皮下，将针起出。医生应该仔细检查毫针数，防止遗留。

第四节　针刺异常情况的处理、预防和注意事项

针刺治疗虽然比较安全，但治疗过程中万一由于操作不慎，或者行针手法失当，

或者对于人体解剖知识掌握得不是非常的全面，有时会有一些异常情况发生，要及时处理。

一、晕 针

在行针过程中，患者出现昏厥现象，称为晕针。

发生原因：患者身体较为虚弱，精神紧张，过度劳累，饥饿，大吐大泻之后，以及施行针法时姿势不当，或者医生手法过重，在进行针刺及留针过程中均可引发晕针情况的出现。

表现：患者突然感到精神萎靡，头目昏眩，面色苍白，恶心呕吐，心悸气短，四肢不温，脉搏细数，甚至神昏倒地，唇舌青紫，脉微欲绝。

处理：必须立即停止针刺治疗，并且将针起出。令患者平卧躺好，神志清楚的给予糖水，一般就可以恢复正常。比较严重，有昏迷情况的可加刺人中、内关、百会等腧穴。如果还不能恢复，则应该及早采取急救措施。

预防：对于以前从来没有接受过针刺治疗或者精神过于紧张的患者，医生应该事前作好解释，排除其对针灸治疗的不必要的顾虑，同时为患者选择舒适、能耐久的姿势，腧穴处方应该少而精，操作手法宜轻不宜重。如果患者有饥饿、劳累则不适合即刻进行针刺。另外，医生在进行针刺治疗的过程中，一定要全神贯注，随时注意病人的神色，一旦出现不好的感觉，就应该及早采取适当方法，及时处理。

二、滞 针

滞针是指在进行针刺或者留针时，医生感觉针下捻转、提插滞涩困难，患者感觉疼痛剧烈的现象。

原因：患者过度紧张，当毫针刺入腧穴，局部肌肉猛烈收缩；或者行针手法不当，如向单一方向捻转过多，导致肌肉组织缠绕针身，造成滞针。也可能由于留针时间过长，导致滞针。

表现：行针过程中突然感到捻转、提插甚至出针均感到困难，稍一勉强，就会使病人感到疼不可忍。

处理：如果是患者精神过度紧张，应该先不必急于行针，可以在滞针腧穴周围进行循按等手法，或者在滞针部位附近再入一针，疏缓肌肉的紧张状态。如果是行针手法不当，单向捻转过度，可以取相反方向把针捻回，并且同时刮柄、弹柄，消除滞针。

预防：对于患者精神紧张的情况，应该事先做好思想工作，消除患者不必要的顾虑。同时注意行针手法，避免单向捻转，搓针柄手法，应该与提插手法配合使用。

三、弯 针

弯针是指进针时或者针刺入腧穴后针身在体内弯曲的情况。

原因：医生进针手法不熟练，用力太大导致针尖在患者体内碰到坚硬的组织器官；或者由于患者在针刺过程中变化身体姿势，或者针柄受到直接的外力的压迫。

症状：针柄的方向和角度与进针、留针时发生了变化，捻转、提插甚至出针均感到困难，患者感到疼不可忍。

处理：弯针以后，不得继续进行针刺手法，如果弯曲程度小，可轻轻把针拔出。如果弯曲程度大，则应顺应弯曲角度将针轻轻拔出，绝对不能强行拔针，以免断针。

预防：医生的手法应该熟练，指力要均匀，必须避免进针过速、过猛。在留针时应该给病人选择舒适的体位，使患者不随意变化体位，另外，要保护针柄不受外力碰撞。

四、断 针

断针是指针体断在人体内的严重情况。

原因：针具质量比较差，针身存在损伤剥蚀。进针时没有进行检查针具。针刺时针身全部刺入身体。行针时强力提插、捻转。留针时病人随意变化体位。弯针、滞针时没有及时进行适当的处理等。

症状：行针或出针时发现针身折断。

处理：医生必须镇定，嘱咐患者不要改变体位，以防止断针移向身体深处。如果有部分残端露出体表，可以用手指或镊子将针取出。如果断端已经稍微陷于体内，可用左手拇指、食指向下挤压针孔两侧，使断针露出体外，再用右手拿镊子将针取出。如果断针陷入身体深处，则应该手术取出。

预防：为了防止折针，应该仔细检查针具，不符合临床应用要求的应该弃之不用。另外一定避免过猛、过快的进针行针，应该吩咐病人不要随意变化体位。行针时不要把针全部刺入患者体内。在进针行针过程中，如果发现弯针，应该立即出针。滞针也要及时处理。

五、血 肿

血肿是指针刺局部出现皮下出血，引起局部肿胀、疼痛的情况。

原因：针尖受损带钩，刺破皮肉，损伤血管。

症状：起针以后，针刺部位肿胀、疼痛，局部呈青紫色。

处理：如果是少量的皮下出血，一般不要进行处理。但是如果局部肿胀、疼痛剧烈，局部青紫面积大，而且造成活动受限，则应该先进行冷敷止血，再做热疗及局部轻揉，促使淤血吸收。

预防：仔细检查针具，掌握人体解剖，避开血管，起针后，用干棉球压迫针孔。

六、针刺注意事项

1. 患者如果处于过度饥饿状态或精神紧张时，不要立即进行针刺治疗。对于身体比较瘦弱、气血两亏的病人针刺手法不要过强，而且应尽量选用卧位。

2. 妊娠 3 个月的妇女，不宜针刺小腹的腧穴；妊娠 3 个月以上的，腹部、腰骶部位也不宜针刺。一些具有通经活血的腧穴，在整个妊娠期都不应该刺，如三阴交、合谷、昆仑等。

3. 一岁半以内囟门未闭的幼儿，头顶部位腧穴不宜针刺。

4. 常有出血倾向的病人不宜针刺。

5. 皮肤局部有破损、感染部位的腧穴不宜针刺。

6. 对于胸、胁、腰、背部位，由于内部有重要器官，不宜深刺。

7. 眼睛周围和项部的风府、哑门等穴，在针刺时一定要掌握角度，不要大幅度的捻转、提插以及较长时间地留针，以免伤及身体重要器官。

8. 有尿潴留的患者，需要针刺小腹时，也要注意把握正确的角度、深度、方向，以免刺伤膀胱。

第五章　灸法、拔罐法

第一节　灸　法

灸法是我国古代劳动人民在长期与疾病作斗争的过程中创造的一种疗法，是中医学中最古老的疗法之一。"灸"，烧灼的意思。在我国现存文献中最早见于《庄子·盗跖》："丘所谓无病自灸也。"我国医学专著中最早见于《黄帝内经》中的《素问》："北方者，天地所闭藏之域也，其地高陵居，风寒冰冽，其民乐野处而乳食，藏寒生满病，其治宜灸，故灸者，亦从北方来。"

灸法主要是用艾绒为主要材料制成的艾炷或艾条点燃以后，在体表的一定部位熏灼，给人体以温热性刺激以防治疾病的一种疗法，也是针灸学的一个重要组成部分。《灵枢·官能》篇指出："针所不为，灸之所宜。"《医学入门》也说，凡病"药之不及，针之不到，必须灸之"，均说明灸法可以弥补针刺之不足。

现代灸法有了较大的发展，根据器具的不同衍生出艾条灸、药条灸（包括太乙神针、雷火针等）、温灸器灸、温针灸、天灸、灯火灸等不同的灸法，发展了祖国医学，丰富了治疗手段。

一、灸法的作用

（一）温经散寒，调和气血

灸法是通过对经络穴位的温热性刺激来加强机体气血运行，达到除病邪，安正气的作用。临床上常用于治疗寒凝血滞、气血不通、经络痹阻所引起的寒性疾病，如寒湿痹痛、痛经、胃脘痛、寒疝腹痛、泄泻等。《灵枢·刺节真邪》说："脉中之血，凝而留止，弗能取之。"《灵枢·禁服》说："陷下者，脉血结于中，中有著血，血寒，故宜灸之。"《直指方》说："气行则血行，气止则血止，气温则血滑，气寒则血凝。"

（二）温阳补虚，回阳固脱

《本草从新》指出："艾叶苦辛……纯阳之性，能回垂绝之阳。"灸法具有补气培本，回阳固脱的功效。临床上用于脾肾阳虚，阳气暴脱之证，如大汗淋漓，四肢厥冷，脉微欲绝的亡阳证，以及久泄、遗尿、阳痿、遗精、早泄、虚脱等证。《伤寒论》中有"下利，手足厥冷，无脉者，灸之"的记载。《扁鹊心书》曰："若能早灸，自然阳气不绝。"

（三）消肿止痛，解毒生肌

灸法虽是一种温热刺激，但能通过其通经活络，行气活血，宣透疏散的作用，达到排毒泄热的目的。唐代孙思邈在《千金方·备急千金要方》卷十四治小肠实热载："小肠热满，灸阴都，随年壮。"又如卷二十八载："凡卒患腰肿、跗骨肿、痈疽、疖肿、风游毒热肿，此等诸疾，但初觉有异，即急灸之，立愈。"说明灸法对脏腑实热有宣泄作用，对热毒蕴结所致的痈疽有拔毒泄热之功。宋初王怀隐等编的《太平圣惠方》载有用"硫磺灸"治疗疮瘘的方法。明代李梴的《医学入门》所载："桑枝灸法"，可"治发背不起，发不腐"。其法为："桑枝燃着，吹息火焰，以火头灸患处。日三五次，每次片时，取瘀肉腐动为度；若腐肉已去，新肉生迟，宜灸四周。"明代陈实功《外科正宗》则论述的更为具体。《本草纲目》把这种灸法称为"桑柴火"，除治背痈外，还适用于"阴疮、臁疮、顽疮"等，有拔毒止痛，补接阳气，去腐生肌之效。

（四）防病保健，养生保命

灸法能激活五脏功能，协调阴阳气血，明显改善机体平衡，增强机体抗病能力；还能调节神经内分泌功能，促进人体新陈代谢，提高机体的免疫力。因此，长期用灸法治疗可以防病养生。《本草纲目》说："艾叶苦辛，性温，熟热，纯阳之性，能回垂绝之阳，通十二经，走三阴，理气血，逐寒湿，暖子宫，止诸血，温中开郁，调经安胎，以之灸火，能透诸经而除百病。"《诸病源候论·小儿杂病诸疾》说："河洛间土地多寒，儿喜病惊。其俗生儿三日，喜逆灸以防之，又灸以防噤。"《千金要方·针灸上》说："凡入吴蜀地游宦，体上常须两三处灸之，勿令疮暂瘥，则瘴疠、温疟毒气不能著人也。"《扁鹊心书·须识扶阳》说："人于无病时，常灸关元、气海、命门、中脘，虽未得长生，亦可保百年寿也。"《医说·针灸》也说："若要安，三里莫要干。"说明艾灸足三里有防病保健作用，今人称之为"保健灸"。

现代对于灸法作用的研究集中在光效应和热效应，物理治疗作用明显。研究证实艾绒燃烧时的辐射能谱在 $0.8 \sim 5.1$ 微米（μm），说明艾灸辐射能谱不仅有远红外辐射，还有近红外辐射。因此仅以热辐射来解释艾灸的全部生物物理性质远远不够；相反，光的红外辐射可能更为重要。艾在燃烧过程中辐射出的近红外线，可以激发人体穴位内生物大分子的氢键，从而产生受激相干谐振吸收效应，通过神经—体液系统传递人体细胞所需的能量。近红外线照射机体时，被皮肤反射的光相对较少，光子能透入到人体组织深部的血管、淋巴管、神经末梢及皮下组织达 10 毫米左右并为这些组织所吸收。

研究表明，艾灸在治疗免疫相关疾病过程中，具有抗感染、抗自身免疫、抗过敏反应、抗癌、镇痛和抗衰老等作用，这主要是通过调节体内失衡的免疫功能实现的。在"治未病"方面，灸能调整老年人的微量元素和性激素水平，有利于延缓衰老。灸法抗癌临床多作为手术、放化疗等方法的辅助手段，以减轻放化疗的副反应，增强机体的免疫功能，提高患者的生存质量，延长生存期。

二、灸法的种类

灸法的种类很多，表5-1所列的都是比较常见的。

表5-1 常用灸法的种类

I 级	II 级	III 级	IV 级
艾灸	艾炷灸	直接灸	瘢痕灸
			无瘢痕灸
		间接灸	隔姜灸
			隔蒜灸
			隔盐灸
			隔附子灸
	艾卷灸	艾条灸	温和灸
			雀啄灸
			回旋灸
		雷火灸	
		太乙灸	
温针灸			
温灸器灸			
其他灸法	灯火灸		
	天灸	白芥子灸	
		蒜泥灸	
		斑蝥灸	

（依据《针灸学》第7版教材改编）

（一）艾炷

1. 艾炷灸

古代的艾灸，以艾炷灸法为最盛行。艾炷是用艾绒制成的，它的形状古代有圆锥形、牛角形和纺锤形等多种，而现在临床上常用的均为圆锥形。

将纯净的艾绒放在平板上，用手搓捏成大小不等的圆锥形，就是艾炷。施灸时将艾炷置于特定的部位点燃，这就是灸。每燃烧一个艾炷称为1壮。施灸的壮数，可根据疾病的性质、病情的轻重、体质的强弱、年龄的大小以及治疗部位的不同而定。少的一般要灸1~3壮，多的要灸数十壮乃至数百壮。常用的艾炷或如麦粒，或如苍耳子，或如莲子，大小不一，最小者可如粟米，最大者可如蒜头。现代临床上分为大、中、小3种，大艾炷高约1厘米，炷底直径约1厘米，可燃烧3~5分钟；中艾炷为大艾炷的一半；小艾炷如麦粒样。艾炷无论大小，其高度同它底面的直径大体相等。

艾炷灸分直接灸与间接灸两类。

（1）直接灸

将艾炷直接放在皮肤上施灸称为直接灸，古代又称着肤灸、着肉灸、明灸。《千金要方》说："炷令平正着肉，火势乃至病所也。"《外科精要》中载灸高竹真背疽时，先施隔蒜灸无效，"乃着肉灸良久"。这里说的都是直接灸。施灸时如放置大艾炷，可在皮肤上涂点凡士林，以防其倾倒；如用小艾炷防其安置不稳，可在皮肤上涂一点蒜汁。施灸时若有意将皮肤烧伤化脓，则愈后会留有瘢痕，这种灸，古人称之为瘢痕灸；若不使皮肤烧伤化脓，也不留瘢痕者，古人称之为无瘢痕灸。

瘢痕灸是指用艾炷直接置于穴位上施灸，以灸至皮肤起泡，并致局部化脓、结痂，脱落后留永久瘢痕。有文字记载，最早见于《针灸甲乙经》。这种灸法在宋朝时期非常盛行。

施灸时先将所灸腧穴部位，涂以少量的大蒜汁，以增加粘附和刺激作用，然后将大小适宜的艾炷置于腧穴上，用火点燃。每壮艾炷必须燃尽，除去灰烬后，方可继续易炷再灸，待规定壮数灸完为止。施灸时由于艾火烧灼皮肤，因此可产生剧痛，此时可用手在施灸腧穴周围轻轻拍打，借以缓解疼痛。在正常情况下，灸后1周左右，施灸部位化脓形成灸疮，5~6周左右，灸疮自行痊愈，结痂脱落后而留下瘢痕。施灸时用小艾炷，一般每穴每次灸3~6壮，对小儿及体弱者灸1~3壮。临床常用于哮喘、肺痨、瘰块、瘰疬、溃疡病和发育障碍等。对高血压、预防中风及防病健身都有较好的作用。施灸时谨防晕灸，若有继发感染，则应积极给予治疗。对身体虚弱者、糖尿病患者以及皮肤病所在部位和面部穴位不宜用此法。

无瘢痕灸，又称非化脓灸。一般应灸至局部皮肤出现红晕而不起泡为度。因其皮肤无灼伤，故灸后不化脓。施灸时先在所灸腧穴部位涂以少量的凡士林，以使艾炷便于粘附，然后将大小适宜的（约如苍耳子大）艾炷，置于腧穴上点燃施灸，当艾炷燃剩2/5或1/4而患者感到微有灼痛时，即可易炷再灸，待将规定壮数灸完为止。

临床具体操作中如用中等艾炷，燃烧时病人稍觉发烫就要去掉，须另换一壮。用小艾炷灸时，不要等艾火烧到皮肤，患者感到皮肤稍微烧灼痛时，就应立即将艾火压灭；也可待患者感到发烫后再继续灸3~5秒钟。此时施灸部位皮肤可出现一块比艾炷略大一点的红晕，且有汗出，隔1~2小时后，就会发泡，不须挑破，任其自然吸收，一般短期内会留有色素沉着，不会留下瘢痕。施灸过程中应密切注意掌握温度，避免过热烫伤。此灸法适用于一般慢性虚寒性疾病，如哮喘、眩晕、慢性腹泻等。

（2）间接灸

间接灸又称"隔物灸"。这种灸法，早见于《肘后方》《范汪方》等医书，晋代已有此类灸法。灸时先将药物或其他隔离物置于腧穴上或患处，然后再加以艾炷灸之。严格说来，这属于古代熨法的范畴。用作隔离的药物，其主病范围与药熨法起的作用大致相同，故隔物灸与药熨法二者在临床上常交互使用。目前，隔物灸广泛应用于内、外、妇、儿、五官科等疾病。所隔之物品包括动物、植物和矿物，但多数属于中药。药物又因证因病而不同，既有单方也有复方，所以治疗时既可发挥艾灸的作用，又可发挥药物的作用，适应症很广，易于临床上应用。间接灸以所用隔离物品的不同，分为多种不同方法，据文献记载和有关报道有 40 余种，现简单介绍几种。

①隔姜灸。隔姜灸是用姜片作间隔物而施灸的一种灸法。该法古代应用很广，明代杨继洲《针灸大成》中就有灸涌泉穴治咳嗽的记载："灸法用生姜，切片如钱厚，搭于舌上穴中，然后灸之。"清代吴尚先的《理瀹骈文》中也有"头痛有用酱姜贴太阳烧艾一炷法"的记载。

用此法时，须取新鲜生姜一块，切成厚约 0.3 厘米的薄片。姜片的大小可根据施灸的部位、腧穴、所选用艾炷的大小而定；然后用针在姜片中间扎出许多孔后，把它放在施灸的腧穴或部位上，上面再放上艾炷用火点燃。

如患者在施灸过程中觉局部灼热难忍，可将姜片连同艾炷向上略略提起，稍停放下再灸，亦可随即更换艾炷再灸，以灸至局部皮肤潮红湿润为度。一般每次施灸 6~10 壮，次数则应根据病情而定。此法简便易行，适用于一切虚寒病症，对呕吐、腹痛、泄泻、遗精、阳痿、早泄、不孕症、痛经、面瘫及风寒湿痹等，疗效较好。

②隔蒜灸。隔蒜灸是用蒜作为隔离物的一种灸法。隔蒜灸是一种运用很广的灸法，广泛用于疮痈肿毒的灸疗。此法最早记载于《肘后备急方》所载之"灸肿令消法"，"取独颗蒜，横截，厚一分，安肿头上。炷如梧桐子大；灸蒜上百壮。不觉消，数数灸，唯多为善。勿大热，但觉痛即擎起蒜，蒜焦更换用新者，不用灸损皮肤。"临床上常用的有隔蒜片灸和隔蒜泥灸两种。

隔蒜片灸。取新鲜独头大蒜，切成厚 0.1~0.3 厘米的蒜片，用细针于中间穿刺数孔，放于穴位或施灸部位处，上置艾炷点燃施灸，每灸 3~4 壮后可换去蒜片，继续灸治。

隔蒜泥灸。取新鲜大蒜适量，捣如泥状，放于穴位或患处，上置艾炷点燃灸之。另一种隔蒜泥灸称长蛇灸，为民间常用方法。即用大蒜适量，捣如泥膏状，平铺于脊柱上（自大椎穴至腰俞穴），宽约 2 厘米，厚约 0.5 厘米，周围用桑皮纸封固，灸大椎、腰俞穴数十壮。以灸至患者口鼻内觉有蒜味为度，多用于治疗虚症。此灸法有消肿、拔毒、止痛、发散的作用。目前临床适用于治疗痈、疽、疮、疖、蛇蝎毒虫所伤，腹中积块及肺痨等。

③隔盐灸。隔盐灸是用食盐作间隔物而施灸的一种灸法，又称神阙灸。本法应用早，使用广泛。《肘后备急方》治卒霍乱诸急方中有"以盐纳脐中，上灸二七壮"的记载。《世医得效方·伤寒阴证》卷一也说："治明证伤寒，于脐下一寸半气海穴二七壮。小作艾炷，于脐心以盐填实，灸七壮，立效。二寸丹田、三寸关元皆可灸。"

用此法时，须取纯净干燥的食盐适量或炒热，纳入脐中，使与脐平，上置艾炷施灸。如患者稍感灼痛，即更换艾炷。也有于盐上放置姜片而再施灸的，以避免食盐受火爆起而导致烫伤。

此法多用于阴寒痛证及小便难，选穴多用神阙穴，其次为关元、气海。本灸法对急性胃肠炎吐泻、痢疾、疝痛、洞泄等有明显效果。一般每次施灸 5~7 壮。另外，本灸法还有回阳救逆、固脱的功效，用于大汗亡阳，四肢厥冷，脉微欲绝等症。救治脱症，不计壮数，以脉出汗止、肢暖阳复为度。

④隔附子灸。附子辛温大热，有温肾壮阳的作用，临床常用于治疗各种阳虚病症。李时珍言这种灸法主治"痈疽不敛，久漏冷疮"。临床上常用的有隔附子片灸和隔附子

饼灸两种。

隔附子片灸是取熟附子用水浸透后，切片厚 0.3~0.5 厘米，中间用细针穿刺数孔，放于穴位或患处，上置艾炷点燃灸之。

隔附子饼灸是将附子切细研末，以黄酒调和作饼如五分硬币大，厚 0.4 厘米，中间扎孔，放于穴位上置艾炷灸之。也有用生附子 3 份，肉桂 2 份，丁香 1 份共研细末，以炼蜜调和制成 0.5 厘米厚的药饼，用细针穿刺数孔，上置艾炷施灸。饼干即更换，以内部温热，局部皮肤红晕为度。

本灸法多用于慢性脾虚泄泻和各种阳虚病证，对阴疽、疮毒、窦道盲管久不收口、痈疽初起、阳痿、早泄等症效果佳。

2. 艾卷灸

艾卷灸法是用纸把艾绒裹起来，成为艾卷，点燃一端施灸。这种灸法在明初时，就已在临床上开始应用。明初朱权《寿域神方》卷三详细记载了用这种灸法治疗阴证的方法："用纸实卷艾，以纸隔之点穴，于隔纸上用力实按之，待腹内觉热，汗出即差。"这是关于这种灸法的最早的文献记载。其后，随着这种灸法的发展，人们又在艾绒里掺进药末，并命名为"雷火针"或"太乙针"。因为它的操作方式（实按在穴位上）很像是用针隔几层纸或布施于穴法的缘故，故称之为"针"。

常用的艾卷有单纯艾卷（普通艾卷）和药物艾卷两种。单纯艾卷是将艾绒放在细棉纸（或易燃的薄纸）上，不加任何药物，像卷香烟一样，卷制而成的。卷的松紧要适中，太紧则不易燃烧，太松则施灸时易掉火星。艾卷的规格一般为长 20 厘米，直径 1.7 厘米，每支重量约 10 克，可燃烧 1 小时左右。药物艾卷是将艾绒放在 3 层厚棉纸上，并加入药末 6 克制成的。所用药物一般有肉桂、干姜、丁香、木香、独活、细辛、白芷、雄黄、苍术、没药、乳香、川椒等。在药方中，这些药物各占一等份，并都要研成细末。此外，也有掺入麝香、沉香、松香、硫磺、皂角、巴豆、川乌、全蝎、穿山甲、桂枝等药物的。

现在，有将传统艾卷改革成无烟灸条的，经临床观察，效果良好。其处方为：艾叶500 克，甘松 30 克，白芷、细辛、羌活各 6 克，金粉（或铝粉）40 克。

艾卷灸包括艾条灸、太乙针灸和雷火针灸。

（1）艾条灸

施灸时将艾条悬放在距离穴位一定高度上进行熏烤，不使艾条点燃端直接接触皮肤，称为悬起灸。若将点燃的艾条隔布或隔棉纸数层实按在穴位上，使热气透入皮肉，火灭热减后重新点火按灸，称为实按灸。

悬起灸根据实际操作方法不同，分为温和灸、雀啄灸和回旋灸 3 种。

1）温和灸。施灸时将艾条的一端点燃悬于距施灸部位或患处 3 厘米左右的高度，固定不移，使患者局部有温热感而无灼痛。一般每处灸 3~5 分钟，灸至皮肤稍起红晕为度。对于昏厥、局部知觉减退的患者和小儿，医者可将食、中两指，置于施灸部位两侧，这样可以通过医者手指的感觉来掌握患者局部的受热程度，以便随时调节施灸距离，掌握施灸时间，防止烫伤。本法适于灸疗的各种病证。温和灸是临床上应用最为广泛的灸法之一。

2）雀啄灸。将艾条一端点燃，悬于施灸部位约 3 厘米之上，将艾条像鸟雀啄食一样做一上一下移动，使艾条与施灸部位不固定在一定的距离。本灸法多用于昏厥及儿童疾患。此法热感较强，注意防止烧伤皮肤。

3）回旋灸。将点燃的艾条，悬于施灸部位约 3 厘米高度，然后均匀地向左右方向移动或反复旋转施灸，移动范围 3 厘米左右。本灸法适用于风湿痹痛及神经性麻痹。

以上诸法对一般应灸的病证均可采用，但温和灸多用于灸治慢性病，雀啄灸、回旋灸多用于灸治急性病。

（2）太乙针灸

太乙针灸或称"太乙针"，是在雷火针的基础上进一步改变药物处方发展而来的。韩贻丰的《太乙神针心法》是最早问世的太乙神针专著。

通用方：艾绒 100 克，硫磺 6 克，麝香、乳香、没药、松香、桂枝、杜仲、枳壳、皂角、细辛、川芎、独活、穿山甲、雄黄、白芷、全蝎各 3 克。上药共研细末，和匀。其制法为以桑皮纸 1 张，宽 30 厘米见方，摊平，先取艾绒 24 克，均匀铺在纸上，次取药末 6 克，均匀掺在艾绒里，然后卷紧如爆竹状，外用鸡蛋清涂抹，再糊上桑皮纸 1 层，两头留空纸 3 厘米许，捻紧即成。

操作法：选定施灸穴位，将上述艾卷点燃一端，一种方法是在所灸的穴位上，覆盖 10 层棉纸或 5~7 层棉布，再将艾火隔着纸或布，紧按在穴位上，稍留 1 至 2 秒即可。若艾火熄灭可重新点燃，如此反复施灸。每穴按灸 10 次左右。另一种方法是将点燃的一端，以 7 层棉布包裹，紧按在穴位上，如病人感觉太烫，可将"针"（艾卷）略提起，等热减后再灸。如火熄、冷却，则重新点燃灸之，每穴可按灸 5~7 次。临床上适用于风寒湿痹、萎证、腹痛及泄泻等证。

（3）雷火针灸

雷火针的出现与道家有关。《道藏·法海遗珠》中载有"雷霆炊火针法"，其制针、用针法都与后来的"雷火针"法相同。《法海遗珠》成书于元末明初，这说明此前已经有雷火针出现了。

雷火针或称"雷火神针'，首见于《本草纲目》卷六，附载于"神针火"条之末。本法与"太乙神针"基本相同，是"太乙神针"的前身。

药物处方：艾绒 60 克，沉香、木香、乳香、茵陈、羌活、干姜、穿山甲各 10 克，麝香少许（《针灸大成》）。其艾卷制法、操作法及适应症与"太乙神针"相同。其适应症据《针灸大成·雷火针法》载为："治闪挫诸骨间痛，及寒湿气痛而畏刺者。"

3. 温针灸

温针灸又名针柄灸、传热灸、烧针尾，是针上加灸，针刺与艾灸结合使用的一种方法。明代高武《针灸聚英》卷三载，"温针者，乃楚人之法。其法针于穴，以香白芷作圆柄，套针上，以艾蒸温之，多以取效"。

此灸法是在毫针刺入穴位得气后，留针过程中在针柄上插上艾卷施灸。取约 2 厘米长艾卷或艾条 1 节，套在针柄上，艾卷距皮肤 2~3 厘米，从艾卷或艾条下端点燃灸之。

若艾火灼烧皮肤发烫，可在穴位上隔一纸片。当艾卷燃烧完时，除去残灰，稍停片刻再将针拔出。此法适用于灸治风寒湿痹、痿证等常见病及用于灸法保健。

4. 温灸器灸

温灸器灸是利用专门工具——灸器施灸的一种方法。用灸器施灸，在我国有悠久的历史。《肘后备急方》卷三记载的瓦甑，《千金要方》卷二十六中记载的用苇管，明代龚信的《古今医鉴》记载的铜钱，清代李守先《针灸易学》记载的特制的泥钱，清代高文晋《外科图说》中记载的灸板和灸罩，叶圭提出的面碗和清代的银制灸盏等都曾作为灸器使用。

用温灸器施灸，可以较长时间地连续给病人以舒适的温热刺激，且使用方便，有调和气血、温中散寒的作用，一般需要灸治者均可采用，对小儿、妇女及畏惧灸治者最为适宜。目前较为常用的灸器为以下三种：

（1）温筒。这是一种特制的筒状金属灸具，施灸时筒内装上艾绒或药物，点燃后，置于应灸的穴位来回温熨。此法以局部发热红晕、病人感到舒适为度，一般灸 15~30 分钟。温筒有多种，常用的有平面式和圆锥式两种。平面式适用于较大面积的灸治，圆锥式作为小面积的点灸用。温筒器灸适用于风寒湿痹、腹痛、腹泻、腹胀、痿症等症的治疗。

（2）温盒。　这是一种特制的盒形木制灸具，施灸时盒内装艾卷点燃固定在一个部位。温盒的规格有大、中、小三种。施灸时，把温灸盒置于所选部位的中央，点燃艾卷后，对准穴位放在铁砂上，盖好即可（温灸盒盖用于调节温度）。每次灸 15~30 分钟，并可 1 次多穴，临床上适于灸治一般常见病。

（3）苇管器。用此物施灸早在唐代孙思邈《千金要方》中就有记载："卒中风口，以苇筒长五寸，以一头刺耳孔中，四畔以面密塞，勿令泄气，一头内大豆一颐，并艾烧之令燃，灸七壮差。"明代杨继洲《针灸大成》及清代廖润鸿《针灸集成》中也均有记载。苇管灸器目前应用的有两种：一种是一节形苇管灸器，另一种是两节形苇管灸器。

施灸方法：将半个花生仁大小一撮细艾绒，放在苇管器半个鸭嘴形处，用线香点燃后，用胶布封闭苇管器内端插入耳道内，施灸时耳部有温热感觉。每次灸 3~9 壮，10 次为 1 疗程。此法适用于面瘫。

（二）其他灸法

1. 灯火灸。又名灯草灸、油捻灸、十三元宵火、发爆疗法，也称神灯照，江浙一带称为打灯火，是用灯草蘸油（香油、麻油、苏子油均可）点燃后快速按在穴位上进行焠烫的方法。《幼幼集成》称此灸法为"幼科第一捷法"。灯火灸有疏风散表，行气利痰，解郁开胸，醒昏定搐的作用，主治小儿惊风、昏迷、抽搐、麦粒肿、急性扁桃体炎、颈淋巴结核、腮腺炎等病症。

操作时首先选定患处或穴位，取灯心草 3~4 厘米，将一端浸入油中约 1 厘米，点火前用软棉纸吸去灯草上的浮油，用右手拇、食两指捏住灯草上 1/3 处，即可点火；将燃火一端缓慢移向穴位，待火焰略一变大，垂直接触穴位或患处之皮肤，似触而非触之际，将灯草头部提出，待发出清脆"啪啪"的爆炸声之后，火亦随之熄灭。

灼灸次数，可根据病情需要灵活掌握，一般2~4次。灸后局部应保持清洁，防止感染。

2. 天灸：又称自灸、药物灸、发泡灸，近代又称为发泡疗法。宋代王执中的《针灸资生经》中就有关于天灸的记载。天灸是采用对皮肤有刺激性的药物敷贴穴位或患部，使局部充血、发泡的一种治疗方法。此法从其发泡时如火燎，起泡后如灸疮而得名。天灸所用药物，可以是单味药也可以是多味药组成复方使用。

（1）白芥子灸。白芥子适量研成细末，水调后敷患处或腧穴，使局部充血、发泡，可以治疗阴疽、痰核及膝部肿痛及关节痹痛。白芥子含白芥子甙、芥子碱、芥子酶、脂肪、蛋白质及粘液质。白芥子甙，本身无刺激作用，遇水后经介子酶的作用生成挥发性白芥子油，因此外敷皮肤局部有充血发泡的作用。

（2）蒜泥灸。将紫皮大蒜捣成泥敷在穴位上，一般2~3小时，待局部皮肤发痒发红起泡后，即可达到治疗目的。敷合谷穴可治扁桃腺炎，敷手太阴肺经的鱼际穴处，可治喉痹。大蒜主要成分为大蒜辣素，对皮肤有刺激作用，会引起发泡。紫皮蒜较白皮蒜作用强。

（3）斑蝥灸。斑蝥是芫青科昆虫南方大斑蝥或黄黑小斑蝥的干燥全虫，辛、寒、有毒。斑蝥素可使皮肤、粘膜发赤，并有发泡作用。此物刺激性强烈，但组织穿透力较小，故其作用较缓慢，仅可造成中度疼痛，通常不涉及皮肤深层，所成的泡也会很快痊愈而不留疤痕。

其法：将干燥全虫研末，醋或酒精调制，取胶皮一块，中间剪一小孔，贴于患处，暴露患处并保护周围皮肤，将斑蝥粉置于孔中，上面用胶布固定。

民间常用此法治疗风湿痹痛、神经痛等多种疾病，如腰背部、四肢关节的风湿痛；面神经麻痹，急性扁桃体炎，急性咽、喉炎等。斑蝥有毒，皮肤也能少量吸收，经过肾脏代谢，故有肾脏病患者禁用。

（4）吴茱萸灸。将吴茱萸研成粉末，用食醋调糊状，外敷于患处。一般2日1次，7次为一疗程。外敷双足心治疗高血压，一般敷12~24小时后，血压即开始下降，自觉症状减轻。轻症敷1次，重症敷2~3次即显示降压效果。敷脐可以治消化不良、脘腹冷痛、胃寒呕吐及虚寒久泻等，有较好的疗效。

（5）毛茛灸。毛茛为毛茛科植物毛茛的全草及根，辛、温、有毒。毛茛含有强烈挥发性的原白头翁素，与皮肤接触可引起炎症及水泡。将毛茛叶子揉烂贴于寸口部，隔夜即可发生水泡，如被火灸，可以治疗疟疾。敷于膝眼穴，待发生水泡后，以消毒针刺破，放出黄水，再以清洁纱布覆盖，可治鹤膝风。

（6）旱莲灸。将鲜旱莲草捣烂敷穴位上，待发泡即可达到治疗目的。如敷大椎穴发泡，主治疟疾。

三、注意事项

（一）灸法治疗范围

灸疗治病总的原则是以虚证、寒证和阴证为主，一切阳气虚陷、久病、久泄、痰饮、厥冷、萎痹等症，皆可用灸。另外，某些阳、热、实证，也可选用灸法治疗。还可针灸并用，如《针灸大成》中所说，"络满经虚，灸阴刺阳；经满络虚，刺阴灸阳"。

（二）灸法取穴原则

施用灸法在选取腧穴时，一般应以经络学说为指导，循经取穴为主。同时要结合病证反映局部取穴或对症（辩证）取穴。这是灸法取穴的基本规则，可以单独实施或结合其他方法运用。

（三）施灸顺序

《千金要方·针灸上》说："凡灸，当先阳后阴，……先上后下。"《明堂灸经》也说："先灸上，后灸下；先灸少，后灸多。"临床上一般是先灸上部，后灸下部，先灸阳部，后灸阴部，壮数是先少而后多，艾炷是先小而后大。特殊情况下，则可酌情而施。

（四）补泻方法

艾灸补泻法，一般以文火灸为补，以武火灸为泻。《针灸大成·艾灸补泻》说："以火补者，毋吹其火，待自灭，即按其穴；以火泻者，速吹其火，开其穴也。"灸法补泻，可以上述方法为标准。

（五）施灸注意禁忌

施灸之前要根据患者的体质和病情，选用合适的灸法，以取得患者的合作。如选用瘢痕灸法，一定要取得病人的同意。施灸时患者的体位要舒适，并便于术者操作。一般空腹、过饱、极度疲劳以及惧灸者不宜施灸。如果发生"晕灸"现象，要及时处理。

施灸量的多少、艾炷的大小要辨证施治。初病体壮，施灸部位皮厚肉多，可大炷多壮；久病体弱，施灸部位皮薄肉少，宜小炷少壮；妇、儿施灸宜小宜少，壮男可大可多。沉寒痼冷，阳气欲脱者非大炷多壮才能收效；感冒、痈疽等症，若大炷多壮施灸过度，则恐邪火内郁造成不良后果。

1. 对实热证、阴虚发热者，一般均不适宜灸疗。

2. 对额颜面、阴部、五官和有大血管的部位以及关节活动部位，不宜采用瘢痕灸直接灸。禁灸或慎灸穴有睛明、丝竹空、瞳子髎、人迎、经渠、曲泽、委中等。

3. 孕妇的腹部和腰骶部也不宜施灸。

4. 对昏迷、肢体麻木不仁及感觉迟钝的患者，注意勿灸过量，并避免烧伤。

5. 施用瘢痕灸法，在灸疮化脓期间不宜做重体力劳动。

（六）灸后的处理

1. 施灸后，局部皮肤出现微红灼热，属于正常现象，无需处理。

2. 局部出现小水泡，只要注意不擦破，可任其自然吸收。如水泡较大，可用消毒的毫针刺破水泡，放出水液，或用注射针抽出水液，再涂以龙胆紫，并以纱布包敷。

3. 化脓灸者，在灸疮化脓期间，要注意适当休息，加强营养，保持局部清洁，并可用敷料保护灸疮，以防污染，待其自然愈合。如处理不当，灸疮脓液呈黄绿色或有渗血现象者，可用消炎药膏或玉红膏涂敷。

4. 施灸时应注意艾炷、艾火勿烧伤皮肤或衣物。灸后一定要熄灭艾绒，防止复燃，引起火灾。

第二节　拔罐法

拔罐是以罐为工具，利用燃烧排除罐内空气，造成负压，使之吸附于腧穴或应拔部位的体表，产生刺激，使被拔部位的皮肤充血、瘀血，以达到防治疾病目的的方法。

拔罐疗法是中医学的一个组成部分，历史悠久，古称"角法"。关于这一疗法的文字记载最早见于战国时的医籍《五十二病方》，这是我国现存最早的医学典籍。晋代医家葛洪所著的《肘后方》对这一疗法也有记述。

随着祖国医学的不断发展，医疗实践的不断深化，火罐的质料和拔罐的方法已有较大改进和发展，治疗范围逐渐扩大，中医各科等都有它的适应症，经常配合其他传统疗法使用。

一、拔罐的作用

（一）传统医学意义上的作用

拔罐疗法具有祛湿逐寒、泄热除毒、疏通经脉、行气活血、消肿止痛等作用。其治疗机理是以拔除邪（病）气，调节经络穴位气血为基础的。

针对有病理变化的经络、穴位或病灶的拔罐，通过负压的吸引作用，主要具有两方面的作用：

1. 拔除邪气

可以将充斥于体表病灶、经络、穴位乃至深层组织器官内的风、寒、痰湿、瘀血、火热、脓毒等各种邪气从皮毛吸引而出，从而涤清经络、穴位，使经络得以疏通。

2. 调整气血

当气血凝滞或经脉空虚时，可以引导营卫之气来复、输布，鼓动经脉气血，濡养脏腑组织器官，温煦皮毛；同时使虚衰的脏腑机能得以振奋，鼓舞正气，加强驱除病邪之力。当脏腑、经脉气机逆乱，升降失常时，可通过穴位拔罐，引导气机恢复正常。

（二）现代医学意义上的作用

现代医学认为，拔罐具有机械性刺激和温热治疗作用。

1. 机械作用

罐内形成的负压可使毛细血管充血、破裂出血，少量的血液进入组织间隙，从而产生瘀血。红细胞溶解后产生一种类组织胺物质进入血液，增强组织器官的活力，提高机体免疫力。

2. 温热作用

温热作用能使血管扩张，促进以局部为主的血液循环加快，改善充血状态，增强新陈代谢，使体内的废物、毒素加速排出，改善局部组织的营养状态，增强血管壁的通透性，提高白细胞和网状细胞的吞噬能力，增加局部的抵抗力。

3. 联合作用

物理性的机械刺激和温热刺激均可以通过皮肤感受器的传入纤维到中枢神经系统，后者调节兴奋与抑制过程，使之趋于平衡，加强大脑对身体各个部位的调节，使患部皮肤相应的组织代谢旺盛，提高吞噬作用，促进机体恢复原有功能，使疾病痊愈。

二、拔罐的种类

（一）罐的种类

1. 玻璃罐

目前临床上最常用的是玻璃罐，很多医疗仪器商店及药店有售，罐如球状，口平底圆，口小肚大，口边稍厚略向外翻而光滑，有大、中、小等不同规格，也可用广口罐头瓶代替。玻璃罐的特点是质地透明，可直接观察罐内皮肤的瘀血程度及罐内的出血情况，便于掌握拔罐时间，尤其适用于血罐、走罐等各种手法，价格便宜，适用于医院治疗及家庭保健，缺点是容易破碎。

2. 竹罐

竹罐是以高质量的坚固的青竹筒制作而成的。将毛竹截成的竹管，一端留节为底，另一端打磨光滑作为罐口，制成形如腰鼓的圆筒。不同粗细的竹筒可制成不同大小规格的竹罐。竹罐的特点是轻巧价廉，不易破碎，能够吸收药液，多用中药煎煮后作药罐用。缺点是容易燥裂、漏气，吸附力不大。

3. 橡胶罐

橡胶罐是依照玻璃罐的形状和规格用橡胶为原料制成的一种罐具，优点是不易破碎，携带方便，不必点火，缺点是负压吸引力不够强，无温热感觉。目前临床上多用哈慈五行针与药、罐三者相结合使用，以提高疗效。此法适用于惧针者，而且可以在比较小的不易拔火罐的部位操作，适合家庭使用。

4. 陶罐

用陶土烧制而成，有大有小，罐口光正，肚大而圆，口、底较小，其状如腰鼓。优点是吸附力大，缺点是质地较重，易于摔碎、损坏。

5. 抽气罐

抽气罐是现代应用较多的拔罐工具。罐体用塑料制成，上面加置活塞，拉动活塞抽气产生负压。这种罐使用方便，吸着力强，且较安全，又不易破碎，但是没有温热的作用。

6. 电罐

电罐是集负压、温热、磁疗、电针等综合疗法于一体的器械。负压以及温度均可通过电流来控制，而且还可以连接测压仪器，以观察负压的情况。电罐的特点是使用安全，不易烫伤，温度和负压等可以自行控制，患者感觉更加舒适。缺点是体积较大，搬运不便，成本较高，费用较贵，只适用于拔固定罐，不能施行其他手法。

（二）罐的吸附方法

常用的罐吸附在身体表面的方法主要有火吸法、抽气吸法、煮罐吸法 3 种。

1. 火吸法

火吸法是利用火在罐内燃烧，产生热力，排出空气，形成罐内的负压状态，使罐吸附在皮肤上的方法。

（1）闪火法。一只手用镊子或止血钳夹着酒精棉球，另一只手持罐口朝下，将酒精棉球点燃后，迅速伸入罐底，环绕 1~3 圈后快速退出，并迅速将罐体扣在需要拔的部位，以使罐内形成负压即可吸附于皮肤。本法最为安全，不易造成烫伤，适用于各种部位和体位拔罐。但是勿将罐口烧热，以免烫伤皮肤。

（2）投火法。投火法是民间常用的一种拔罐方法，是将酒精棉球或纸片点燃后，投入罐内拔罐的一种方法。此法适用于身体的侧面，罐体应横置，以免棉球或纸片掉在皮肤上造成烫伤。

将小纸片如折扇状折叠（长度要略短于罐底至罐口的高度），点燃后投入罐内，不等纸条烧完，迅速将罐罩于施术部位上，并稍加按压。注意纸的燃烧端先入罐，这样罐子吸附人体后燃烧端就不接触皮肤。火纸投入罐内后约2秒钟就可罩于施术部位。若太早，可能空气未排净；过迟空气又重新进入，负压不够。

（3）滴酒法。将95%酒精滴入罐内1~3滴，沿罐内壁摇匀，用火点燃后，迅速将罐扣在应拔的部位。

（4）架火法。将用不易燃烧、传热的物体，如酒盅等置于应拔部位，然后将95%酒精或棉球置于酒盅内，用火将酒精点燃后，将罐迅速按下。

2. 抽气吸法

抽气法是直接抽出罐内空气以形成负压而进行拔罐的一种方法。抽气，多用套在塑料杯罐活塞上的抽气筒完成，也可用注射器完成。目前家庭常用的是用塑料制成的真空罐。

3. 煮罐吸法

多用竹罐，将竹罐放入水中或根据治疗需要配制的中草药药液中煮沸约3分钟，用镊子将罐子颠倒挟出，甩净水液，乘热按压在需吸拔的部位上。3厘米以下口径的小竹罐难以用火排气，用本法较为适宜。

（三）拔罐方法

临床拔罐时，可根据不同的病情，选用不同的拔罐法。常用的拔罐法有以下几种。

1. 留罐

留罐又称坐罐，即将罐吸附在体表后，使罐子吸附留置于施患处部位15分钟，然后将罐起下。此法是常用的一种方法，一般疾病均可应用，而且单罐、多罐皆可应用。

2. 闪罐

火罐吸住后，立即拔下，反复多次，以皮肤渐红为度。此法用于局部麻木、感觉稍迟钝的风湿症、末梢神经炎等疾患，尤其适用于不宜留罐的患者，如小儿、年轻女性的面部。

3. 走罐

在治疗部位和火罐的边缘，薄薄地涂一层凡士林油或其他油类，待火罐吸住皮肤后，一手扶罐底，一手扶罐体，在皮肤上上、下、左、右慢慢移动，到皮肤渐红或出现瘀血为止。此法用于治疗麻痹、风湿症、跌打损伤所致之疼痛及脊神经根炎、发热等。此法适宜于面积较大，肌肉丰厚部位，如脊背、腰臀、大腿等部位。

4. 刺血拔罐

又称"刺络拔罐"。先将选定的穴位或部位用三棱针或梅花针刺后，注意针刺面积应小于罐口，然后将火罐用闪火法罩在点刺的穴位或部位上，使之出血，一般留罐10分钟，亦可稍长，然后把罐起下，用消毒棉球或纱布擦净血迹。此法适用范围较广，各种疾病都可应用。多用于治疗丹毒、扭伤、乳痈等。

5. 针罐

先将选定的穴位或部位，用毫针针刺后，继续留针，再以针为中心，罩上火罐，留置15分钟后起罐起针。

6. 药罐疗法

在火罐疗法的基础上，加入药物成分，发挥药物和拔罐的双重作用。拔罐后局部皮肤充血，有利于药物的吸收。

竹罐疗法是用竹管加中药蒸煮后吸附在体表进行治疗的一种方法，目前应用比较普遍。煮竹管所用的药物，主要为通经活血、祛风除湿的药物，本法多用于治疗风湿痹痛。

操作：药液罐内装入 1/2~1/3 药液，用闪火法或抽气吸引法将药罐迅速按于需要治疗的部位或穴位，一般留罐 15~20 分钟。

（四）起罐方法

起罐也称脱罐，是将罐子卸下之意。医者一手持罐，稍用力使之向同侧倾斜；同时，另一手的食指或拇指轻轻按压对侧罐口边缘的软组织，使空气缓慢进入罐内，罐子即可自行脱落。这一操作过程要求缓慢，否则空气进入太快，负压骤减容易使患者产生疼痛。若罐吸附过强时，切不可用力猛拔，以免擦伤皮肤。

起罐后局部常出现水蒸气，可用脱脂棉球抹拭；若病人感到局部绷紧或不适，可适当揉按一下；若皮肤干皱，可涂些植物油或凡士林。局部针口应以 75%酒精涂抹消毒。治疗结束后一般休息 5~10 分钟才能离开。

（五）拔罐适应症

拔罐法具有通经活络、行气活血、消肿止痛、祛风散寒等作用，其适应范围较为广泛，一般多用于风寒湿痹、腰背肩臂腿痛、关节痛、软组织闪挫扭伤、伤风感冒、头痛、咳嗽、哮喘、胃脘痛、腹痛、痛经、中风偏枯、瘀血痹阻等。

三、注意事项

1. 罐的大小，要按部位选择，要因人、因部位而异：肌肉丰满、平坦处用大罐；部位窄小、肌肉较薄，皮下脂肪较少处用小罐。

2. 应用闪火法时，棉絮蘸沾的酒精不宜多，防止滴下，造成烫伤；用煮竹罐时，必须甩尽罐内的热药液，以免烫伤皮肤；应用刺络拔罐时，要注意查患者的出、凝血时间，实热证可深刺，多出点血；应用针罐时，在扣罩罐子时，决不能撞压针，以免针刺过深，造成不应有的损伤（尤其胸、背部，针刺更不能过深，如果由于不慎撞压致针刺过深，容易产生气胸）。

3. 使用多罐时，密排法，罐距不超过 1 寸，适用于体壮而有疼痛者；疏排法，罐距在 2 寸以上，适用于体弱者。

4. 应用走罐时，不能在骨突出处或小关节处及皮肤有皱襞、细嫩之处，以免损伤皮肤。

5. 用火罐时应注意勿灼伤或烫伤皮肤。

6. 以下情况及部位应禁忌施术：

（1）精神高度紧张、狂燥不安、不合作，或有抽搐者。

（2）皮肤高度过敏，受术部位皮肤破损溃烂，全身极度枯瘦致皮肤失去弹性，或全身高度浮肿者。

（3）受术局部有疝史（如脐疝）、静脉曲张、癌肿者。

（4）怀孕妇女的腹部、腰骶部、三阴交、合谷、昆仑穴等部位。

（5）有凝血机能障碍（如血友病）者。

（6）眼、耳、鼻、口、乳头、睾丸、前阴、肛门、显浅动脉分布处。

第六章　其他针法

第一节　电针疗法

电针疗法是毫针刺激与电生理效应的结合，即毫针刺入腧穴得气后，再在针上通以接近人体生物电的脉冲电流，利用针和电的两种刺激，激发调整经络之气，以防治疾病。电针疗法不但提高了毫针的治疗效果，而且扩大了针刺的治疗范围，具有省时省力、可以准确控制刺激量、提高疗效等优点，广泛应用于多种疾病的治疗。

一、操作方法

电针仪的种类较多，目前我国普遍使用的电针仪都属于脉冲发生器类型，其操作程序基本相近。

（一）电针的选穴

电针的选穴与毫针刺法相同，即循经选穴、局部选穴、经验选穴与按神经分布选穴。但须选取两个穴位以上，一般以取用同侧肢体 1~3 对穴位（即是用 1~3 对导线）为宜。

（二）操作程序

1. 先将毫针刺入腧穴，并出现"得气"感应。

2. 将输出电位器旋钮调到"0"位。

3. 将电针仪上输出导线的两个电极分别接在两根毫针针柄上，负极接主穴，正极接配穴；也可不分正负极，将两根导线任意接在两根针上，一般将同一对输出电极连接在身体同侧；在应用于胸、背部的穴位时，不可将 2 个电极跨接在身体两侧，避免电流回路通过心脏。单穴使用电针时，一个电极接在该穴上，另一个电极接在用水浸湿的纱布上，固定在同侧经络的皮肤上。

4. 打开电源开关，选择适当的波形和频率。

5. 逐步调高输出电流至所需强度。

6. 通电时间一般为 10~20 分钟，有些患者可适当延长。

7. 结束时先将输出电位器调到零位，然后关闭电源，取下导线，再取出毫针。

（三）脉冲电流刺激强度

当电流开到一定强度时，患者会有麻刺感，这时的电流强度称为"感觉阈"。如电流强度再稍增加，患者则会产生刺痛感。能引起疼痛感觉的电流强度称为电流的"痛阈"。脉冲电流的"痛阈"强度因人而异，在不同病态情况下差异也较大。一般情况下，感觉阈和痛阈之间的电流强度，是治疗最适宜的强度。但此区间范围较窄，须仔细调节，超过"痛阈"以上的电流强度，患者不易接受。肢体穴位通电后患者局部肌肉常出现节律性收缩，或伴有酸、麻、热、胀等感觉，刺激强度应以病人能耐受的强度为宜。

（四）疗程

一般 7~10 天为一个疗程，每日或隔日一次。

二、不同波形的作用及适应范围

脉冲电流的频率由每分钟几十次至每秒钟几百次不等。频率快的叫做密波（或叫高频），一般为 50~100 次/秒；频率慢的叫做疏波（或叫低频），一般为 2~5 次/秒。频率与节律配合调节可以形成疏密波、断续波和锯齿波等。目前使用的各种脉冲电针机输出的波形，大体上是相似的，一般都是不对称的双向脉冲。根据治疗的需要，可以选择适当的波形。

（一）连续波

是指电针仪输出的电脉冲是没有经过调制的某一单一固定频率的连续波形，分为密波和疏波。

1. 密波

频率为 50~100 次/秒的连续波。具有降低神经应激功能，可先对感觉神经起抑制作用，接着对运动神经也产生抑制作用，止痛，镇静，缓解肌肉和血管痉挛。常用于针刺麻醉、各种痛证、肌肉痉挛、失眠等。

2. 疏波

频率为 2~5 次/秒的连续波。其刺激作用较强，能引起肌肉收缩，提高肌肉和韧带的张力，对感觉和运动神经的抑制发生较迟。常用于治疗痿证及各种肌肉、关节、韧带和肌腱的损伤等。

（二）疏密波

是疏波和密波自动交替出现的一种波形。疏、密交替持续的时间约各 1.5 秒，能克服单一波形易产生适应的缺点。治疗时兴奋效应占优势，具有促进代谢，促进血液循环，改善组织营养，消除炎性水肿的作用。常用于治疗外伤疼痛如扭挫伤、关节炎、坐骨神经痛、面瘫、肌无力及局部冻伤等病症。

（三）断续波

是有节律地时断时续自动出现的一种波形。断时，在 1.5 秒时间内无脉冲电流输出；续时，是脉冲电连续工作 1.5 秒。对于断续波机体不易产生适应，能提高肌肉组织的兴奋性，对横纹肌有良好的刺激收缩作用。常用于治疗痿证、瘫痪等。

（四）锯齿波

是脉冲波幅按锯齿形自动改变的起伏波，每分钟 16~25 次不等，其频率接近人体的呼吸节律，故可用于刺激膈神经（相当于天鼎穴）作人工呼吸，抢救呼吸衰竭。锯齿波还有提高神经肌肉兴奋性、调整经络功能和改善血液循环等作用。

三、注意事项

1. 电针仪在使用前必须检查性能是否良好，输出值是否正常。治疗后须将输出调节旋全部退至"0"位，随后关闭电源。

2. 调节输出电流量时，应逐渐由小到大，切勿突然增强，以防引起肌肉强烈收缩，致患者不能忍受，或造成弯针、断针、晕针等意外。

3. 电针仪最大输出电压在 40 伏特（V）以上者，最大输出电流应限制在 1 毫安（mA）之内，防止患者发生触电。

4. 应避免电流回路通过心脏。安装心脏起搏器者禁用。

5. 在接近延髓、脊髓部位使用电针时，电流输出量宜小，切勿通电太强，以免发生意外。

6. 孕妇慎用。

7. 温针灸用的毫针，针柄因氧化而不导电；有的毫针针柄是用铝丝绕制而成，并经氧化处理镀成金黄色，氧化铝绝缘不导电。以上两种毫针应将电针器输出导线夹在针体上。

第二节 皮肤针

皮肤针疗法是运用多只短针组成的针具，叩刺人体一定部位或穴位，以激发调节脏腑经络的功能来治疗疾病的一种外治疗法。皮肤针疗法是从古代的"半刺""扬刺""毛刺"等刺法发展而来的，又称"梅花针""七星针"，早在《内经》中就有记载。

皮肤针疗法是以中医经络学说中的"十二皮部"为依据的。十二皮部是十二经脉功能活动反应于体表皮肤的部位，具有保卫机体、抗御外邪和反应病症的作用。十二皮部与脏腑、经络联系密切，运用皮肤针叩刺皮部可调整脏腑经络功能，达到防治疾病的目的。

皮肤针疗法具有操作简单，易学易用，安全方便，经济有效等特点，临床上广泛应用。

皮肤针的针头呈小锤形，附有莲蓬状的针盘，针盘下面散嵌着不锈钢短针，针柄一般长 15~19 厘米（图 6-1）。根据所嵌不锈钢短针的数目，可分别称为梅花针（五枚针）、七星针（七枚针）、罗汉针（十八枚针）等；而现代出现的滚刺筒，则是用金属制成的筒状皮肤针，外形似滚筒状，筒上固定有若干排短针和一个针柄，可以滚动 —— 也称为滚筒式皮肤针，具有刺激面积广、刺激量均匀、使用方便等优点（图 6-2）。

图 6-1　皮肤针

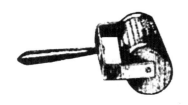

图 6-2　滚刺筒

一、操作方法

（一）持针方法

软柄和硬柄持针方法略有不同。

1. 硬柄皮肤针

用右手握住针柄，以拇指、中指挟持针柄，食指置于针柄中段上面，无名指和小指将针柄固定在小鱼际处（图 6-3）。

2. 软柄皮肤针

将针柄末端固定在掌心，拇指在上，食指在下，其余手指呈握拳状握住针柄（图 6-4）。

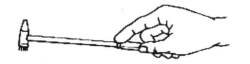

图 6-3　硬柄皮肤针持针式

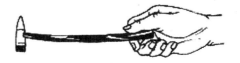

图 6-4　软柄皮肤针持针式

(二) 消毒方法

将皮肤针置于 75% 的酒精内浸泡 30 分钟，也可用煮沸或高压消毒的方法。建议最好每人一针，不交叉使用。皮肤消毒方法同普通针刺消毒方法。

(三) 叩刺方法

将针具及皮肤消毒后，针尖对准叩刺部位，使用手腕之力，将针尖垂直叩打在皮肤上，并立即提起，反复进行。动作要领：腕部用力，叩击时针尖与皮肤要垂直，强度要均匀，叩刺的频率一般为 70~90 次 / 分。可根据病情选择不同的刺激部位和刺激强度。

(四) 叩刺部位

皮肤针的叩刺一般分为循经叩刺、穴位叩刺和局部叩刺三种。

1. 循经叩刺

即循着经脉叩刺，常用于项背腰骶部的督脉和足太阳膀胱经。督脉为阳脉之海，能调节一身阳气；五脏六腑之背俞穴皆分布于膀胱经，故其治疗范围广泛。其次是四肢肘膝以下部位，因其分布着各经的原穴、络穴、郄穴等，可治疗各相应脏腑经络的疾病。

2. 穴位叩刺

即根据穴位的主治作用，选择适当的穴位进行叩刺。临床上常于各种特定穴、华佗夹脊穴、阿是穴等处进行叩刺。

3. 局部叩刺

即在患部进行叩刺的一种方法。如扭伤后局部的瘀肿疼痛及顽癣等，可在局部进行围刺或散刺。

(五) 叩刺强度

皮肤针叩刺强度是根据刺激的部位、患者的体质和病情的不同而决定的，一般分轻、中、重 3 种。

1. 轻刺激

用较轻腕力进行叩刺，以局部皮肤略有潮红，患者无疼痛感为度。适用于老弱妇儿、虚证患者和头面、五官及肌肉浅薄处。

2. 重刺激

用较重腕力进行叩刺，局部皮肤可见隐隐出血，患者有疼痛感觉。适用于体质强壮、实证患者和肩、背、腰、骶部等肌肉丰厚处。

3. 中等刺激

介于轻重刺激之间，局部皮肤潮红，但无渗血，患者稍觉疼痛。适用于一般疾病和多数患者。

（六）治疗时间

每日或隔日 1 次，10 次为 1 疗程，每疗程间可间隔 3~5 日。

二、适用范围

皮肤针的适用范围很广，临床各种病证均可应用，如腰痛、落枕、腱鞘囊肿、网球肘等运动系统疾病以及近视、急性扁桃腺炎、感冒、咳嗽、慢性胃肠疾病、便秘、头痛、失眠、皮神经炎、斑秃、痛经等常见病。

三、注意事项

1. 针具要经常检查，注意针尖有无钩曲及锈蚀，针尖是否平齐，并做好对针具、术者手指和治疗部位的消毒。

2. 叩刺时动作要轻捷，正直无偏斜，以免造成患者疼痛。叩刺时要按一定顺序和方向。

3. 局部如有溃疡或损伤者不宜使用本法，急性传染性疾病和急腹症也不宜使用本法。

4. 叩刺局部若手法重而有出血者，要严格消毒，以防感染。

5. 滚刺筒不宜在骨骼突出部位处滚动，以免产生疼痛和出血。

第三节　三棱针

三棱针法亦称"刺络法"，是用三棱针刺破穴位或浅表血络，放出少量血液，或挑断皮下纤维组织，以治疗疾病的方法。在《内经》中此法被称之为"络刺""赞刺"或"豹纹刺"，现代则称之为"放血疗法"。三棱针刺络放血具有醒脑开窍，泻热消肿，去瘀止痛等作用。

三棱针是点刺放血的工具，古称"锋针"。三棱针一般用不锈钢制成，针长约 6 厘米，针柄呈圆柱形，针身呈三棱状，尖端三面有刃，针尖锋利（图 6-5）。针具使用前须用 70%~75%乙醇浸泡 30 分钟，如用一次性无菌性针具更佳。

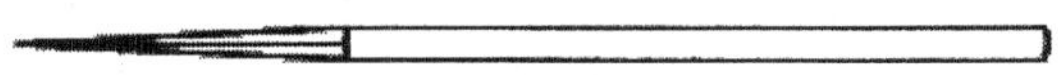

图 6-5　三棱针

一、操作方法

（一）持针方法

右手拇指、食指持住针柄，中指指腹扶住针身下端靠近针尖部，露出针尖 2~5 毫米，以控制针刺深浅度。针刺时左手捏住指（趾）部，或夹持、舒张皮肤，右手持三棱针针刺。

（二）刺法

常用三棱针的针刺方法有以下 4 种：

1. 点刺法

针刺前先推按被刺穴位部，使血液积聚于针刺部位，经常规消毒后，左手拇、食、中三指夹紧针刺部位，右手持针，对准穴位迅速刺入 1~3 毫米深，随即将针退出，轻轻挤压针孔周围，使出血少许，然后用消毒棉球或棉签按压针孔（图 6-6）。此法多用于手指或足趾末端及头面部穴位，如十宣、十二井或头面的太阳、印堂、攒竹、上星等穴。

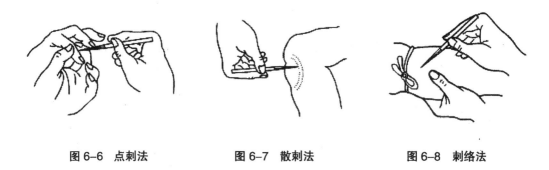

图 6-6　点刺法　　　　　图 6-7　散刺法　　　　　图 6-8　刺络法

2. 散刺法

是对病变局部周围进行点刺的一种方法。根据病变部位大小的不同，可刺 10~20 针以上，由病变外缘环形向中心点刺以促使瘀滞的瘀血或水肿得以排除，达到祛瘀生新、通经活络的目的（图 6-7）。此法多用于局部瘀血、血肿或水肿、顽癣等。针刺深浅根据局部肌肉厚薄、血管深浅而定。

3. 刺络法

先用橡胶皮管结扎在针刺部位上端（近心端），针刺时，左手拇指按压在被针刺部位下端，右手持三棱针对准针刺部位的静脉，迅速刺入脉中，立即将针退出，使其流出少量血液，出血停止后，再用消毒棉球按压针孔。在其出血时，也可轻轻按压静脉上端，以助瘀血外出，毒邪得泄（图 6-8）。此法多用于曲泽、委中等穴，治疗急性吐泻、急性腰扭伤和中暑发热等。

4. 挑刺法

是以三棱针挑断皮下白色纤维组织，用以治疗某些疾病的一种方法。操作时，将针横向刺入穴位皮肤，挑破皮肤 2~3 毫米，然后再深入皮下，挑断皮下白色纤维组织，以挑尽为止。术后碘酒消毒，敷上无菌纱布，胶布固定。对一些惧怕疼痛患者，可先用 0.5% 普鲁卡因少许皮下浸润麻醉，再行挑治。此法常用于血管神经性头痛、肩周炎、失眠、胃脘痛、颈椎病、支气管哮喘等。

二、适应范围

三棱针疗法具有通经活络、泻热开窍、消肿止痛作用。各种实证、热证、瘀血和经络瘀滞、痹阻疼痛等均可应用。如高热、中暑、扭挫伤、中风闭证、咽喉肿痛、目赤肿痛、疳证、痔疮、头痛、指（趾）麻木等，详见表 6-1。

表 6-1　常见病症的三棱针针刺部位与方法

常见病症	针刺部位	方法
高血压	耳尖	点刺
发热	耳尖	点刺
中暑	曲泽、委中	泻血
肩周炎	肩部阿是穴	挑刺
关节肿痛	关节周围	散刺
急性腰扭伤	委中、腰部阿是穴	泻血
头痛	太阳、印堂	点刺
目赤肿痛	太阳、耳尖	点刺
咽喉肿痛	少商	点刺
中风失语	金津、玉液	点刺
疳积	四缝	点刺

三、注意事项

1. 必须无菌操作，以防感染。
2. 点刺、散刺时手法宜轻宜快，出血不宜过多，以数滴为宜。注意勿刺伤深部动脉。
3. 三棱针法刺激较强，治疗过程中须注意患者体位，以防晕针。
4. 病后体弱、明显贫血、孕妇和有自发性出血倾向者不宜使用。

第四节 小针刀

小针刀是由金属材料做成的在形状上似针又似刀的一种针灸用具。这种用具，以针的方式刺入人体，不需长形切口，而在体内又能发挥刀的治疗作用。小针刀法是在切开性手术法的基础上结合针刺方法，利用特制的针具刺入深部病变处进行切割、剥离等不同形式的刺激，以达到疏通经络、止痛祛病的目的。这种方法虽然仅有20余年的发展史，但因操作独特、疗效显著，正越来越受到人们的重视。

小针刀疗法治疗过程操作简单，切口小，不用缝合，对人体组织的损伤也小，且不易引起感染，病人也无明显痛苦和恐惧感，术后无需休息，治疗时间短，患者易于接受。其适应证主要是软组织损伤性病变和骨关节病变。

一、操作方法

（一）针具

目前临床使用的小针刀，是由特种医用合金不锈钢经特殊工艺制作而成的，也有的采用不锈钢材料和高强度铁合金材料制作。小针刀长10~15厘米，分手持柄、针身、针刀3部分，针体多为圆柱体，直径为0.4~1.2毫米，质硬略有弹性，刀口小而锋利，尾部是一个能准确掌握刀口运行位置和方向的葫芦形刀柄，刀口线与刀柄平面处于同一平面内（图6-9）。其规格主要分为Ⅰ型、Ⅱ型和Ⅲ型三种。小针刀在应用前必须高压灭菌或经酒精浸泡消毒。

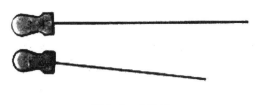

图6-9 小针刀

（二）操作前的准备

1. 消毒

（1）高压蒸气消毒。手术用品，包括小针刀、手套、孔巾、纱布等。

（2）医生术前必须肥皂洗手，穿干净的白大衣、戴帽子和口罩，戴无菌手套。

（3）选好治疗点后，用2%碘酒棉球以记号为中心开始逐渐向周围至少5厘米以上涂擦，不可由周围再返回中心，75%酒精脱碘两次。局部覆盖无菌孔巾，从孔口进针。

2. 体位

体位的选择以医生操作时方便、患者治疗时感觉舒适为原则。如颈部治疗，多采用坐位；头部治疗可根据情况选择仰头位或低头位。临床上常用的体位以卧位和坐位居多。

（三）操作

1. 局部麻醉

为了减轻局部操作时引起的疼痛，可作局部麻醉，以阻断神经痛觉传导。常用的注射药物有：1%普鲁卡因2~5毫升（每个进针点）、2%利多卡因5毫升左右（每个进针点）和2%利多卡因5毫升，曲安奈德（确炎松）10毫克，混匀后分别注入2~3个治疗点。

2. 持针法

右手拇、食指捏住针柄，中指、无名指扶住针体，操作时以中指或无名指为支点，并可抵住皮肤，控制进针深度，防止刺入过深或用力不当使针刀滑入危险部位。若针体较长时多采用双手持针法，右手拇、食指捏住针柄，中指、无名指扶抵针体上段，左手拇、食指捏住针体下段或尖部，操作时以左手拇、食指夹持的部位为支点，操作起来稳而有力，必要时可用左手拇指。手指用力推动针体使针刃移动，起到铲剥的作用。

3. 进针法

术者左手固定在进针点周围，右手持适当型号的小针刀，将针刀刃贴于左手拇指甲壁，稍用力下压可刺破皮肤，为了尽量避免损伤，刀口线的方向应与病变部位肌肉、韧带的纤维方向一致，或与神经、血管的运行方向一致。然后轻松用力、缓慢推进，仔细体会手下针刀穿透的解剖部位层次，以便寻找病变部位。当医者针刀下有硬韧、粘连感等，或患者出现酸胀、麻木时，应停止进针。

4. 剥离

当进针到一定的部位，并获得一定的针感时，可根据病变部位性质进行不同方式剥离动作3~5次。一般剥离步骤是：先纵行疏通剥离，后横行铲剥，主要用于对肌肉、神经、血管、韧带在骨面上的粘连、瘢痕组织进行松解，这样可防止对神经、血管的损害。对因肌筋膜紧张、挛缩、变硬等原因引起的病变，需松解肌筋膜时，针刀要先切开松解，然后再横行大幅度摆动针体；对关节周围大范围粘连、结疤等变性组织的松解，针刀一般沿骨关节间隙周围松解，把关节囊及阻碍关节活动的组织松开，然后被动活动关节以进一步松解。

（1）纵行疏通剥离法：施术时刀口线与肌腱、韧带的纤维方向一致，针体垂直骨面刺入，刀刃接触骨面后，与刀口线一致进行疏通，即来回摆动，并可按照粘连、结疤的面积大小，分几条线疏剥，但不可横行（即垂直于刀口线方向）铲剥。本法适用于因肌腱、韧带在骨面的附着点处发生粘连，出现瘢痕而引起的病痛。

（2）横行疏通剥离法：施术时刀口线与肌肉、韧带的纤维方向一致，针体垂直骨面刺入，当针刃接触到骨面后，针体左右摆动，将粘连在骨面上的肌肉、韧带从骨面上铲起，针下有松动感时出针。本法适用于因肌肉与韧带损伤后与相邻的骨面发生相连，当肌肉、韧带收缩或拉长时，会因与骨面的粘连面受牵拉或刺激而引起疼痛，限制肢体运动者。

5. 出针及术后处理

术后拔出针刀，同时快速以干棉球长时间压迫，以防出血过多。由于本法治疗属闭合性手术，损伤较小，术后表皮多留一个小孔，一般情况下无需特殊处理，在针孔处覆盖创可贴或消毒纱布保护针孔即可，必要时可服用抗生素以防感染。术后应适当休息，以防术后晕针。

（四）疗程

每次每穴切割剥离 2~5 次即可出针，一般治疗 1~5 次多可治愈，两次相隔时间可视情况定为 5~7 天不等。

二、适应范围

小针刀法的临床适应范围较广泛，以软组织损伤性病变和骨关节病变疗效最好。

应用指征：患者自觉某处有疼痛明显，医生在病变部位可触到敏感性压痛，触诊可摸到皮下有条索状或片状或球状硬物或结节，用指弹拨病变处有响声。

小针刀法的临床适应症：颞颌关节功能紊乱、颈椎综合征、外伤性头痛、肱骨外上踝炎（网球肘）、屈指肌腱狭窄性腱鞘炎（弹响指）、腰椎间盘突出症、腰肌劳损、第 3 腰椎横突综合症、梨状肌损伤综合征、坐骨结节滑囊炎、股骨大转子滑囊炎、髂胫束损伤、股四头肌损伤、内收肌损伤、腘绳肌损伤、膝关节骨性关节炎、足跟痛（跟骨骨刺）等。

三、注意事项

1. 由于小针刀疗法是在非直视下进行操作治疗，操作者必须熟悉刺激部位的解剖知识，以提高操作的准确性和治疗效果，防止意外损伤。

2. 小针刀进针或剥离时，手法宜轻而快，这样可以减轻进针带来的疼痛。在深部进行铲剥、横剥、纵剥等法剥离操作时，手法宜轻而准，以免加重疼痛，甚或损伤周围的组织。

3. 严格无菌操作，预防术后感染。

4. 术后 24 小时内，不宜局部热敷、理疗和按摩治疗。2 日内针孔处勿沾水，保持清洁，以防感染。

5. 治疗后 3 日内，应避免过多牵拉、活动患处以免再次撕裂损伤，使创面出血或渗液过多而影响治疗效果。3 天后可适当活动或循序渐进地锻炼。

6. 体质虚弱、凝血功能障碍、严重骨质疏松、严重心血管疾病、骨结核及诊断不明患者，妇女经期及妊娠期慎用或禁用小针刀治疗。

第五节 水针疗法

水针疗法又称穴位注射法，是针刺与药物注射相结合的一种外治疗法。其注射的部位是人体的腧穴，用注射器的针头代替针具刺入穴位，在得气后注入药液来治疗疾病。水针疗法是将针刺与中西药物对穴位的渗透刺激作用结合起来，发挥药物与腧穴的双重作用来调整和改善机体的功能状态，以达到阴阳平衡、治疗疾病的目的。

水针疗法具有适用范围广泛、治疗效果明显、操作简便、作用迅速等特点。

一、常用药物

一般来说，能应用于肌肉注射的药物均可用来做穴位注射，医生可根据患者病情，结合药物的药理作用和禁忌选择使用。常用的药物有以下 3 类。

1. 维生素类：维生素 B_1、维生素 B_6、维生素 B_{12} 注射液，维生素 C 注射液，维丁胶性钙注射液。

2. 中草药制剂：丹参注射液、川芎嗪注射液、鱼腥草注射液、银黄注射液、柴胡注射液、威灵仙注射液、徐长卿注射液、清开灵注射液、葛根素注射液、生脉注射液等。

3. 其他常用药物：5%~10%葡萄糖、生理盐水、三磷酸腺苷、神经生长因子、胎盘组织液、硫酸阿托品、山莨菪碱、青霉素、强的松龙、地塞米松、盐酸普鲁卡因、利多卡因、氯丙嗪等。

二、操作方法

（一）针具

使用消毒或一次性的注射器与针头。可根据使用药物和剂量的大小及针刺的深浅，选用不同规格的注射器和针头，一般可使用 1 毫升、2 毫升、5 毫升注射器，若肌肉肥厚部位可使用 10 毫升、20 毫升注射器。针头可选用 5~7 号普通注射针头、牙科用 5 号长针头，以及肌肉封闭用的长针头等。

（二）操作程序

选择适宜的消毒注射器和针头，抽取适量的药液，在穴位局部消毒后，右手持注射器对准穴位或阳性反应点，快速刺入皮下，然后将针缓慢推进，达一定深度后，进行和缓的提插，当获得得气感应时，回抽无血后，再将药液注入。凡急性病、体强者可用快推的较强刺激；慢性病、体弱者可用缓推的较弱刺激；一般疾病，用中等速度推药液。如推注药液较多，可采用由深至浅，边推药液边退针，或分几个方向注射药液。

（三）注射剂量

水针疗法使用的药物剂量差异较大，其大小决定于注射部位、药物的性质和浓度。一般耳穴每穴注射 0.1 毫升，面部每穴注射 0.3~0.5 毫升，四肢部每穴注射 1~2 毫升，胸背部每穴注射 0.5~1 毫升，腰臀部每穴注射 2~5 毫升或 5%~10% 葡萄糖每次可注射 10~20ml，而刺激性较大的药物（如乙醇）和特异性药物（如抗生素、激素、阿托品等）一般用量较小，每次用量为常规量的 1 / 10~1 / 3。中药注射液的穴位注射常规剂量为 1~4 毫升。

（四）选穴与疗程

选穴原则同毫针刺法。选穴宜少而精，每次以 1~2 个腧穴为宜，最多不超过 4 个穴位。为获得更佳疗效，最好选用背腰部、胸腹部或四肢部出现的条索、结节、压痛，以及皮肤的凹陷、隆起、色泽变异等阳性反应的穴位或部位进行注射。

每日或隔日注射 1 次，治疗后反应强烈的也可以间隔 2~3 日注射 1 次，所选腧穴可交替使用。7~10 次为 1 疗程，疗程间休息 3~5 日。

三、适应范围

水针疗法的适用范围非常广泛，凡是针灸的适应症大部分都可用本法治疗，如痹证、中风、痿证、扭挫伤、面瘫、三叉神经痛、坐骨神经痛、头痛、失眠、心悸、心痛、高血压、感冒、咳嗽、哮喘、胃痛、腹痛、泄泻、痢疾、风疹、痤疮、痛经、月经不调、崩漏以及小儿麻痹后遗症等。

四、注意事项

1. 严格无菌操作，预防感染。

2. 治疗时应对患者说明注射后的正常反应，如注射后局部可能有酸胀感，有时持续时间较长，但一般不超过 1 日。如因消毒不严而引起局部红肿、发热等，应及时处理。

3. 注意药物的有效期、药物有无沉淀变质、配伍禁忌、副作用、过敏反应等情况。凡能引起过敏反应的药物，如青霉素、链霉素等，必须做皮试，阳性反应者不可应用此药。副作用较强的药物，使用亦当谨慎。

4. 一般药液不宜注入关节腔、脊髓腔和血管内。应注意穴位注射法避开神经干，以免损伤神经。

5. 孕妇的下腹部、腰骶部和三阴交、合谷等穴不宜用穴位注射，以免引起流产。年老、体弱者，选穴宜少，药液剂量应酌减。

第七章　针灸治疗概述

第一节　针灸的治疗作用

我国历代医家通过长期的针灸医疗实践，逐渐总结出针灸具有疏通经络、调和阴阳、扶正祛邪的作用。现代临床研究从很多方面证实针灸具有上述治疗作用，并且进一步完善了针灸临床的处方和刺灸方法，深化了对针灸作用机制的认识。

一、疏通经络

疏通经络作用是指经过针灸治疗可使瘀阻的经络通畅，从而发挥其正常的生理功能，这是临床针灸最基本、最直接、应用最广的治疗作用。运行气血是经络最主要的生理功能之一，所谓"内属于腑藏，外达于肢节"。经络功能正常，气血运行就通畅，身体诸脏腑、四肢百骸得以濡养，内脏和体表得以沟通，机体才可以发挥正常的生理功能。如果经络功能失常，气血运行受阻，就会影响人体正常的生理功能，甚至会出现一系列病理变化，最终形成疾病。

按照经络理论，经络不通，气血运行受阻，临床上常表现为疼痛、麻木、肿胀等症状。针灸的疏通经络作用，就是依据经络的循行，选择适当的腧穴与针刺手法，促使经络恢复通畅，气血运行正常，达到治疗疾病的目的。

二、调和阴阳

调和阴阳是指针灸可以使机体从"阳胜则阴病，阴胜则阳病"的病理状态恢复到"阴平阳秘"的正常的阴阳平衡状态，使脏腑经络恢复正常。阴阳平衡是中医、也是针灸治疗所要达到的根本目的。

针灸调和阴阳的作用，主要是通过经络的阴阳属性、腧穴配伍与针刺手法来实现的。比如中风后出现的足内翻，按照经络辨证，可以确定为阳经缓而阴经急，治疗时采用补阳经而泻阴经的针刺方法，来达到平衡阴阳的作用。另外，肝阳上亢引起的头痛、头晕，按照阴阳理论，可取足少阴太溪穴滋养肾阴，也可取足厥阴太冲穴泻肝阳，使阴阳平衡，从而消除症状。

三、扶正祛邪

扶正祛邪作用是指针灸可以扶助机体正气，祛除病邪。中医理论认为，疾病的整个发生、发展与转归的过程，实质上是正邪相争的过程。因此，扶正祛邪是疾病向好的方向发展的基本保证，是中医治疗的根本方法。针灸治病必须坚持这一原则。

针灸治疗作用尽管不像中医药物的药性与药理作用那样显而易见，但针灸的扶正祛邪就是通过补虚泻实的作用而实现的。

第二节　针灸治疗的原则

针灸治疗的原则就是运用针灸治疗疾病必须遵循的基本法则，是确立治疗方法的基础。一旦临证，疾病变化多端，针灸治疗方法多种多样，一定要从总体上把握针灸的治疗原则，这可以化繁为简，对于临床治疗具有指导意义。

一、治本与治标

"标""本"是中医学基础治疗原则中的概念。标与本是相对说明病变过程中各种矛盾的主次关系。从正邪双方而言，正气为本，邪气为标；从病因与症状而言，病因为本，症状为标；从疾病的先后而言，旧病为本，新病为标。

治病求本是中医治疗的基本原则，体现了辨证论治的精髓。在治疗疾病的过程中务求抓住疾病的根本原因，采取针对性的治疗方法。认真分析疾病的本质，去假存真，只有抓住了疾病的本质，才能达到治愈疾病的目的。

（一）急则治标

急则治标就是当患者病症处于紧急状况时，首先要施以急救治疗措施，不论何种本病，当以解除危及患者生命的标病，抢救生命或缓解病情为目的。当急症处理后，再进一步治疗本病。临床如患者突然高热抽搐，应当首先针刺大椎、水沟、合谷、太冲等穴，以泻热、开窍、熄风止痉；昏迷者宜先针刺水沟，醒脑开窍等。

（二）缓则治本

临床对于大多数慢性疾病或急性热病的康复期都要坚持"治病求本"的原则，针对病因进行针对性的治疗，才能"治病除根"。《素问·阴阳应象大论篇》说："治病必求于本。"肾阳虚引起的五更泄，泄泻是其症状为标，肾阳不足为本，治宜灸气海、关元、命门、肾俞。

（三）标本同治

在临床上也可见到标病和本病并重的情况，这时应当采取标本同治的方法。如体虚感冒，单纯解表可使机体正气更虚，单纯扶正可能留邪，因此，应当益气解表，益气为治本，解表为治标，宜补足三里、关元，泻合谷、风池、列缺等。

二、补虚泻实

"虚"指正气不足，"实"指邪气盛。虚则补，实则泻。《素问·通评虚实论篇》说："邪气盛则实，精气夺则虚。"《灵枢·经脉》说："盛则泻之，虚则补之……陷下则灸之，不盛不虚以经取之。"

补虚与泻实的含义有二：一是指治法，即针对病的虚或实，确定补或泻的治疗方法，以指导立法处方用穴；二是指补泻针法，运用补虚或泻实的针刺手法以达到治疗的目的。此两者既有区别，又有联系，相互为用，不可分割。

（一）补虚

针刺治疗虚证用补法，主要是通过针刺手法的补法和穴位的选择和配伍等而实现的。如在有关脏腑经脉的背俞穴、原穴，施行补法，可达到改善脏腑功能，补益阴阳、气血等不足的目的。

1. 补其本经

即某一脏腑虚弱时，即取本经之穴以补之。例如，心虚者取手少阴，脾虚者取足太阴，肺虚者取手太阳等。一般以取本经的原穴和背部本脏腧穴为主。

2. 补表里经

即取与病变脏腑表里相关的经穴。例如，脾与胃相表里，脾虚可补足阳明经，胃虚可补足太阳经；肝与胆相表里，肝虚可补足少阳经，胆虚可补足厥阴经等。

3. 虚则补母

即根据脏腑生克关系，所生者为母，母能令子虚的理论而来。例如，土生金，脾胃属土，肺属金，肺脏虚时可取脾胃经之穴，或取其属土穴位以补母脏；也可选肺经中属土的母穴（太渊）以补之，或二者同时应用，即临床常用补土生金法。

对于阴虚血虚者，一般均用针补法。阴虚而阳亢火动者，可取足少阴经以滋水，即所谓壮水之主以制阳光。血虚者可取藏血统血之肝脾经穴以补之，或取脾胃经穴以补生化之源。气虚阳虚者，可多用灸法，或针灸并施。

（二）泻实

针刺治疗实证用泻法主要是通过针刺手法的泻法、穴位的选择和配伍等而实现的。

如在穴位上施行捻转、提插、开阖等泻法，可以起到祛除人体病邪的作用；应用偏泻性能的腧穴，如十宣穴、水沟、素髎、丰隆、血海等，也可起到祛邪的目的。

1. 泻其本经

即某脏腑实证取其本经之穴以泻之，与补虚法相仿。穴位选择，一般多选择本经募穴、合穴，急症实症，可取郄穴和井穴等。

2. 泻表里经

即取病变脏腑表里相关的经穴。例如肝实证可取足少阳经之穴以泻之；胃实证，可取足太阴经之穴以泻之。选择穴位与本经取穴相同，而络穴之应用亦甚重要。

3. 实则泻子

我生者为子，病变时，子能令母实，治疗时应泻其子脏。如肺经实证，因金生水，故可泻肾经之穴，如属水的阴谷穴；也可取本经之子穴，如取肺实证双手太阴尺泽（属水）以泻之。

气实者可选择有关气分的穴位，血实者应按照血实者决之的治法，应用刺血法，实而热者应与清热法并用。痰浊内停，痰血留着，则当根据病位与性质，在有关经穴中采用适当的泻法。

（三）补泻兼施

临床由于虚实并见的病例较多，因而补泻兼施乃为常用之法。如肝强而脾弱者，临床上常见胁肋胀痛，嗳气呕酸的肝强症状，同时又兼见腹痛、纳呆、便溏等脾虚症状，治疗时应泻足厥阴、少阳，补足太阳、阳明。又如肾阴不足，心火亢盛者，常见心悸，失眠，遗泄等证，则应补足少阴，泻手少阴，均属补泻兼施之例。

要根据虚实的情况，采用适当的补泻方法，才能抓住病机，取得疗效。

三、因时、因地、因人制宜

（一）因时制宜

针灸治疗疾病时，要充分考虑患者就诊的时辰、季节。中医的整体观念认为，四时气候的变化对人体的生理功能和病理变化会有一定的影响。冬季人体多感受风寒，夏季多感受风热；春夏阳气升发，人体气血趋向体表，病邪多在浅表；秋冬气血潜藏于内，病邪多在深部；故治疗上春夏宜浅刺，秋冬宜深刺。子午流注针法是依据人体气血流注盛衰与一日不同时辰的相应变化规律而治疗疾病的。

（二）因地制宜

人由于居住地地理环境、气候条件不同，人体的生理功能、病理表现也会有差异，治疗时要选用不同的方法。东北寒冷之地，治疗应用温灸，壮数较多；在南方温热潮湿之地，治疗中要壮数少。《素问·异法方宜论》指出，"北方者……其地高陵居，风寒冰冽，其民乐野处而乳食，藏寒生满病，其治宜艾焫；南方者……其地下，水土弱，雾露之所聚也，其民嗜酸而食胕，故其民皆致理而赤色，其病挛痹，其治宜微针"。

（三）因人制宜

根据病人年龄、性别、体质、生活习惯等的不同特点，进行选穴施治，称为因人制宜。因为人体的秉赋各有不同，所以个体之间存有差异。例如：体质有强弱，形体有胖瘦，年龄有长幼，性别有男女等。针灸治疗时，就应根据患者的具体情况决定其处方、选穴及施术手法。

临床中有患者针刺后针感强而且持久，易于得气；有患者针刺后针感弱而且短暂，甚至不易得气。有患者对针刺的耐受力强，刺激量就大；有患者对针刺的耐受力弱，刺激量就小。

一般地讲，体质强壮的手法可重，体质虚弱的手法宜轻；形体肥胖的人宜深刺，形体消瘦的人宜浅刺；小儿进针宜快，手法宜轻；妇女孕期不宜取下腹部腧穴，手法宜轻；对于素体阳盛者应慎用灸法。

第三节　针灸处方的选穴与配穴

针灸处方是在中医基础理论尤其是经络学说的指导下，针对病情需要，在辨证立法的基础上，选取腧穴并进行配伍，进而确立刺灸方法而形成的治疗方案。处方是否得当，关系治疗效果的优劣。

一、针灸处方的选穴

选取穴位应该遵循的基本法则，包括近部取穴、远部取穴和随症取穴。

（一）近部取穴

是在病变局部或距离病变比较接近的范围选取穴位的方法，是腧穴局部治疗作用的体现。近部取穴主要是针对病变部位而确定腧穴的选穴原则，又称局部取穴。多用于局部症状比较明显的病症，如巅顶痛取百会；肩痛取肩髃、臑俞；胃痛选中脘；面瘫局部选颊车、地仓、颧髎，近部选风池穴。

（二）远部取穴

是根据腧穴具有远治作用的特点提出的，即在病变部位所属和相关的经络上，距病位较远的部位选取穴位的方法，是"经络所过，主治所及"治疗规律的体现。如胃痛选足阳明胃经的足三里，上牙痛选足阳明经的内庭，下牙痛选手阳明大肠经的合谷穴等。

（三）随症取穴

随症取穴又称对证取穴，是根据疾病的特殊症状而选取穴位的原则，是腧穴特殊治疗作用及临床经验在针灸处方中的具体运用，如腰痛选腰痛点，落枕选取外劳宫，哮喘选定喘穴，痛经针刺至阴穴等，这是大部分奇穴的主治特点。

二、配穴方法

在选穴原则的指导下，针对疾病的病位、病因、病机等，应选取主治作用相同或相近，或对于治疗疾病具有协同作用的腧穴进行配伍，其法大体可归纳为按经脉配穴和按部位配穴两大类。

（一）按经脉配穴法

是以经脉和经脉相互联系为基础而进行穴位配伍的方法，主要包括本经配穴法、表里经配穴法和同名经配穴法。

1. 本经配穴法：当某一脏腑、经脉发生病变时，即选该脏腑、经脉的腧穴配成处方。如胃火循经上扰导致的牙痛，可在足阳明胃经上近取颊车，远取荥穴内庭；肺失宣降的咳嗽，可在手太阴肺经上近取中府，远取尺泽和太渊。

2. 表里经配穴法：本经是以脏腑、经脉的阴阳表里配合关系为依据的配穴方法。当某一脏腑经脉发生疾病时，取该经和与其相表里的经脉腧穴配合成方。如风热袭肺导致的感冒咳嗽，可选肺经的尺泽和大肠经的曲池、合谷。又如《灵枢·五邪》所说，"邪在肾，则病骨痛，阴痹……取之涌泉、昆仑"。另外，原络配穴法也是表里经配穴法，是这种配穴法中的特殊实例。

3. 同名经配穴法：是将手足同名经的腧穴相互配合的方法，此法是基于同名经"同气相通"的理论而产生的。如阳明头痛取手阳明大肠经的合谷配足阳明胃经的内庭；落枕取手太阳小肠经的后溪配足太阳膀胱经的昆仑。

（二）按部位配穴法

本法是结合机体腧穴分布的部位进行穴位配伍的方法，主要包括上下配穴法、前后配穴法和左右配穴法。

1. 上下配穴法：是指将人体上部腧穴和下部腧穴配合应用的方法，在临床上应用较为广泛。如胃脘痛可上取内关，下取足三里；肾阴不足导致的咽喉肿痛，可上取曲池或鱼际，下取太溪或照海；八脉交会穴的配对应用也属本配穴法。

2. 前后配穴法：是指将人体前部和后部的腧穴配合应用的方法，主要是将胸腹部和背腰部的腧穴配合应用，在《内经》中称之为"偶刺"。这种配穴方法常用于治疗脏腑疾患，如膀胱疾患，前取水道或中极，后取膀胱俞或秩边；肺病可前取华盖、中府，后取肺俞；临床上常见的俞、募穴配合应用就属于本配穴法的典型实例。

3.左右配穴法：是指将人体左侧和右侧的腧穴配合应用的方法。本方法是基于人体十二经脉左右对称分布和部分经脉左右交叉的特点总结出来的。在临床上常选择左右同一腧穴配合运用，是为了加强腧穴的协同作用，如胃痛可选双侧足三里、梁丘等。当然，左右配穴法并不局限于选双侧同一腧穴，如左侧偏头痛，可选同侧的太阳、头维和对侧的外关、足临泣；左侧面瘫可选同侧的太阳、颊车、地仓和对侧的合谷。

三、特定穴的应用

经络输穴总论中我们学习了特定穴的涵义，这些穴位，在临床使用时相互配合，疗效较好，所以常在针灸处方中配合应用。

（一）五输穴的应用

五输穴在临床上的应用非常广泛，是远部选穴的主要穴位。十二经脉中每条经有 5 个穴位属于五输穴，故人体共有五输穴 60 个。五输穴不仅有经脉归属，而且具有自身的五行属性，按照"阴井木""阳井金"的规律进行配属。十二经脉五输穴穴名及其五行属性见表 7-1 表 7-2。

表 7-1　阴经五腧穴表

	经脉	井（木）	荥（火）	输（土）	经（金）	合（水）
手三阴	手太阴肺经（金）	少商	鱼际	太渊	经渠	尺泽
	手厥阴心包经（君火）	中冲	劳宫	大陵	间使	曲泽
	手少阴心经（火）	少冲	少府	神门	灵道	少海
足三阴	足太阴脾经（土）	隐白	大都	太白	商丘	阴陵泉
	足厥阴肝经（木）	大敦	行间	太冲	中封	曲泉
	足少阴肾经（水）	涌泉	然谷	太溪	复溜	阴谷

表 7-2　阳经五腧穴表

	经脉	井（金）	荥（水）	输（木）	经（火）	合（土）
手三阳	手阳明大肠经（金）	商阳	二间	三间	阳溪	曲池
	手少阳三焦经（相火）	关冲	液门	中渚	支沟	天井
	手太阳小肠经（火）	少泽	前谷	后溪	阳谷	小海
足三阳	足阳明胃经（土）	厉兑	内庭	陷谷	解溪	足三里
	足少阳胆经（木）	足窍阴	侠溪	足临泣	阳辅	阳陵泉
	足太阳膀胱经（水）	至阴	足通谷	束骨	昆仑	委中

五输穴的应用可归纳为以下 3 点。

1. 按五输穴主病特点：井穴多用于急救，如点刺十二井穴可抢救昏迷；荥穴主要用于治疗热证，如胃火牙痛选胃经的荥穴内庭可清泻胃火；输穴主要治疗经脉循行所过部位的病证；经穴可用于喘咳和咽喉病症；合穴可用于肠胃等六腑病症。

2. 按五行生克关系选用：《难经·六十九难》提出"虚者补其母，实者泻其子"的观点，将五输穴配属五行，然后按"生我者为母，我生者为子"的原则，虚证用母穴，实证用子穴。这一取穴法亦称为子母补泻取穴法。在具体运用时，分本经子母补泻和他经子母补泻两种方法。例如，肺经的实证应"泻其子"，肺在五行中属"金"，因"金生水"，"水"为"金"之子，故可选本经五输穴中属"水"的合穴即尺泽；肺经的虚证应"补其母"，肺属"金"，"土生金"，"土"为"金"之母，因此，应选本经属"土"的五输穴，即输穴太渊。这都属于本经子母补泻法。同样用肺经实证来举例，在五行配属中肺属"金"，肾属"水"，肾经为肺经的"子经"，根据"实则泻其子"的原则，应在其子经（肾经）上选取"金"之"子"即属"水"的五输穴，为肾经合穴阴谷。各经五输穴子母补泻取穴如表7-3所示。

表 7-3　子母补泻取穴表

		脏						腑					
		金	水	木	君火	相火	土	金	水	木	君火	相火	土
本经子母穴	经脉	肺经	肾经	肝经	心经	心包经	脾经	大肠经	膀胱经	胆经	小肠经	三焦经	胃经
	母穴	太渊	复溜	曲泉	少冲	中冲	大都	曲池	至阴	侠溪	后溪	中渚	解溪
	子穴	尺泽	涌泉	行间	神门	大陵	商丘	二间	束骨	阳辅	小海	天井	厉兑
他经子母穴	母经	脾经	肺经	肾经	肝经	肝经	心经	胃经	大肠经	膀胱经	胆经	胆经	小肠经
	母穴	太白	经渠	阴谷	大敦	大敦	少府	足三里	商阳	足通谷	足临泣	足临泣	阳谷
	子经	肾经	肝经	心经	脾经	脾经	肺经	膀胱经	胆经	小肠经	胃经	胃经	大肠经
	子穴	阴谷	大敦	少府	太白	太白	经渠	足通谷	足临泣	阳谷	足三里	足三里	商阳

3. 按时选用：天人相应是中医整体观念的重要内容，经脉的气血运行和流注也与季节和每日时辰的不同有密切的关系。《难经·七十四难》说："春刺井，夏刺荥，季夏刺输，秋刺经，冬刺合。"这实质上是根据手足三阴经的五输穴均以井木为始，与一年的季节顺序相应而提出的季节选穴法。

（二）原穴、络穴的应用

在六阳经中，原穴排列于五输穴的"输穴"之后，而在六阴经中，则"输穴"亦即原穴。原穴与三焦有密切关系。三焦是原气的别使，它导源于脐下肾间动气而输布于全身，和内调外，宣上导下，关系着整个人体的气化功能，特别是五脏六腑的生理活动。针刺原穴，能通达三焦原气，调整内脏功能，因此原穴治疗内脏病有重要作用。

络穴除在十二经中各有一个外，还有任、督脉络穴和脾之大络，合计为十五络穴。络穴与络脉有密切关系。络脉在表里经之间有纽带的作用，因此络穴的主治特点，在于治疗表里两经的有关病证。如足太阴经络穴公孙，不仅主治脾病，也能治疗胃病。至于长强、鸠尾、大包则以治疗患部及内脏病为主。

原穴和络穴既可单独应用，也可相互配合使用。临床上常把先病经脉的原穴和后病的相表里的经脉络穴相配合，称为原络配穴法或主客原络配穴法，是表里经配穴法的典型用法。肺经先病,先取其经的原穴太渊,大肠后病,再取该经络穴偏历。反之,大肠先病,先取本经原穴合谷,肺经后病,后取该经络穴列缺。

（三）俞穴、募穴的应用

俞穴位于背腰部的膀胱经第 1 侧线上,募穴则位于胸腹部。每一脏腑均有各自的俞穴和募穴。由于俞穴和募穴都是脏腑之气输注和汇聚的部位,在分布上大体与对应的脏腑所在部位相接近,因此,主要用于治疗相关脏腑的病变。如肺热咳嗽,可泻肺之俞穴肺俞;寒邪犯胃出现的胃痛,可灸胃之募穴中脘。另外,俞穴和募穴还可用于治疗与对应脏腑经络相联属的组织器官疾患,如肝开窍于目,主筋,目疾、筋病可选肝俞;肾开窍于耳,耳疾可选肾俞。

此外,脏腑病变时,常在俞穴、募穴上出现阳性反应物,如压痛、敏感点等,因此诊察时按压俞穴、募穴,可结合其他症状判断出脏腑的疾患。

（四）八脉交会穴的应用

八脉交会穴是与奇经八脉经气相通的 8 个腧穴,在临床上当奇经八脉出现相关的疾病时,可以用八脉交会穴来治疗。如督脉病变出现的腰脊强痛,可选后溪;胸腹胀满、脘痛纳少等证,可取内关与公孙 —— 因阴维脉通于内关,冲脉通于公孙,阴维与冲脉合于心、胸、胃之故。又如咽痛、胸满、咳嗽,可以取列缺与照海,因任脉通于列缺,阴跷通于照海,任脉与阴跷合于肺系、咽喉、胸膈之故。

（五）八会穴、郄穴的应用

八会穴即脏会章门,腑会中脘,气会膻中,血会膈俞,筋会阳陵泉,脉会太渊,骨会大杼,髓会绝骨 8 穴。这 8 个穴位虽属于不同经脉,但对于各自所会的脏、腑、气、血、筋、脉、骨、髓相关的病证有特殊的治疗作用,临床上常把其作为治疗这些病证的主要穴位。如六腑之病可选腑会中脘,筋脉损伤可取阳陵泉。

郄穴有 16 个,是治疗本经和相应脏腑病证的重要腧穴,尤其在治疗急症方面有独特的疗效。一般来说,阴经郄穴治疗血证,阳经郄穴治疗痛证。如急性胃脘痛,取胃经郄穴梁丘;肺病咯血,取肺经郄穴孔最等。郄穴除单独使用外,常与八会穴配合使用,故有"郄会配穴"之称。如梁丘配腑会中脘治疗急性胃痛;孔最配血会膈俞治疗咳血骤作。脏腑疾患也可在相应的郄穴上出现疼痛或压痛,根据疼痛或压痛的郄穴的循行经脉,可以帮助我们进行诊断。

（六）交会穴的应用

交会穴具有治疗交会经脉疾病的特点。如三阴交是足太阴脾经腧穴,又是足三阴经的交会穴,因此,它不仅治疗脾经病证,也可治疗足少阴肾经和足厥阴肝经的病证。

（七）下合穴的应用

下合穴主要用于治疗六腑疾病,"合治内腑",概括了下合穴的主治特点。六腑胃、大肠、小肠、胆、膀胱、三焦的下合穴分别为足三里、上巨虚、下巨虚、阳陵泉、委中、委阳。临床上六腑相关的疾病常选其相应的下合穴治疗，如肠痈为大肠腑病，可取上巨虚治疗，因上巨虚虽属足阳明胃经，但又是手阳明大肠经的下合穴，所以能治肠痈。

四、针灸处方的变化规律

在针灸治疗时，会发现虽用同一个腧穴处方，由于针灸补泻，施术的先后、针刺的深浅、腧穴的加减、留针时间的长短等的不同，所产生的效果也有所不同。

（一）针刺手法的变化

针刺补泻是针灸施治的基本原则，作用有不同。补泻操作方法不同，在同一个腧穴处方中，可以起完全相反的作用。

（二）针刺深浅的变化

针刺的深浅与处方的作用有极为密切的关系，如临床上虽用同一处方，由于针刺的深浅不同，而所起的疗效有很大差别。在施治时一方面要考虑不同腧穴部位针刺深浅的不同，另一方面还必须因病、因时、因人的不同而灵活掌握。

（三）施术先后的变化

针灸处方有主次之分，施术有先后之别。施术的先后不同可产生不同的作用。在临床上，一般施术时是先上后下，先阳后阴，先背后腹，先头面躯干后四肢。

（四）针灸方法的变化

应根据具体病情，酌情施术，考虑用针，用灸或针灸并用，或刺络拔罐，或点刺出血等，才能取得理想的效果。"针所不为，灸之所宜"是为经典。

（五）腧穴加减的变化

一个处方中的腧穴增加或减少不仅关系到治疗效果，而且会改变处方的主治作用。一般来说，治疗时主穴大多不变，而随着病情的变化，辅穴则时有加减。

第八章　常见伤科病症的治疗

第一节　落　枕

落枕，又称"失枕"，指急性单纯性颈项强痛而无急性伤史者，多因睡眠时颈部位置不当，气血凝滞，或因负重时颈部扭转，或因风寒侵袭项背，局部脉络受损，经气不调，气血凝滞等导致的肌肉紧张或颈椎小关节紊乱引起。落枕为单纯的肌肉痉挛，成年人若经常发作者，常系颈椎病的前驱症状。起病一般较快。单纯性落枕者一般 3~5 天可自愈，重者甚痛并向头部及上肢放射，可延续数周之久。

【病因病机】

本症多由于体质虚弱劳累过度，睡眠时枕头过高、过低或过硬，或姿势不良，头颈过度偏转等因素使一侧肌群在较长时间内处于过度伸展状态，以致发生痉挛（主要是胸锁乳突肌、斜方肌及肩胛提肌痉挛）。也有部分患者因夜深人静睡眠时肩部暴露，颈肩部当风，感受风寒，气血凝滞，经络痹阻而发生拘急疼痛。少数患者因颈部突然扭转或肩扛重物，致使部分肌肉扭伤或发生痉挛。解剖分析落枕主要表现为肌肉痉挛，颈椎小关节错位或机能紊乱。在体育运动中，少数运动员在颈部突然扭转或肩扛重物时，部分肌肉发生损伤或痉挛也可引发本病。

【临床表现和诊断】

晨起感觉颈项一侧僵硬强痛，颈项和项背肌肉紧张。患者头向患侧倾斜，下颌转向健侧，不能自由旋转后仰。项背牵拉痛，甚则向同侧肩部及上臂扩散，颈项活动受限，并有明显压痛。患侧常有颈背肌痉挛，如胸锁乳突肌、斜方肌、菱形肌及肩胛提肌等处压痛，轻度肿胀痉挛。如有外伤史，应拍摄 X 线片以排除骨折、脱位及颈椎病。若头俯仰疼痛，痛连项背或肩胛内缘，属督脉太阳经病证；若头转侧疼痛，痛连肩颈上臂，属少阳经病证。

【治疗】

治则：祛风散寒，舒筋通络，解痉止痛。

处方：

风池、阿是，均快针泻法。

太阳病证，加天宗、后溪。

少阳病证，加外关、悬钟。

均留针 15 分钟，每 5 分钟行针 1 次，留针配合颈部运动。1 日 1~2 次。

方义：风池系局部穴，功能祛风散寒。阿是，舒筋通络，解痉止痛。天宗、后溪通太阳经脉，治颈后病证。外关、悬钟通少阳经脉，治项侧病证。

【附注】

1. 针灸治疗落枕效果较好，针后也可配合推拿及热敷。
2. 睡眠时枕头高低须适度，避免受凉。
3. 中老年患者如反复发作者，应考虑颈椎病。

第二节　颈椎病

本病又名颈肩手综合征、颈椎综合征，是中老年人的常见病、多发病。颈椎病起病缓慢，是由于颈椎增生刺激或压迫颈神经根、颈部脊髓、椎动脉或交感神经而引起的综合征候群。

【病因病机】

1. 外因：风湿痹阻，经脉不通；或陈伤劳损而经筋松弛，颈肌挛痛，导致环枢椎错缝；或椎间盘、韧带、后关节囊等组织不同程度的损伤，使脊柱稳定性下降，促使颈椎发生代偿性增生 —— 增生物如直接或间接压迫神经、血管，就产生症状。

2. 内因：多由肝脾肺肾正气亏虚，经脉虚空，筋骨失养，椎间盘退变而致。少数因有先天畸形而中年发病。

30 岁左右，颈椎间盘开始退变、纤维化，导致椎间盘厚度减小，椎间隙变窄，脊柱稳定性下降，后关节囊松弛，关节腔减小，关节面发生磨损而导致增生；椎间隙变小，钩椎关节面因而易发生磨损，造成关节突增生；前纵韧带、后纵韧带的松弛，使椎体稳定性下降，从而促使椎体发生代偿性增生；因椎间盘厚度下降，使椎间孔上下径变窄，使各增生部位更易压迫神经、血管而产生症状。

由于增生部位的不同，可发生各种不同的症状。进而形成不同的颈椎病分型：

（1）脊髓型颈椎病。椎体后缘增生，使椎管前后径变窄，出现脊髓压迫症状。

（2）椎动脉型颈椎病。钩椎关节侧方增生，使椎动脉受到压迫。

（3）神经根型颈椎病。椎体侧后方、后关节前缘或钩椎关节后方增生，使椎间孔变小，出现颈丛或臂丛的神经根症状。

（4）交感神经型颈椎病。后关节增生伴半脱位或椎动脉的刺激，出现交感神经症状。

此外，还有椎体前缘增生，一般无特殊症状，少数病例可出现对食管、气管的颈前刺激症状。

因颈椎增生而产生的症状有两种情况，一是增生物直接压迫神经、血管；二是增生物间接压迫神经、血管。后一类占颈椎病的绝大部分。因为颈项部受寒使局部肌肉痉挛，血供减少，或因为颈部过度或不协调的活动，导致增生物过度刺激周围软组织，局部产生炎症，炎症水肿导致间接压迫周围血管、神经，进而出现症状。

【临床表现和诊断】

初期：颈强颈痛，不可俯仰，相似落枕，反复发作，临床检查中可见多数患者的颈椎生理前凸减少或消失，颈椎变直，后伸受限。X 片偶有骨质增生，本阶段又称为幼稚期。

成熟期：症状明显，可持续数周或数月。颈项活动受限，颈肩肩背不适，颈肌紧张，颈椎棘突压痛或有偏歪。X 片可见骨质增生或棘突偏歪等。大多数患者在正位片上有椎间隙变窄，侧位片上可见到颈椎生理前凸消失、变直或轻度成角反张，椎体排列异常，椎体和关节突向前滑脱，受累椎间隙变窄，相邻两椎体的前缘或后缘有唇样增生，项韧带钙化等；斜位片上可见到唇形骨刺伸入椎间孔，椎间孔前后径变窄，钩椎关节增生等病变。部分病例可见有小关节半脱位。

成熟期所累及的组织不同，表现为以下 5 种类型：

1. 神经根型。表现多为一侧颈肩手痛麻，肌肉松弛，寒冷或疲劳加重，夜重昼轻，不能卧向患侧。病变在颈 5 以上者，可见颈肩痛或颈枕痛及枕部感觉障碍等；在颈 5 以下者，可现颈僵，活动受限，有一侧或两侧颈、肩、臂放射痛，并伴有手指麻木、鱼际肌萎缩，肢冷、上肢发沉无力、持物坠落等症状。颈后伸或向病侧弯曲时，上肢和手部出现放射性麻木和疼痛。臂丛牵拉试验阳性。头部纵轴加压试验为阳性。在相应颈椎棘突病侧可找到明确的压痛点，并出现上肢放射痛。病侧肱二头肌、肱三头肌萎缩，肌力减退、病侧握力下降、上肢腱反射减弱。受压神经支配区皮肤感觉异常。X 片颈椎生理前凸减弱变直或反弓改变，椎间孔变窄。

2. 椎动脉型。表现为颈肩痛或颈枕痛、头晕、恶心、呕吐、位置性眩晕（晕厥随头部的旋转俯仰而发生）、摔倒、持物落地、耳鸣耳聋、视物不清等临床症状。头部转动或侧弯时可诱发或加重症状。桡动脉试验阳性，X 片可见颈椎棘突偏歪，椎间孔狭窄。

3. 交感神经型。由于交感神经受刺激而出现枕部痛、头沉、头晕或偏头痛、眼胀复视、视力下降，耳鸣耳聋、咽喉作梗，气紧恶心，失眠多梦，心慌、胸闷、肢凉、肤温低或手足发热等表现，一般无上肢放射痛或麻木感。X 片可见颈椎间隙变窄等。

4. 脊髓型。颈强不适，屈不能伸，肢冷欠温，咳嗽加重，可出现上肢或下肢，一侧或两侧的麻木、酸软无力、颈颤臂抖，肌肉萎缩，甚者可表现为不同程度的不完全痉挛性瘫痪，如活动不便、步态笨拙、走路不稳，以致卧床不起，甚至呼吸困难，四肢肌张力高，腱反射亢进，浅反射减弱或消失，出现踝阵挛等病理反射以及感觉或运动障碍。击顶试验、颈屈伸试验及巴氏征、霍氏征均呈阳性。X 片颈椎间隙变窄，造影可见颈髓压迹。

5. 混合型。在临床上以上各类型很少单独出现，最为常见的是同时存在两种或两种以上类型的各种症状，即为混合型颈椎病。

此外，约有 90% 的 50 岁以上的正常人都有不同程度的颈椎椎体增生，这是正常的退变现象，如无典型的临床症状，一般不属颈椎病。因此 X 线片所反映的阳性改变必须结合临床检查才有诊断价值。

在临床诊断时，颈椎病必须与脊髓神经根肿瘤、脊髓空洞症、颈椎结核、类风湿性脊柱炎、原发或转移性肿瘤、颈肋前斜角肌综合征、锁骨上窝肿瘤等病相鉴别。

【治疗】

治则：舒筋活血，通经活络，调补肝肾。

处方：

方 1　阿是穴、风池、大杼，留针。

方 2　阿是穴、完骨、天宗，留针。

两组穴交换使用，间日 1 次。

随症加穴：

神经根型加快针外关、十宣。

脊髓型加人中。

椎动脉型：肝阳上亢加太冲、阳陵泉。肾虚补照海、命门。

交感神经型：眼胀加针泻太阳；胸闷恶心加内关；心悸失眠加心俞；咽梗加天突。

方义：风池等 6 穴为少阳、太阳经穴，两经过颈部，配阿是穴可通颈部经筋。十宣通经脉，人中通脑，脑为髓海，通髓脑以治痿证。太冲、照海调肝肾，内关宽胸利膈，心俞调心神，天突利咽喉。

第三节　肩袖损伤

肩袖肌简称肩袖，是由冈上肌、冈下肌、肩胛下肌和小圆肌 4 块肌肉组成。冈上肌属外展肌，余为内收肌，冈下肌、小圆肌属外旋肌，肩胛下肌为内旋肌。肩袖损伤多有劳损史或急性损伤史，是由于过大、或反复的转肩动作使肩袖牵扯损伤所致的无菌性炎症。肩袖肌腱炎以局限性疼痛和活动受限为主要表现，多数患者上臂外伸、内旋、外旋，均疼痛受限。好发于中年人。

肩袖在上方与肩峰下滑囊，在下方与肩关节的纤维囊密切融合，因此冈上肌腱的炎性病变可蔓延而累及邻近的滑囊或其他肌腱。

【病因病机】

肩袖易受周围组织挤压，运动员因某些运动而频繁地、过大地做转肩动作，使肩袖牵扯损伤，导致肌腱慢性劳损、退变等而产生无菌性炎症。中医认为肩部频繁的外展活动，可致局部筋肉损伤、气血失于濡润，外感风、寒、湿邪，则经络不通、气血凝滞，或先天肝肾不足、筋肉软弱，不耐久动，均易引起肩袖肌腱炎。

【临床表现和诊断】

伤后肩痛，活动受限，急性伤者有伤史，重复受伤动作时痛；劳损者负荷痛，无力。肩外侧部疼痛、红肿、压痛、肌肉痉挛，压痛点局限在肱骨大结节处；疼痛可放散到三角肌止点，或达到手指。肩外展上举、内旋、外旋及抗阻力时有局部疼痛，特别是肩外展 60°~120° 时疼痛明显加重，称为"疼痛弧综合症"，是冈上肌肌腱炎的典型表现。肩部运动明显受限。内、外旋抗阻力试验阳性者，久之可见三角肌萎缩。X 线平片一般无异常，偶见肩袖腱钙化、骨质疏松，为组织变性后期的一种表现。

【治疗】

治则：通手三阳和足阳明经。新伤，活血化瘀；劳损与新伤中末期，祛瘀化瘀，末期，温通气血，活血养筋。

处方：

冈上肌方　秉风、巨骨。

冈下肌方　肩髎、天宗。

小圆肌方　肩贞、臑俞。

肩胛下肌方　极泉、肩前。

新伤用电针，先取阿是穴点刺。劳损和伤后中末期加阿是穴，均温针。1 日或间日 1 次。

第四节　肱二头肌长头肌腱炎

肱二头肌长头腱鞘炎是狭窄性腱鞘炎，是腱鞘膜与鞘内膜的慢性损伤性炎症。此病因肩部长期反复活动或肩外伤，使处于肱骨结节间沟的肱二头肌腱与腱鞘的摩擦增加，造成腱鞘滑膜层急性水肿或慢性损伤性炎症，使腱鞘管壁增厚、鞘腔变窄，并导致肌腱在腱鞘内的滑动功能发生障碍而出现各种临床症状。

【病因病机】

肱二头肌长头肌腱起于肩胛骨盂上结节，穿过肩关节腔，在经过结节间沟时腱周围被结节间滑液鞘包裹。长期体力劳动可造成肱二头肌长头肌腱的磨损，突然牵拉也会使之受到损伤，如持物平举突然过度背伸向后使肩关节外展外旋，可使该肌腱突然受到牵扯而致伤。随着年龄增长，结节间沟粗糙或结节间沟底部骨质增生，沟床变浅，以及其他肌肉病变造成肩部不稳等，均可增加肌腱的摩擦。受伤部位多在肱骨结节间沟及其上下。时久则组织退变水肿，粘连增厚。发病多见中年，常因脾肾阳虚，气血虚弱，血不养筋，或寒凝气滞而急性发作。

【临床表现和诊断】

多数起病缓慢，疼痛渐起，急发者多有着凉史。患者局部疼痛并向三角肌下放散。肱二头肌长头肌腱处有锐利压痛，关节活动明显受限，夜间加剧，肩部活动后加重，休息后好转。肱二头肌收缩运动时，该处有轻度摩擦感及捻发音。抗阻屈肘时疼痛无力，前臂旋后试验阳性；慢性劳损患者压痛点局限于结节间沟处，上臂外展背伸时疼痛加重。肩关节内旋试验为阳性。

【治疗】

治则：通经活络，松解粘连，消肿止痛，活血养筋。

处方：

方1 阿是穴、天府、侠白、尺泽。

新伤电针，每日1次。陈伤温针，1日或间日1次。

方2 阿是穴水针，每周1~2次，治疗3次左右。

方义：天府、侠白乃手太阴经穴，配合阿是可疏通局部经筋和脉络之气血。助以药物能促活血养筋。

第五节 肩峰下滑囊炎

肩峰下滑囊炎又名三角肌下滑囊炎，多继发于肩部肌肉拉伤或冈上肌肌腱炎，往往因冈上肌肌腱的急性或慢性损伤的影响发生非特异性炎症；当冈上肌腱炎钙化破溃至滑囊内引起的急性滑囊炎称钙化性滑囊炎。

【病因病机】

肩峰下滑囊又称三角肌下滑囊，位于三角肌下面，肩关节肩峰与肱骨之间，具有滑利肩关节，减少磨损的作用。因肩部长期过量活动，反复受到牵拉、挤压、冲撞或磨擦，产生滑囊水肿、增厚的无菌性炎症，或发生滑囊壁内互相粘连，妨碍上臂外展和旋转肩关节的正常活动。因冈上肌肌腱在肩峰下滑囊的底部，故肩峰下滑囊炎与冈上肌肌腱的疾病互为因果、渗透传变。以肩外侧局限性疼痛、肩关节旋转和上臂外展功能障碍为主要表现。

【临床表现和诊断】

急性发病时，以肩外侧深部为中心，肩部广泛疼痛，可从肩峰下放射至三角肌止端。肩关节外展、旋转、内收运动可使疼痛加重，休息后疼痛缓解。在三角肌和肩峰下有较广泛的压痛，常可触及肿胀的滑囊；多数肿块较硬而界限清楚，无痛或仅有轻微压痛。肩关节活动受限。慢性发病时，疼痛多不明显，且疼痛往往不局限于肩关节部，而位于三角肌止点处，肩关节外展内旋时疼痛加重，夜间疼痛严重时可影响睡眠。病变早期肩关节活动障碍轻微；病变后期因滑膜囊壁增厚，且与肩袖粘连，肩关节活动明显障碍。有的患者可以出现冈上肌和冈下肌萎缩，甚者三角肌萎缩。急性期以肩部疼痛为主，为减轻疼痛，患者常使肩处于内收、内旋位，而慢性期以肩关节活动障碍为主。

【治疗】

治则：止痛、防止滑囊粘连和恢复关节功能。

处方：

方1　阿是穴、肩髃、肩髎、臑俞、肩井。

方2　阿是穴水针，每周1~2次，治疗3次左右。

第六节　肩关节周围炎

肩关节周围炎简称肩周炎，是指肩关节周围软组织损伤、退变而引起的一种慢性无菌性炎症。其病多属于慢性退行性变。因正气虚弱而筋骨失养，尤其是素体阳虚者，外加创伤劳损和风寒湿邪诱发所致。以肩关节疼痛、活动功能障碍和肌肉萎缩为临床特征。发病多为一侧，或左右先后或同时发病。常见于中年以后，女性略多。根据发病原因、先后症状的表现，以及年龄特征，有"冻结肩""漏肩风""肩痹""肩凝"和"五十肩"等名称。

【病因病机】

本病多继发于肱二头肌肌腱炎、肩峰下滑囊炎、冈上肌肌腱炎等软组织劳损性、炎性病变或因外伤、受寒而引发。韧带、肌腱、关节囊的充血水肿、渗出、增厚等炎性改变，如得不到有效的治疗，久之则发生粘连。同时，患肩的保护性的活动限制，或长期固定又促进了粘连的形成，最终导致肩关节活动功能丧失。中医认为，本病发生多因卫气不和、腠理空虚、气血虚损、营养失调，或劳累之后出汗受风，或久卧湿地，或闪挫扭伤，风寒湿邪侵袭肩部，使经络阻滞，气血运行不畅，经筋失养，关节不利所致。

【临床表现和诊断】

本病主要临床表现是肩部疼痛及肩关节功能活动障碍。起病缓慢，病程较长，偶有疼痛急发。该病一般可分为3期。

初期：即组织炎变期，又叫疼痛期。单侧肩部酸痛，偶见两侧同时受累。疼痛广泛且逐渐加重，其痛可向颈部、前臂和上臂放散，或呈弥散性疼痛，开始多是阵发性疼痛，逐渐发展到持续性疼痛。患者描述像刀割样痛、撕裂样痛或钝痛，而且日轻夜重，晚间每可痛醒，晨起肩关节稍活动，疼痛可减轻。肩周肌肉紧张，压痛明显且广泛，由于疼痛，肩关节外展和内旋等活动明显受限。不能向患侧侧卧，肩部受到牵拉时，可引起剧烈疼痛。

中期：即组织粘连期，又叫功能障碍期，以静止痛为特征。由于肩关节周围的软组织发生广泛性粘连，肌肉长期废用而引起萎缩和肌力下降，肩关节各方向的运动均有不同程度的受限，尤以外展、内收、后伸功能障碍最为明显。梳头、穿衣服等动作均难以完成，甚至生活难以自理。病程较长者，肩部三角肌、冈上肌、冈下肌等可发生不同程度的废用性萎缩，出现肌肉板滞消瘦，肩峰突起，肩臂不能上举、后伸等症状。局部按压出现广泛性压痛。

末期：组织松解康复期。后期病变组织产生粘连，功能障碍随之加重，关节酸痛逐渐减轻，肌肉僵硬逐渐松解。倘若延误治疗，则关节僵硬，肌肉萎缩，X 片示关节骨骼疏松、脱钙，夜间痛甚，短时难以康复。

【治疗】

治则：祛寒温经，疏筋通络止痛，化湿降浊，调补脾肾，松解粘连，滑利关节。

处方：

方 1　阿是，肩髎透极泉。

方 2　外关、偏历、支正，均针，留针 15 分钟。

方 3　合谷、阳池、腕骨，均针，留针 15 分钟。

夜痛加照海针补，局部肿胀加阿是穴泻法。上臂痛加臂臑、曲池；肩胛痛加曲垣、天宗。补脾肾加阴谷、三阴交，补法。

方义：肩髎、极泉、可祛寒通络；偏历、外关和支正为手三阳络穴，一络通二经，三络则可通调手三阴三阳；合谷、阳池和腕骨为手三阳经原穴，能通三阳，振奋阳气；阴谷为肾经合穴，照海为阴跷会穴，阴跷主一身之静，能治夜甚病证。

【附注】

1. 本病治疗时，应排除肩关节结核、肿瘤等肩部疾病。

2. 肩关节疼痛轻缓，肿胀消失，应坚持关节功能锻炼，由医者指导锻炼，患者持之以恒，循序渐进，效果更加显著。

3. 由于骨折而继发的冻结肩，须待 X 线显示骨折完全愈合后，方能进行治疗和练功。

4. 本病有自限性，部分患者可能遗留轻度功能障碍。

第七节　肱骨外上髁炎

肱骨外上髁炎，又名桡侧伸腕肌腱起点损伤，是前臂伸腕肌群的起点部反复受到牵拉刺激而引起的一种慢性损伤性疾病。因其多发生于网球运动者中，又称为"网球肘"。男性发病率高于女性。

【病因病机】

肱骨外上髁为肱桡肌及前臂伸肌总腱附着部。如果前臂在旋前位腕关节经常做背伸性活动，在疲劳或腕伸与腕屈肌收缩不协调时发生腕伸肌腱及其周围结构的损伤，可引起局部出血粘连，甚至关节滑膜嵌入肱桡关节间隙而致疼痛。该病可因急性扭伤或拉伤而引起，但多数患者发病缓慢，一般无明显外伤史，多因劳损所致，故又叫肘劳。本病多见于从事旋转前臂和屈伸肘关节的劳动者，如木工、钳工、水电工以及网球运动员等。中医认为由于肘腕长期操劳，劳伤经筋，气血失养，风、寒、湿邪侵袭经络关节，积聚肘节，导致气血运行不畅，筋经、脉络失和而成。或因跌仆闪挫及慢性劳损后局部气滞血瘀，经络受阻，筋脉失养，不通则痛所致。若长期腕部屈伸则多见伸肌总腱末端病和腱下滑囊炎，若常做前臂旋转者，则多见肘外侧韧带和桡骨小头环状韧带伤，以及肱桡关节滑膜炎，久之纤维变性，瘢痕粘连，骨膜充血水肿，进而机化骨化，致肱骨外上髁增生，组织变厚，关节滑膜肿胀松弛而易嵌顿。

【临床表现和诊断】

起病缓慢，常反复发作，无明显外伤史。自觉肘关节外侧酸痛无力，尤其在旋转背伸、提、拉、端、推等动作时疼痛更为剧烈，有时波及两侧，常向前臂放射，其痛有时可扩散至前臂或肩背。伸腕旋后则疼痛加重，前臂旋转及握物无力，提热水瓶、扫地、拧毛巾时疼痛乏力。肱桡关节缝或肱骨外上髁压痛。沿伸腕肌行走方向压痛广泛，局部可微呈肿胀。关节活动度正常，伸腕抗阻试验肘痛者，多为伸肌总腱末端病；前臂旋后抗阻试验肘痛者，多为肱桡关节滑膜炎，或环状韧带伤。X 线检查早期大多无明显异常。晚期可见肱骨外上髁脱钙，表面粗糙和骨质增生，伸肌总腱末端钙化或骨化。

【治疗】

治则：疏筋活络，活血养筋。

处方：

方 1 阿是穴、曲池、肘髎。

留针 20 分钟。每日或隔日 1 次，10~15 次为 1 疗程。

方 2 阿是穴、手三里、合谷，均针，留针 5~15 分钟，1 日或间日 1 次。6 次 1 疗程。

方 3 阿是穴，快针，或梅花针后灸，或水针。快针 1 日 1 次；梅花针后灸，间日 1 次；水针每周 1~2 次。6 次 1 疗程。

方义：阿是穴即以痛为腧，是治疗经筋病证的传统取穴法，阿是穴可疏通局部经筋和脉络之气血，辅以本经近部穴手三里和远部穴合谷，以加强通经效应。

第八节 桡骨茎突狭窄性腱鞘炎

桡骨茎突狭窄性腱鞘炎，是由长期劳损或外伤导致的桡骨茎突部腱鞘的慢性无菌性炎症。以局部疼痛和手拇指活动功能障碍为主要表现。女性发病多于男性，易发于从事频繁的腕和掌指活动者。

【病因病机】

腱鞘对肌腱有保护和润滑的作用，可使其免受摩擦或压迫。桡骨茎突处的腱沟窄而浅，底面凹凸不平，沟面覆以腕背韧带。在桡骨茎突部，外展拇长肌肌腱和伸拇短肌肌腱，两条肌腱折成一定角度，共同进入桡骨茎突部腱鞘之内。当拇指及腕活动时，此角度加大，从而增加了肌腱与管壁的摩擦，肌腱在腱鞘中经过较长时间的过度摩擦后，滑膜可有水肿、增厚、渗出等病变发生，反复损伤则可使纤维与管壁之间呈索状粘连，肌腱呈梭形或在狭窄的两端呈葫芦状膨大，有的纤维管可发生软骨变性，茎突增生，管腔变窄，肌腱变细，甚则易断。举重、射击运动员及手工业者多见。初产妇亦常生此病。

【临床表现和诊断】

大多起病缓慢，产妇多急性发病。腕关节桡侧疼痛，持物时乏力、疼痛，可放射至手或肩、臂部。桡骨茎突处轻度肿胀、局部压痛，可触及豌豆大、软骨样硬度的结节。拇指软弱无力，活动受限，腕关节尺侧受限，有时于拇指外展时可触到摩擦感。握拳试验为阳性。X线检查一般无异常。

【治疗】

治则：通经活络，活血养筋。

处方：

方1　阿是穴灸，3~5壮，间日1次。

方2　阿是穴温针，5~15分钟，间日1次。

方3　阿是穴水针，每周1~2次，治疗1~5次。

方义：阿是穴可疏通局部经筋和脉络之气血。阿是穴艾灸或温针可以通经活络、温经祛寒，助以药物能促活血养筋。

第九节　腱鞘囊肿

腱鞘囊肿是因关节附近某些组织的粘液变性而形成的囊肿。好发于腕背、腕掌面的桡侧、手掌指间关节附近的掌侧面和足背侧足背动脉附近、膝及肘关节的肌腱和腱膜处。患者多为青壮年，女性较多。本病属中医"筋瘤""筋聚"范畴。

【病因病机】

该病病因尚不清楚，一般认为与外伤、机械性刺激、慢性劳损等有关。囊肿壁的外层由纤维组织构成，内层由白色光滑的内皮膜覆盖，囊内充满胶状液体。囊腔多与关节腔或腱鞘相通。如果囊肿与其周围组织发生粘连，则经久不愈。中医认为，该病是因外伤或慢性劳损伤及关节肌腱、筋膜，造成局部气血瘀滞、筋脉失养不得伸展，形成筋聚不散而引起的。

【临床表现和诊断】

本病病程较缓慢，无明显自觉症状，偶有较微酸痛、乏力，可向囊肿周围放散，关节活动时有酸胀感觉。局部可见半球形、光滑的肿块。触之呈球状，表面光滑可推动，边缘清楚，质软，有波动感。囊液充满时，囊壁变为坚硬，压之有胀或痛感。肿块与皮肤无粘连，但与深处的组织粘连。

【治疗】

治则：局部针刺。

方法：先固定囊肿，常规消毒，然后用粗针或三棱针从囊肿顶部刺入，并向四周深刺，勿使囊壁刺破，迅即用力挤压，可有囊液自针孔挤出。加压包扎 3~5 天。囊肿较大者，可用注射器抽吸囊液复针刺数孔，如法加压包扎。如囊肿再起，一周后再行针刺。

第十节 腕关节扭伤和腕关节周围韧带损伤

腕关节扭伤是由活动中直接暴力或间接暴力引起的腕关节周围的肌肉、韧带、关节囊等软组织的损伤。临床上以腕关节酸痛无力，腕部肿胀，局部压痛，腕关节活动功能受限等为特征。

【病因病机】

腕关节由桡腕关节、腕骨间关节和下尺桡关节及腕掌关节组成，主要作用是使腕背伸、屈腕及前臂旋转。在日常活动及体育运动中，腕部过度背伸或掌屈，腕关节过度扭转超过了正常生理活动范围，或腕关节超负荷量的疲劳或腕关节长期反复劳损积累，易造成腕关节周围韧带、肌腱、关节囊等撕裂伤或慢性无菌性炎症发生。

腕关节扭伤包括腕关节周围韧带扭伤和腕关节三角软骨盘损伤。分述如下：

● 腕关节软骨盘损伤及尺桡下关节分离

腕关节软骨盘是联系尺桡下关节的纤维软骨韧带，呈三角形，尖端附于尺骨茎突，底附于桡骨端的尺侧缘。多因突然支撑受伤，或因长期反复支撑旋转过劳，导致软骨韧带气血失养，纤维破裂。

【临床表现和诊断】

腕部急性损伤史，腕部肿痛，以腕尺骨茎突部为显著，压痛，旋转和支撑痛，尺骨小头松动有琴键感，尺侧旋前抗阻试验阳性，痛无力。X 片侧位显示尺骨小头背移。

【治疗】

治则：通经活络，活血化瘀，祛瘀养筋。

处方：

急性期　合谷、中渚，养老、阳池。

晚期　养老、阳池、阿是，灸。

方义　阳池、养老与阿是穴，急性期点刺放血能活血化瘀，晚期灸则可祛痹化瘀。

【附注】

配合患手搭同侧肩上位固定效果更好。

● 腕关节周围韧带损伤

腕关节周围韧带有 4 条，分布在腕的尺、桡、掌、背 4 面，以加强腕关节的稳定性。其伤多因跌仆或支撑、旋转导致韧带撕裂断裂，或长期反复支撑负重，致经筋气血失养劳损所致。

【临床表现和诊断】

患者多有典型的外伤史。损伤早期可见腕部疼痛，肿胀瘀血，功能活动受限，活动时疼痛加剧，局部有明显压痛。后期可见腕关节疼痛，无明显肿胀，较大幅度活动时伤处可有疼痛感，腕部常有"乏力"和"不灵活"感。如果将腕关节用力掌屈，在背侧发生疼痛则为腕背侧韧带与伸指肌腱损伤；反之则为腕掌侧韧带或屈肌腱损伤。如果将腕关节向尺侧倾斜，在桡侧茎突部发生疼痛则为桡侧副韧带损伤；反之则为尺侧副韧带损伤。如果向各种方向均发生疼痛，且活动明显受限，则多为韧带和肌腱等的复合损伤。若韧带断裂则出现异常活动，劳损则关节松弛。

【治疗】

治则：通手阳明少阳经筋，急性期活血化瘀。晚期祛痹化瘀，活血养筋。

处方：

急性期方　阿是穴点刺出血，合谷、中渚针刺。

劳损和陈伤方　阿是穴温针，合谷、中渚针刺 15 分钟，配患部运动。

末期方　阿是穴灸。

方义：阿是穴为损伤压痛点，为主穴。急伤点刺能活血化瘀，晚期温针能温通局部经筋经脉之气血，活血养筋，祛痹化瘀，一举两得。加合谷、中渚，起辅助作用。

【附注】

1. 急性腕关节扭伤，常合并有腕部的骨折和脱位，应注意鉴别。

2. 损伤后期，应嘱患者做五指屈指运动或揉转金属球等。

3. 运动员训练和比赛时应使用保护支持带。

第十一节　腕管综合征

腕管综合征是因正中神经在腕管内受到压迫与刺激而产生的手指麻木等相应临床症状的一组症候群。主要见于以手部动作为主的人群，女性较多发。

【病因病机】

在腕掌面中部，有腕骨和坚韧的韧带构成狭窄而无弹性的纤维骨性鞘管，称为"腕管"。有正中神经和伴行血管，以及指屈肌腱通过，其间隙狭窄。在正常情况下，肌腱在腕管内滑动不会妨碍正中神经。但在局部遭受损伤等外在因素的影响下，如局部骨折脱位、骨质增生，或运动过程中要做频繁的手腕部位重复动作，或经常操作电脑鼠标而腕部受压，则容易导致神经周围的肌腱腱鞘等软组织的损伤，使手腕部滑膜过度增生，韧带增厚，腕管内容物增多。肌腱腱鞘的肿胀、膨大，可致腕管相对变窄，此时腕管内正中神经即被挤压而发生神经压迫症状。

【临床表现和诊断】

掌指屈伸过多的劳损史，或急性损伤、脂肪瘤、腱鞘炎等病史。表现为手部逐渐出现麻木、灼痛，夜间加剧，常会在梦中痛醒。初期主要为正中神经受压症状，患手拇、食、中指麻木疼痛以及感觉异样。劳累后症状加剧，偶可向上放射到臂、肩部。中后期为拇、食、中3指感觉迟钝，屈伸活动受限，大鱼际肌萎缩。另外，大鱼际区感觉减退及大鱼际肌力减弱，常导致患者感到患手笨拙。叩击腕部屈面正中时，可引起手指正中神经分布区放射性触电样刺痛。屈腕试验为阳性。拍摄X线片可发现腕部是否有腕骨陈旧性骨折、腕骨脱位、桡骨下端陈旧性骨折、腕骨骨质增生、结核、肿瘤等。

【治疗】

治则：通局部经筋经脉，祛痹化瘀，活血养筋。
处方：阿是穴温针，间日1次。治疗6~10次。
方义：经筋有病以痛为腧。温针祛痹化瘀。

第十二节　急性腰扭伤

腰部肌肉、筋膜和韧带因承受超负荷活动，引起不同程度的纤维断裂，导致的一系列临床症状，称为急性腰扭伤，俗称"闪腰"。该病常见于青壮年和体力劳动者，男性多见。

【病因病机】

人体在弯腰时，脊柱两旁伸脊肌收缩维持躯干的位置和抵抗重力。如过度后伸与前屈，扭转弯曲超过了腰部的正常活动范围，或搬运重物负重过大、用力过度，或劳动时腰部姿势不正确，扛抬重物时配合不协调，以及跌扑或暴力直接打击腰部，均会使腰部的肌肉组织受到剧烈的扭转、牵扯而猝然受伤。由于腰部肌肉与筋膜在动力功能上为一个整体，损伤后出现的肌肉紧张和痉挛，日久可造成筋膜变性。筋膜损伤性炎症反应，又可以加重肌肉损伤。中医学对本病早有记载。《金匮翼》上说："瘀血腰痛者，闪挫及强力举重得之。盖腰者，一身之要，屈伸俯仰，无不由之。若一有损伤，则血脉凝涩，经络壅滞，令人卒痛不能转侧，其脉涩，日轻夜重是也。"

急性腰扭伤发于下腰部，损伤可涉及肌肉、韧带、椎小关节、关节囊、腰骶关节及骶髂关节等。

1. 急性腰肌拉伤：当弯腰提起重物或久蹲突然站起，腰部肌肉的强力收缩可引起腰部肌肉和筋膜的撕裂和损伤。一般损伤多发生在骶棘肌和腰背筋膜的附着处。急性腰扭伤处理不当可演变为长期慢性腰痛，又可继发关节囊、韧带和椎体关节的病变。

2. 急性韧带拉伤：在肌肉力量不足或韧带处于紧张状态下，外力作用致使脊柱的弯曲超过韧带的弹性范围可造成韧带拉伤或者撕裂。腰的屈曲性外力易损伤棘上、棘间韧带，肩部的回旋和躯干的强力旋转外力可引起横突间和髂腰韧带的损伤。

3. 急性腰骶关节扭伤：腰骶关节是躯干活动的关键部位，经常于负重状态活动，而当腰骶部负重时进行过度的伸屈和旋转运动，均可造成急性腰骶关节扭伤。

4. 急性骶髂关节扭伤：骶髂关节是脊柱与下肢的连接部位，其活动范围很小；当超过其生理范围的暴力扭转时，可造成骶髂关节的损伤，严重者可发生脱位。

5. 急性椎间小关节扭伤：人体站立时椎间两侧的小关节和椎间盘呈三角承重状态，脊柱前屈时椎间盘负重力大，脊柱后伸时两侧小关节负重力大；脊柱旋转时，一侧小关节张开，另一侧小关节变窄。当腰部突然过度前屈和向一侧旋转的瞬间，滑膜等软组织常进入到开大的小关节间隙内引起嵌顿或关节囊撕裂，严重者可引起小关节半脱位。

【临床表现和诊断】

1. 急性腰肌拉伤：受伤当时常有腰部撕裂感，腰部剧烈疼痛不能伸直，可出现强迫体位；腰部活动受限，腰肌痉挛或僵硬，可有局部轻度肿胀，在腰骶关节下方，髂后上棘、髂嵴后缘和腰3、4横突等处可有明显压痛。少数伤员可伴有下肢牵扯痛、直腿抬高试验阳性，但直腿抬高加强试验阴性。

2. 急性韧带拉伤：腰部肌肉紧张，棘突或棘间肿胀、压痛，腰前屈活动受限并且疼痛加重，仰卧屈髋实验阳性，在髂嵴后部与第5腰椎间三角区处可有深部压痛。

3. 急性腰骶关节扭伤：伤后腰骶部剧痛，腰部不能伸直，步态迟缓，咳嗽或打喷嚏时腰痛加重。腰肌紧张僵硬、腰部前倾或偏向一侧，腰5和骶1处有明显压痛、叩痛；骨盆旋转试验和腰骶部被动过伸、过屈试验阳性。

4. 急性骶髂关节扭伤：伤后一侧腰部和骶髂部疼痛，不敢转身或行走；腰肌和臀肌紧张痉挛、腰部僵直或侧弯，骶髂关节处肿胀压痛，骨盆挤压或分离试验、"4"字试验、直腿抬高试验阳性。

5. 急性椎间小关节扭伤：伤后下腰部剧烈疼痛、腰肌和臀肌痉挛、腰部僵直，可出现脊柱侧弯或棘突偏歪；X 线检查可见腰椎前凸消失，椎间隙左右宽窄不等。

【治疗】

1. 急性腰肌拉伤

治则：通经活络，行气活血，舒筋解痉。

处方：

方 1　三焦俞、大肠俞。

方 2　肾俞、大肠俞、秩边。

均针或电针，留针 5~10 分钟，1 日 1 次。

方 3　后溪或腰痛穴留针加腰部运动 15 分钟。

2. 急性韧带拉伤

治则：通经活络、行气活血、化瘀止痛。

处方：

方 1　阿是穴，点刺或艾灸或温针或水针，每周 2~3 次。

方 2　后溪，留针 15 分钟配腰部运动。1 日 1 次。

以上两方酌情选用，或合用。

3. 腰椎后关节紊乱

包括急性腰骶关节扭伤、急性骶髂关节扭伤、急性椎间小关节扭伤等椎后关节错缝和滑膜嵌顿。

治则：行气活血、通经活络、舒展经筋，以运动整复法。

处方：人中或攒竹或后溪针，加腰部运动，留针 15 分钟。

方义：腰肌伤取局部穴针达病所，棘突韧带伤取阿是穴，以行气活血，化瘀止痛。此外，远穴攒竹、人中和后溪等通督脉、膀胱经，能疏通腰部经筋之脉络气血，加运动以舒展经筋。

第十三节　慢性腰部劳损

慢性腰部劳损通常是腰肌劳损、棘上和棘间韧带劳损、腰骶关节炎、骶髂关节炎、腰背筋膜炎等的统称。腰肌劳损是引起慢性腰痛常见疾患之一，多见于青壮年。

【病因病机】

病变主要在腰肌纤维及其筋膜等软组织。最多见原因是急性损伤之后，未做及时治疗或治疗不彻底，或因反复多次受伤使损伤的软组织未得到充分修复，局部出血、渗出等无菌性炎症继续存在，微循环障碍，代谢产物堆积，产生纤维性变或疤痕组织，压迫或刺激神经末梢而形成慢性腰痛。其次，因长期维持某种不平衡的体位而产生的过度疲劳，使两侧腰肌牵拉力不均衡，久之可产生腰肌慢性损伤并引起炎症、粘连、组织变性、增厚及挛缩。这些，都会刺激相应的神经纤维而引起慢性腰痛。再者或因腰骶部先天性畸形，腰椎骶化、骶椎腰化，椎弓根裂及腰椎滑脱等等因素，或因部分肌肉和韧带失去附着点，或因腰胸段脊柱畸形，或因骨折脱位等使关节稳定减弱，腰背部肌力平衡失调，亦可造成腰部肌肉、筋膜劳损。此外，风寒湿邪侵袭使腰部肌肉、筋膜引起痉挛，气血运行受阻，代谢和营养发生障碍产生纤维变性等，也都可以造成慢性腰痛。中医认为素体虚弱或劳伤肝肾所致气血瘀滞，经筋失养；久坐、久站、久弯腰的低负荷多反复的劳动所致经筋紧张，是慢性腰部劳损的主要原因。

慢性腰部劳损的共同特点是无明显的外伤史、无明显的器质性病变，腰痛虽不严重，但迁延不愈，并且给参加体育运动带来一定影响。

【临床表现和诊断】

患者有慢性腰痛反复发作史。腰部酸软胀痛，过劳加重，运动时加重，休息时减轻，适当活动或经常改变体位时减轻。腰痛常与气候变化有关。腰部活动一般无明显障碍，常感弯腰工作困难，弯腰稍久症状加重，腰部垫枕及叩击腰部能减轻症状或感到舒适。急性发作时各种症状均明显加重，并可有肌肉痉挛，腰脊柱侧弯，下肢牵扯疼痛。腰部压痛不明显。压痛点弥散，多位于骶棘肌、腰椎横突部、腰背肌止点等处。兼受风湿者，患部喜热怕冷，局部皮肤粗糙或感觉较迟钝。兼寒湿则阴雨痛甚，苔薄脉沉细。兼肾虚者则腰酸腿软，神倦畏寒，脉沉细，苔白，舌淡胖，有齿痕。为肾阳虚则咽干口渴，手足心热，便结溲黄。舌红少苔，脉细数，为肾阴虚。X线检查多无异常，少数可见腰骶部先天畸形。

【治疗】

治则：通经活络，活血养筋，补气补血，寓补于通。寒湿加温经除湿，肾虚加补肾。

处方：

方1　肾俞、委中、夹脊、阿是穴。

随证配穴：寒湿，风府、腰阳关；劳损，膈俞、次髎；肾虚，命门、太溪。

方2　至室、大肠俞温针15分钟，间日1次。

对症加穴：寒湿加阿是穴拔罐，阴陵泉针泻；肾阳虚加命门灸；肾阴虚太冲、阳陵泉针泻，太溪补。

方义：肾脉贯脊，取肾俞可调益肾气，灸之能祛除寒湿。膀胱之脉，挟脊抵腰络肾，循经取委中，以通调足太阳经气，夹脊穴、阿是穴属近部取穴法，可疏通局部经筋、脉络之气血。取风府旨在祛风散寒，它与腰阳关同属督脉，共起宣导阳气的作用。膈俞为血会，委中为血郄，合次髎以疏利膀胱经气，消络中瘀滞，腰脊劳损者宜之。灸命门、补志室，以补肾中真阳。太溪为足少阴经之原穴，为脏病取原之意。温针，以温通局部经筋经脉之气也。

【附注】

1. 针灸治疗腰痛，有较好的效果。但因脊椎结核、肿瘤等引起的腰痛，不属针灸治疗范围。

2. 平时常用双手掌根揉擦腰部，早晚各一次，可减轻腰痛和防止腰痛发作。

第十四节　腰椎间盘突出症

任何原因引起的腰椎间盘退行性变或使纤维环后部突然破裂，髓核突出，压迫神经根而引起疼痛，都属于腰椎间盘突出症。此病多发于 20~40 岁的体力劳动者以及腰 4~5 和腰 5~骶 1 之间的椎间盘。

【病因病机】

椎间盘是连接各椎体，维持脊柱稳定与平衡，使脊柱能向各方向活动，吸收振动，减缓冲击及均分外力的重要力学结构。组织退变、损伤、甚至寒冷刺激等会使椎间盘完整性遭到破坏，纤维环破裂，髓核突出。

1. 椎间盘退变：腰椎间盘承受来自躯干上部的压力，来自脊柱屈伸、扭转的各种扭转应力和剪应力。由于上述各种应力反复叠加作用，人在 20~30 岁时，椎间盘纤维环开始变性，弹性减小，并且随着年龄的增长而退变加重。由于椎间盘本身所承受的压力不变或增加，退变的椎间盘纤维环就容易发生破裂。

2. 急慢性损伤：腰椎间盘纤维环后外侧较薄弱，后纵韧带自第一腰椎平面以下逐渐变窄，后纵韧带椎间侧后方阻挡之力明显减弱。当腰部过度负荷，特别是长期从事弯腰扭转等动作时，腰骶部应力及承受力主要集中在后部，椎间盘在弯腰活动和受压时可以变形，使得椎间盘的吸水能力降低，髓核长期不能得到正常充盈，纤维环的营养供应长期不足易造成纤维环破裂。髓核冲破已破裂的纤维环而形成向侧后方突出，引起脊髓或神经根的刺激及压迫症状。慢性劳损积累可促使椎间盘组织退变和椎间盘的膨出，急性外伤暴力多在劳损的基础上造成退变椎间盘的破裂和突出。

3. 寒冷刺激：寒冷刺激可使腰背肌肉痉挛和小血管收缩影响局部血循环，进而影响椎间盘营养供应。同时，由于肌肉的紧张痉挛，可增加椎间盘的压力，这对已变性的椎间盘可造成进一步损伤，致使髓核突出。因此，寒冷刺激可以在既无明显外伤史，也无劳损史的情况下，诱发腰椎间盘突出症。

当然，临床上更多见的是 3 种原因夹杂为病，互为因果的情况：在长期阴冷潮湿环境中工作，在腰肌劳损的基础上，一次轻微暴力导致腰椎间盘突出症的发生，症状遇到寒冷会加重。

【分类】

腰椎间盘突出症有如下几种分类方法。

1. 根据髓核突出的方向可分为3种类型。

（1）向前突出：一般不能引起特殊症状，故无实际临床意义。

（2）向椎体内突出：此为髓核向软骨板内突出，突出物压入椎骨的松质骨，形成环状缺口，时间长久后，缺口边缘可以硬化，此病多发于青春期。

（3）向后外侧突出：一般所说的椎间盘突出皆属此型。

突出常见以下4型。

● 单侧型：临床最为多见，髓核向一侧突出，挤压单侧神经根。

● 双侧型：此种类型临床较少见，髓核向后纵韧带两侧突出，两侧下肢皆有坐骨神经痛，可交替发生或一侧轻一侧重。

● 中央型：髓核向后面正中突出，挤压椎管马尾神经。

● 巨大型：若突出物较大，挤压一侧或两侧神经根，甚至使椎管变窄，或侧隐窝狭窄，可称为巨大型突出。

2. 根据椎间盘突出程度可分为3种类型。

（1）膨出：椎间盘后部纤维环部分断裂，髓核向后移位，顶起纤维环外层和后纵韧带，突出物向外膨出。

（2）突出：纤维环后部部分或大部分完全断裂，髓核与破裂的纤维环完全突出到椎管内，突出物形状不规则，突起范围一般广泛，与神经根可有粘连。重者可压迫神经根或产生马尾神经受压，腰椎后凸为主要特征，中央型突出多属此型。

（3）脱出：患者较少见，突出物已离开突出的破裂口，移到椎管中，甚至破入硬膜腔，可压迫硬膜和刺激神经根。神经根痛较轻，但马尾神经受压症状较重。

【临床表现和诊断】

1. 腰腿痛：腰扭伤即刻或数小时内发生严重伤痛，腰痛程度轻重不一，轻者尚可耐受，重者卧床不起，严重者可影响翻身和坐立。一般休息后症状减轻，咳嗽、喷嚏或大便用力时，均可使疼痛加剧。数日或数周后感到腿痛，上位腰椎间盘突出一侧下肢可出现股神经和闭孔神经放射性疼痛，放射至大腿前方，小腿前内侧。下位腰椎间盘突出可有坐骨神经区痛。坐骨神经痛多为逐渐发生，常在腰痛消失或减轻时出现。疼痛是经腰至臀部开始，逐渐放射至大腿后侧、小腿外侧，有的可放射到足背外侧、足跟或足掌而影响站立和行走。坐骨神经痛最初在单侧，咳嗽、打喷嚏、排便时疼痛加重。严重的腰椎间盘突出可使双足麻痹和大小便困难。如果突出部在中央，则有马尾神经症状；双侧突出则放射可能为双侧性或交替性。少数患者可有双侧神经根性痛和麻木，常见于腰椎间盘突出症合并腰椎管狭窄。

2. 腰椎姿势改变：腰椎间盘突出多数生理性前凸减少或消失，甚至变为后凸。多数患者有不同程度腰脊柱侧弯。腰椎侧弯发生较晚,多数偏向健侧,少数偏向患侧。侧突的方向可以表明突出物的位置和神经根的关系。突出位于神经根的腋部,即神经根与马尾成角处,脊柱为了使神经根躲开突出物,乃突向健侧;反之,若突出物位于神经根的上方,则脊柱突向患侧,以避开突出物对神经根的压迫。

3. 腰椎活动受限:急性期因保护性肌肉痉挛,腰椎各方向的活动都受限;尤以脊柱后伸受限时疼痛更为明显。这一点,对诊断有较大参考价值,因后伸时,后方椎间隙狭窄使突出物更为后凹而加重了对神经根的刺激。少数患者在前屈活动时也受限。慢性期和复发时,前屈和向患侧弯曲运动受限。

4. 压痛、放射痛:腰椎间盘突出多在脊椎间隙或棘突旁有深压痛,并向同侧臀部及下肢沿坐骨神经分布区放射,压迫坐骨神经干经路,可有放射性神经痛。

5. 主观麻木感:病程较久者,常有主观麻木感。多局限于小腿后外侧、足背、足跟或足掌。中央型髓核突出者,可发生鞍区麻痹。

6. 患肢温度下降:有不少患者感觉下肢发凉,无汗或出现下肢水肿,有的足背动脉搏动亦较弱,这与腰部交感神经受到刺激有关。

7. 反射改变:患侧的膝跳反射及跟腱反射可以减弱或消失。膝跳反射减弱是腰 4 神经根受压。骶 1 神经根受压,则跟腱反射减弱或消失。

8. 特殊检查:

(1) 直腿抬高试验阳性,直腿抬高加强试验阳性。

(2) 屈颈试验阳性,颈静脉压迫试验阳性,仰卧挺腹试验阳性。

(3) 踇趾背伸抗阻试验阳性,踇指跖屈抗阻试验阳性。

(4) 足尖足跟站立试验:如用足尖走路有困难或不能时,表明腓肠肌受影响,即骶 1 神经根受压;如用足跟走路有困难或不能时,表明胫前肌等受影响,即腰 5 神经根受压。

(5) 弓弦试验:患者取坐位,头及脊柱保持平直,两小腿自然下垂。嘱患者将患肢小腿逐渐伸直或检查者用手扪压患肢腘窝,再将小腿逐渐伸直,出现坐骨神经痛者为阳性。

9. 影像学检查:

(1) 正位 X 线片可见脊柱侧弯,椎间盘突出的椎间隙两侧宽窄不等,凸侧椎间隙增宽,凹侧椎间隙变窄或大致相等。侧位 X 线片可见腰椎生理性前凸减少或消失,甚至可出现后凸,髓核突出的椎间隙前窄后宽,椎体边缘密度增高,个别病例有唇样骨质增生。

(2) CT 片可显示椎间盘后缘变形,硬膜外脂肪移位,硬膜外间隙中的软组织密度影。硬脊膜囊变形,神经根鞘的压迫和移位,突出的髓核钙化。

(3) MRI 可显示突出部位,以及脊髓受压情况。

【治疗】

治则:通经活络,化瘀止痛。

处方:

方 1 夹脊穴、志室、大肠俞、承扶、委中

方 2 夹脊穴、肾俞、大肠俞、秩边、飞扬

两组方穴交替使用，留针 5~10 分钟，10~15 次为一疗程。

方 3 疼痛较重者，取阿是穴、大肠俞、秩边，均患侧水针。每周 2~3 次，10 次为一疗程。

方义：阿是、肾俞、夹脊穴、大肠俞等腰部腧穴，功效化瘀止痛。秩边、承扶、委中、飞扬、至阴为膀胱经穴，膀胱经夹脊下行直抵腰中，联络肾脏而属于膀胱，故以上诸穴通调膀胱之气血，有化瘀止痛之效。

【附注】

1. 急性期卧硬床休息 3 周，卧床期间可辅以理疗、轻手法按摩和药物治疗。

2. 急性症状消退后可起床活动，应常规进行增强背肌功能的活动和仰卧起坐，以防止腰部屈伸肌萎缩。

第十五节 第 3 腰椎横突综合征

本病又叫腰 3 横突周围炎或腰 3 横突滑囊炎，是因第 3 腰椎横突受到反复牵拉，损伤肌筋膜而引起的局限性压痛及一系列症状的综合征。本病多见于第 3 腰椎横突较长，体型瘦长的青年人。

【病因病机】

第 3 腰椎横突肥大，受到的牵拉应力也最大，且容易抵住腰背筋膜造成损伤，从而使附着在第 3 腰椎横突附近的神经、血管受到刺激或压迫而产生一系列临床综合症状。长期弯腰劳作，腰椎前屈、侧弯及旋转运动易导致横突尖端附着的软组织出现肌筋膜磨损、破裂，发生肌疝或肌肉撕裂、小血管破裂等病理变化。这种变化，可引起组织水肿，进而压迫和刺激腰神经后支的外侧支，引起所支配的肌肉痉挛，并在局部形成纤维化、疤痕样组织，出现一系列症状。第 3 腰椎横突过长、两侧不对称等解剖上的变异，以及寒冷刺激是造成本病的内外因素。

【临床表现和诊断】

患者多有不同程度的腰部外伤史，多发生于青壮年以及从事体力劳动或运动过多者。起病较缓，腰一侧或两侧酸痛，局部肌肉痉挛呈结节状压痛明显。腰部伸屈强痛，活动之后酸痛减轻。有时腰痛牵扯腰臀部，并沿大腿向下放射至膝平面以上，少数病例窜至小腿外侧，但无间歇性跛行。第 3 腰椎横突外缘，相当于第 3 腰椎棘突旁 4 厘米处，尤其是瘦长型患者可触到横突尖端并有明显的压痛及局限性肌紧张或肌痉挛。直腿抬高试验多为阳性。腹压增高时，如咳嗽、喷嚏对腰痛无影响。X 线片有时可见两侧第 3 腰椎横突过长或左右不对称，周围密度增高及不规则钙化阴影。

【治疗】

治则：通经活络，活血养筋，软坚散结。

处方：阿是穴，温针或水针，每周 2~3 次。

方义：阿是穴温针或水针疏通局部经筋经脉气血，因而能活血养筋，软坚散结。

第十六节　梨状肌综合征

由于梨状肌损伤而引起的以臀、腿疼痛为主要症状的疾病，称之为梨状肌综合征。本病多因损伤和劳损，导致梨状肌膜或部分肌纤维肿胀，刺激或挤压坐骨神经、股后皮神经或臀下神经及其周围组织而引起的一系列症状。梨状肌综合征是引起坐骨神经痛的常见原因之一，属于中医痹证或伤筋范畴，绝大多数患者为中老年人。

【病因病机】

坐骨神经来自第 4 腰段到第 3 骶段的脊神经根，在通过坐骨大孔时紧贴梨状肌下缘，有营养神经的血管伴行。梨状肌起自骶骨前面，止于股骨大粗隆。15%~38%为两个肌腹或两个肌腱，坐骨神经由中间穿过。通常有 68~85%的坐骨神经在梨状肌下方穿出坐骨大孔后下降。梨状肌的主要功能是外旋大腿。

1. 解剖变异：梨状肌变异是指坐骨神经和梨状肌的解剖位置发生改变。正常人的坐骨神经自坐骨大孔穿出经过梨状肌的下缘，部分人由于解剖的变异，坐骨神经可穿过梨状肌。由于梨状肌与坐骨神经存在着解剖结构上的变异，变异的梨状肌和坐骨神经容易受到外伤和炎症等刺激而疼痛，并引起梨状肌挛缩，肌腱紧张，挤压坐骨神经及其营养血管，引起局部的循环障碍及瘀血、水肿等无菌性炎症反应。

2. 损伤：外伤多由间接外力所致，如跌闪扭伤、跨越、下蹲或做某些动作，尤其是在下肢外展、外旋或由蹲位变直立时，梨状肌被拉长、过牵而损伤。一旦梨状肌损伤，局部出现充血、水肿，梨状肌保护性痉挛，局限性肌束隆起，可直接压迫坐骨神经而引起相应症状。

3. 炎症：骶髂关节、盆腔卵巢或附件等部位的炎症，也可引起梨状肌炎症，进而影响通过梨状肌上、下孔的神经，出现相应的症状。

4. 寒冷：骶丛神经受到刺激或感受风寒湿邪而引起梨状肌痉挛，则更易刺激和压迫坐骨神经、血管等出现一系列临床症状。

5. 其他：有部分患者原因不明。

【临床表现和诊断】

患者大多有下蹲搬物起立、肩扛重物致髋部扭闪的外伤史，或有骶髂关节病损史，或有夜间受凉或盆腔炎史。梨状肌损伤后常波及上下孔所通过的神经、血管，表现为局部症状和相应的神经受压的症状和体征。

患侧臀部疼痛，或阴部睾丸抽搐痛，或患侧腰臀部紧缩样疼痛，并伴一侧下肢放射性疼痛。患者可感觉疼痛位置较深，放散时主要向同侧下肢的后面或后外侧，有时伴有小腿外侧麻木、会阴部不适等。严重者臀部呈"刀割样"或"烧灼样"疼痛，夜间睡眠困难。慢性梨状肌损伤者，可见臀肌和下肢肌肉萎缩，患肢无力，站立行走不稳，患肢怕凉怕潮湿，患侧臀部温度降低。严重时不能行走或出现间歇性跛行，行走一段距离后疼痛剧烈，需休息片刻后才能继续行走。

腰部一般无明显压痛点，患侧臀肌可有萎缩。由髂后上棘至尾骨尖做一连线，在距髂后上棘 3 厘米处做一点，该点至股骨大转子的连线，即是梨状肌的体表投影部位。将此线分 3 等份，其中上中 1/3 处为梨状肌腹部。急性损伤者，可在该处触及局部肌束条索样隆起、厚钝，或梨状肌肌腹呈弥散性肿胀、压痛；慢性损伤者梨状肌呈束状变硬，坚韧，弹性降低，但无明显压痛。

直抬腿试验：60°前阳性，超过 60°反而症状减轻。

梨状肌紧张试验：患者仰卧位将患肢伸直并做髋关节内收、内旋动作，如坐骨神经有放射性疼痛，再迅速将患肢外展、外旋，疼痛随即缓解为阳性。

【治疗】

治则：通气活血，化瘀止痛。

处方：阿是穴、秩边、环跳、居髎、承扶、风市、委中，有疼痛沿下肢外侧放射症状者加阳陵泉、丘墟；沿下肢前面放射者加足三里；沿下肢后面放射者加委中、昆仑；腰痛者加相应背俞穴。

针或电针，留针 5~10 分钟，10~15 次为一疗程。急性发作可以阿是穴水针。

方义：阿是穴、环跳穴局部取穴，化瘀止痛。秩边、承扶、委中为膀胱经穴，诸穴通调膀胱之气血，有化瘀止痛之效。

第十七节 股四头肌损伤

股四头肌在大腿的前面，是人体体积最大的一块肌肉，在体表占有较大的面积，容易因受到直接暴力而受伤。同时，股四头肌急剧收缩也可导致间接暴力下的肌肉拉伤。

【病因病机】

股四头肌由股直肌、股内侧肌、股外侧肌及股中间肌组成。各肌在下部互相融合成一坚强的股四头肌腱，止于髌骨并向下延伸成为髌韧带。股四头肌的主要功能是伸小腿，特别是在伸直最后 10°~15°时尤为重要，对膝关节起稳定作用。股四头肌损伤的最常见病因为直接冲撞损伤或拉伤。股四头肌损伤时因致伤力度大小不同，损伤后的组织破坏程度亦有所不同。轻度者仅有部分肌肉纤维撕裂，严重者可形成股直肌完全性断裂。此外，该肌肉的急剧收缩也可导致间接暴力下的肌肉拉伤，如股四头肌急而猛烈的收缩导致股四头肌纤维损伤。股四头肌损伤临床最常见的是股直肌肌纤维断裂，其次为股外侧肌损伤。

【临床表现和诊断】

股四头肌损伤有明确的外伤史。股四头肌受直接暴力撞击损伤后，局部肿胀明显，皮下有瘀斑，疼痛剧烈，局部有压痛。股四头肌损伤后一般行走困难，呈跛行步态。膝关节伸屈活动均有一定程度的受限，局部血肿形成，压之可有波动感。后期可形成血肿机化的硬结块。机化的血肿经治疗后可逐渐被吸收，最后可消失。血肿机化过程中偶可发生钙化或形成骨化性肌炎。如为严重损伤，也可发生股直肌断裂，局部可触及肌腹断裂后的凹陷裂隙，肌肉收缩力明显降低。完全断裂者局部肌肉可出现异常的肌肉隆起。间接暴力致使股四头肌肌纤维部分断裂，损伤部位多位于肌腹部，少数病例可发生在股四头肌肌腱起止点。肌肉损伤后局部肿胀、疼痛，轻度跛行，局部压痛明显，与急性直接暴力致伤者临床表现基本相似。

【治疗】

治则：通手阳明经脉，活血化瘀，解痉止痛，扶正祛痹。

处方：

轻度损伤　髀关、梁丘，留针15分钟。1日1次，治疗3~6次。

中、重度损伤：髀关、梁丘，留针15分钟，针对侧曲池、合谷，泻法，配患肢运动10分钟。1日1~2次，治疗6天。后用轻度损伤处方3~6次。

方义：伤部属足阳明经筋所在，取本经近部穴，辅以对侧同名经穴，助通经络平衡阴阳，扶正祛痹，一举数得。

第十八节　股内收肌拉伤

本病多见于骑马者，故又名骑士捩伤，在武术、跳高、跨栏、足球、体操、羽毛球等运动中亦不少见。

【病因病机】

由于股内收肌群多应用于髋关节内收及大腿外旋等运动性较强的动作，该类损伤多见于运动伤，根据受伤当时的情况可分为急性损伤和慢性损伤两类。

1. 急性损伤：当髋关节突然遭受过度外展暴力时，常使股内收肌群起点处受损，轻者仅少数肌纤维撕裂，重者可致肌肉、肌腱部分或完全断裂。这种损伤多见于体育运动中，如骑马跳越障碍时，紧收着的两腿被马鞍暴力撑开，足球运动员铲球、打羽毛球和网球时跨步救球，或在滑冰运动中高速滑行被绊倒时均可因髋关节过度外展或大腿强力内旋而致内收肌群的急性损伤。急性损伤一般情况下伤势较重、往往还伴有局部出血，如不能够及时有效地治疗，有可能会造成局部组织纤维化。

2. 慢性损伤：当内收肌群受到长期反复牵拉、磨损时，就可导致股内收肌群损伤，特别是起止点的损伤，久之可引起耻骨部止点处的病理性改变，形成反复发作、迁延不愈的慢性疼痛症状。

【临床表现和诊断】

股内收肌群损伤后表现为患肢髋关节及膝关节稍屈曲、外旋，大腿内侧疼痛和大腿抗阻内收疼痛，行走时出现跛行，大腿内收、外展受限。"4"字试验阳性：患者仰卧，一腿伸直，术者提起另一侧小腿置于伸直腿的膝上弯曲下压（即两腿构成一个"4"字），患侧大腿内侧疼痛。急性损伤后局部可有明显肿胀及皮下瘀斑，完全断裂者在患侧大腿肌肉抗阻内收时有异常隆起，并可触及断裂的凹陷。慢性损伤者局部一般无明显肿胀，多于股骨内侧有固定压痛点，大腿内侧近端活动时疼痛，有时可触及硬化变性的肌肉。早期 X 线片多无异常表现，股骨段正、侧位片可显示有无撕脱性骨折。急性损伤后期或慢性劳损者 X 线片可显示股内收肌群附着部位有钙化阴影。

【治疗】

治则：通足太阳厥阴经筋经脉，活血化瘀，解痉止痛。

处方：阴廉、箕门、阿是穴，针或电针。1 日 1 次，治疗 3~6 次。

方义：阴廉为足厥阴经穴，箕门为足太阴经穴，两穴通足太阴、厥阴经筋经脉之气血，活血化瘀，解痉止痛。

第十九节　股后肌群损伤

股后肌群又称腘绳肌，是股二头肌、半腱、半膜肌的总称。本病多发生于跳远、短跑、跨栏等项目运动员。

【病因病机】

腘绳肌损伤分为急性损伤和慢性损伤两种，急性损伤可由肌肉主动收缩和被动牵拉所致。

急性损伤：可以是半腱肌、半膜肌、股二头肌单独拉伤，也可以是两肌或三肌复合损伤。轻者肌肉部分撕裂，重者肌肉完全断裂。主动拉伤是在运动过程中，由于腘绳肌强烈收缩引起的拉伤，如短跑运动员猛烈蹬踏起跑器起跑、跳远运动员最后一步用力蹬跳，都要求腘绳肌猛烈收缩，故易发生拉伤。

1. 被动拉伤：在准备活动不充分时进行直膝屈髋动作，如踢腿、压腿、劈叉等，腘绳肌被拉的很紧，如果再增加外力，企图加大髋关节屈曲角度，则易造成被动拉伤。

2. 慢性劳损：过多的跑跳训练，使腘绳肌过度疲劳，久之则成劳损。

【临床表现和诊断】

急性损伤者，受伤当时可能听到断裂声。轻伤，疼痛局限于伤部，行走不痛，重复损伤动作时才痛。重伤，疼痛剧烈，步履困难。如为肌肉断裂，伤肢多处于屈曲位、跛行。有时疼痛向大腿周围放射。慢性劳损者，主要症状是在大强度训练时股后肌群出现疼痛。

检查：患者仰卧，伤重者可将小腿垫高，使膝关节成半屈曲位，大腿后侧有肿胀，大面积皮下瘀斑，伤处压痛明显，肌肉发紧，有时能触及硬结。肌肉完全断裂者，可摸到断裂处的凹陷。做抗阻伸髋与抗阻屈膝时疼痛。

【治疗】

治则：通足太阳经筋经脉，活血化瘀，解痉止痛。

处方：承扶、殷门、委阳、阴谷。针或电针，1日1次，3~6次为一疗程。

方义：伤部近部取穴，疏通足太阳经筋经脉气血，活血化瘀，解痉止痛。

第二十节　膝关节半月板损伤

半月板是填充于胫股关节间的纤维软骨，具有稳定关节、减少摩擦、缓冲震荡的作用。当足着地不动，膝关节屈曲、大腿强烈内旋或外旋时，既可引起半月板损伤，也可因经常遭受研磨而发生病变。此病多见于煤矿工人、足球运动员。

【病因病机】

半月板是膝关节间的半月形软骨板，切面呈三角形。每个膝关节都有内、外两个半月板。内侧半月板两端间距较大，呈"C"形，边缘与关节囊及内侧副韧带深层相连；外侧半月板呈"O"形，中后1/3处有肌腱将半月板和关节囊隔开，形成一个间隙，称肌囊。外侧半月板与外侧副韧带是分开的。半月板除与关节囊相连的边缘部分及前后附着点有血循环供应外，中央部分没有血管，其营养来自滑液。

一般认为半月板受直接外力打击引起的损伤病例较少（约2%），损伤的主要原因是由于间接暴力使屈曲的膝关节扭转所致。从实验解剖可以看出，如果使小腿固定在内旋位或外旋位，然后突然屈曲或伸直，就可以发现股骨的正常关节面的相互关系改变，很不协调。当小腿旋转时，半月板被压力挤向周围，如果同时屈膝或伸膝就容易使半月板发生撕裂。

半月板破裂按损伤部位和病理改变分为：前角、后角、体部和边缘撕裂、纵行裂、横行裂、水平裂、松弛状等几种情况。

半月板损伤的急性期，关节内可有组织液渗出及出血，关节出现肿胀，活动度受限，若合并有侧副韧带、关节囊、十字韧带损伤，肿胀多较严重，渗出及出血一般在关节制动2~3周后吸收消退。慢性期病例在半月板破裂边缘多呈现增厚、变性，破裂的锐缘消失，软骨变性坏死，其周围有细胞浸润，半月板周围软组织可有慢性炎症改变，或有含胶状物的囊肿形成。

【临床表现和诊断】

多数有明显外伤史。急性期膝关节有明显疼痛，肿胀和积液，关节屈伸活动障碍；急性期过后，肿胀和积液可自行消退，但活动时关节仍有疼痛，尤以上下楼、上下坡、下蹲起立、跑、跳等动作时疼痛更明显，严重者可出现跛行或屈伸功能障碍。部分患者有"交锁"现象，或在膝关节屈伸时有弹响。压痛的部位一般即为病变部位，对半月板损伤的诊断及确定其损伤部位均有重要意义。

1. 麦氏（McMurray）试验：这一检查实际是重复一次损伤机制。嘱患者仰卧，术者一手扶膝前，拇、食指分别置于内、外侧关节间隙，另一手握患足跟部，先使膝、髋关节各屈曲至 90°以上，然后将足外旋，内收小腿（或内旋足部、外展小腿）并屈伸患膝。在检查过程中，关节出现弹响和疼痛时为被挤压侧半月板破裂；当膝关节完全屈曲时发生疼痛和弹响，表示半月板后角破裂；膝屈至 90°有疼痛和弹响可能为半月板体部破裂；膝关节完全伸直时有疼痛和弹响可考虑为半月板前角破裂——但对此点人们仍有异议。

2. 膝关节过伸、过屈试验：膝关节半月板软骨前、后角破裂时膝过伸过屈将引起剧烈疼痛。

3. 膝关节研磨试验（Apley）：患者仰卧，将膝关节屈曲 90°，在加压的情况下研磨（即旋转）膝关节，破裂的半月板软骨可引起疼痛：外旋时膝内侧疼痛为内侧半月板破裂，内旋时膝外侧疼痛为外侧半月板破裂。在内、外旋小腿时进行膝关节过屈、过伸活动，膝过屈时疼痛考虑后角破裂，膝过伸时疼痛考虑前角破裂。

4. 鸭步摇摆试验：令患者站立，然后做下蹲动作，使膝关节极度屈曲，同时使患者前后左后摆动，或模仿鸭步行走以挤压半月板后角，如有后角撕裂，可引起膝关节疼痛，或不能完全屈膝及膝关节后部有响声和不适感。

需要指出，没有一个试验是诊断膝关节半月板软骨损伤的唯一依据，应将临床症状、压痛点和各种阳性试验综合起来，才能作出最后判断。每个试验均有其特定作用，应反复进行多次检查。

5. X 线检查：拍照 X 线正侧位片，虽不能显示出半月板损伤情况，但可排除其他骨关节疾患。膝关节造影术对诊断意义不大，且可增加病人痛苦，不宜使用。

6. 膝关节镜检查：通过关节镜可以直接观察半月板损伤的部位、类型和关节内其他结构的情况，有助于疑难病例的诊断。

7. 膝关节半月板伤 CT 与核磁共振（MRI）检查

半月板损伤 CT 征象：半月板局限性低密度区；半月板内裂隙征；半月板轮廓异常，边缘毛糙；撕裂的半月板碎块移位；内侧半月板中部外缘与内侧副韧带分离。另外，还有膝关节滑膜增厚、关节囊（腔）内积极、损伤的半月板周围软组织肿胀等。

核磁共振（MRI）表现：I 级，半月板局限性信号升高。病理表现为局限性早期黏液样变性。II 级，板内出现水平的略高信号线，可从半月板的囊缘直达游离缘，但不影响到关节缘。病理表现为黏液变性较 I 级大，虽无明显的肉眼可见裂隙，显微镜下见纤维断裂。III 级，板内略高信号线累及半月板的关节缘。病理表现为纤维软骨撕裂。

【治疗】

治则：温通气血，活血养筋，通补同用。

处方：

主穴　阳陵泉、曲泉、犊鼻、内膝眼。

配穴　悬钟、侠溪、行间、膝关、梁丘、足三里等。

操作：（1）每次都取 4 个主穴，配穴则应根据病症的具体情况，选取 2~4 个腧穴，构成一次治疗所取用的穴位。（2）采用电针刺激：将阳陵泉、曲泉接为 1 组，犊鼻、内膝眼接为 1 组，通电 30 分钟，每日 1 次，10 次为 1 疗程。配穴中接为 1 组或 2 组，或配穴仅用毫针刺，而不采用电针法。

方义：阳陵泉为胆经合穴，八会穴中之筋会穴；肝主筋，曲泉为肝经之合穴，两穴相配，主筋之病。犊鼻、内膝眼为局部取穴之要穴，二穴相配，主膝之病。悬钟、侠溪、行间、膝关、梁丘、足三里，这些穴位所属经脉都循行通过膝关节，为循经远道取穴，皆有治疗膝病之功效，故作为配穴使用。

第二十一节　膝关节侧副韧带损伤

膝关节侧副韧带对膝关节有稳定作用。当暴力超过韧带或其附着点所能承受的负荷时，即可产生韧带损伤。

【病因病机】

膝关节侧副韧带损伤，有完全与部分损伤之分。部分损伤又分为膝关节内侧副韧带损伤、外侧副韧带损伤。内侧损伤较外侧损伤常见，与十字韧带损伤、半月板损伤同时发生时，则称为膝关节损伤三联症。外侧副韧带损伤严重时，可伴有腓总神经的损伤。膝关节侧副韧带损伤有小腿急骤外展或内收外伤史。若膝或腿部外侧受到暴力打击或重物压迫，迫使膝关节做过度的外翻动作时，可使膝关节内侧副韧带损伤。少见的情况为外力迫使膝关节过度内翻，可发生外侧副韧带损伤。

【临床表现和诊断】

膝关节侧副韧带损伤多因工伤或体育运动中受伤所致。伤者膝关节呈半屈位，屈伸功能障碍。膝关节内侧或外侧肿胀、疼痛、皮下出血。若有腓总神经损伤者，可伴有足下垂。内侧副韧带损伤时，压痛点位于股骨内上髁，外侧副韧带损伤时压痛点位于股骨外上髁或腓骨小头。

侧方分离试验：患者坐位，术者一手固定患肢踝关节一手将患膝内收或外展，内收时外侧疼痛则为外侧副韧带损伤，外展时内侧疼痛为内侧副韧带损伤。膝关节外翻或内翻位 X 线片可见关节间隙增宽。

【治疗】

治则：通足太阴及三阳经筋经脉。初期活血化瘀，行气止痛；中末期祛痹化瘀，活血养筋。

处方：

初期方　（1）内侧：阿是穴、阴陵泉。　（2）外侧：阿是穴、阳陵泉。均快针。后取对侧上肢穴位：内侧伤取尺泽，外侧伤取曲池。留针加患膝运动15分钟。1日1次，治疗6次左右。

中末期方　阿是穴温针，后配对侧尺泽、曲池加运动患膝15分钟。隔日1次，治疗10次左右。

方义：初期取局部穴，以通伤部经筋气血，活血化瘀。中后期温针阿是，以祛痹化瘀，取对侧穴平衡阴阳，舒筋活络。

第二十二节　膝关节创伤性滑膜炎

膝关节创伤性滑膜炎是临床上常见的膝关节病变。由膝关节急性创伤或慢性劳损引起的滑膜充血、渗出、关节腔积液，造成膝关节疼痛、肿胀及活动障碍。若病程迁延日久，则会引起关节滑膜纤维化、机化，关节滑膜出现增厚、粘连，导致关节功能障碍等。

【病因病机】

滑膜受损伤后，主要的反应表现在两个方面。

1. 滑膜血管扩张、血浆、血细胞、红细胞和巨噬细胞等渗出至关节腔内，关节液中纤维蛋白沉积。

2. 滑膜细胞活跃、增生，并产生大量滑液。这些滑液中，含有白细胞、红细胞、破裂后释放的大量胆红素、脂肪、黏液素以及纤维蛋白等，同时滑膜增生肥厚、粘连、软骨萎缩，影响关节功能。

【临床表现】

膝关节受到损伤后，关节肿胀、疼痛，髌骨浮漂，活动受限。应注意与关节积血的鉴别：积血在伤后立即出现，而滑膜炎则于伤后数小时逐渐出现。积血疼痛明显，而滑膜炎较轻。积血常伴有全身反应，体温升高，而滑膜炎多无此反应。必要时可通过关节穿刺，以明确诊断。滑膜炎是一种普遍存在的症状，如半月板损伤，关节内游离体，软骨软化，结核、血友病，类风湿性关节炎等均可引起。因此在诊断时，应注意排除这些因素。

【治疗】

治则：通经活络，急伤期活血散瘀，解痉扶正；慢性期伤祛痹化瘀，行气活血。

处方：

急性期处方　阿是穴、阴陵泉、阳陵泉、三阴交、曲池、合谷，快针泻法。1日1次，治疗6天。

慢性期伤和中末期处方　阿是穴温针，三里、阳陵快针，对侧曲池针配患膝运动15分钟。隔日1次，治疗10次左右。

方义：阴阳陵、三阴交泻，辅阿是穴以消肿、散瘀、解痉；曲池、合谷可扶正清热，通中有补。温针阿是穴、加刺阳陵，可祛痹化瘀；曲池配运动疗法，舒筋活络；三里行气活血，寓补于通。

第二十三节　退行性膝关节炎

退行性膝关节炎是因膝关节退行性改变和慢性积累性损伤所造成的膝关节骨质增生等一系列病理变化和相关症状的疾病，多好发于50~60岁的中老年人群，女性多于男性，肥胖的中老年妇女更为常见。

【病因病机】

本病的病因目前尚不十分明确，一般认为与年龄、性别、职业、代谢性疾病或损伤有关，尤其与膝关节的机械运动关系密切。肥胖的中老年妇女膝关节疼痛发生率较高，其原因是多方面的。首先，超负荷等因素反复持久的刺激会造成膝关节的关节软骨面和相邻软组织的慢性劳损，同时使膝关节内容物的耐受力降低。这样，当较长时间行走或跑跳时，关节应力集中的部位便会受到过度的磨损，使膝关节腔逐渐变窄，关节腔内容物相互磨擦，产生炎性改变，造成关节腔内压力增高。异常的腔内压刺激局部血管、神经，使之反射性地调节减弱，应力下降，形成作用于关节的应力和对抗该应力的组织性功能失调。这是一个原因。另一原因是中老年人的内分泌系统功能减弱，骨性关节系统随之逐渐衰退。因此营养关节的滑液分泌减少，各种化学成分也逐渐改变，因此出现骨质疏松，关节软骨面变软变薄，承受机械压力的功能随之减低，加上长期的磨损和外伤，于是关节软骨面出现反应性软骨增生，经骨化形成骨刺或骨赘。另外，中老年人的胫骨髁部呈蝶形，骨质疏松，而股骨髁则呈半球形，且骨质较硬，在站立和行动时特别是肥胖患者，重力通过股骨髁作用于胫骨髁的髁间棘上。骨刺形成后可对滑膜产生刺激，当关节面变形或关节间隙狭窄时，就会造成关节活动明显受限且疼痛加剧。

本病早期，关节软骨因积累性损伤而造成胶原纤维变性，从而使软骨变薄或消失，引起关节活动时的疼痛与受限；在后期，关节囊形成纤维化增厚，滑膜充血肿胀肥厚，软骨呈象牙状骨质增生。同时，膝关节周围肌肉因受到刺激而表现为先痉挛后萎缩。总之，其病理改变是一种关节软骨退行变化引起的以骨质增生为主的关节病变，滑膜的炎症是继发的。

中医认为，产生本病的原因，一是慢性劳损、受寒或轻微外伤；二是年老体弱，肝肾亏损，气血不足致使筋骨失养，日久而使关节发生退变和骨质增生而发生本病。

【临床表现和诊断】

本病发病缓慢，多见于中老年肥胖女性，往往有劳损史。膝关节活动时疼痛，其特点是初起疼痛为发作性，后为持续性，劳累后加重，上下楼梯时疼痛明显。膝关节活动受限，跑、跳、跪、蹲时尤为明显，甚则跛行，但无强直。关节活动时可有弹响摩擦音，部分患者可出现关节肿胀，股四头肌萎缩。膝关节周围有压痛，活动髌骨时关节有疼痛感。个别患者可出现膝内翻或膝外翻，关节内有游离体时可在行走时突然出现"绞锁"现象，稍活动后又可消失。

X线检查：正位片显示关节间隙变窄，关节边缘硬化，有不同程度的骨赘形成。侧位片可见股骨内侧髁和外侧髁粗糙，胫骨髁间棘变尖，呈象牙状，胫股关节面模糊，髌股关节面变窄，髌骨边缘骨质增生及髌韧带钙化。

【治疗】

治则：舒筋通络，活血止痛，滑利关节。

处方：阿是穴、鹤顶、内膝眼、外膝眼、阳陵泉、血海、梁丘、足三里、三阴交、阴陵泉。每次选4~6穴针刺。

选用30号1.5寸毫针快速进针捻转得气后，留针30分钟，10分钟行针1次。阿是穴、足三里、血海用捻转补法，其余穴位用平补平泻法。每日1次。

方义：针刺阿是穴宣散局部气血，活络止痛；内膝眼、外膝眼、鹤顶属经外奇穴，具有通利关节、止痛作用；阳陵泉舒筋活络；阴陵泉、三阴交、血海健脾除湿，益气补血；足三里、梁丘舒经活络，调补气血。

第二十四节　髌下脂肪垫劳损

又称脂肪垫炎、脂肪垫肥厚。好发于30岁以上经常爬山登高长途跋涉及反复蹲起者。本病属中医"膝部伤筋"范畴。

【病因病机】

膝关节局部的直接外伤或膝关节长期过度屈伸，致髌下脂肪垫损伤，局部充血肥厚，发生无菌性炎症，引起脂肪垫劳损。由于脂肪垫肥厚，膝关节活动时脂肪垫容易在关节间隙发生嵌顿而致疼痛及活动受限。由于无菌性炎症反应，渗出液增多，日久脂肪垫可与髌韧带发生粘连，致伸膝活动受限。本病也可由膝关节内其他疾病继发引起。中医认为它由劳损及风寒侵袭、局部经筋脉络失和引起。

多发生于30岁以上经常爬山、下蹲及步行者。髌下肿胀疼痛，可放射至腘窝及小腿后外侧，关节伸直或劳累时疼痛加重。双侧膝眼处饱满，压痛明显，浮髌试验：患腿膝关节伸直，放松股四头肌，检查者一手挤压髌上囊，使关节液积聚于髌骨后方，另一手食指轻压髌骨，如有浮动感觉，即能感到髌骨碰撞股骨髁的碰击声；松压则髌骨又浮起，则为阳性。病久可见股四头肌萎缩，膝关节过伸时疼痛加重。

【临床表现和诊断】

膝前疼痛或深部酸痛，膝接近伸直时疼痛剧烈，运动后加重，休息后减轻。膝过伸受限，稍屈曲时疼痛缓解，髌腱两侧有肿胀及压痛，急性期可有间隙性关节积液，积液与活动有密切关系，休息后即可消失。病程长者可出现股四头肌萎缩，局部触诊有橡皮样感、发硬，按之疼痛，髌韧带深层有深压痛。过伸挤压试验阳性。X线检查一般为阴性，有时在肥厚的脂肪垫中出现钙质沉着。

【治疗】

治则：疏经通络。

处方：膝眼、血海、伏兔、阳陵泉、阴陵泉、委中、委阳、承山、足三里、阿是穴。

操作：针，平补平泻，并可加温针灸。

方义：本病以局部取穴为主，疏经通络，舒筋止痛。

第二十五节　髌骨劳损

髌骨劳损，又称髌骨软骨软化症、髌骨软骨病。其主要病理变化是软骨的退行性改变。在膝关节运动损伤中最常见，这种病对运动训练和运动成绩都有较大影响。

【病因病机】

本病主要为局部外伤和劳损所致。少数病例有急性外伤史，大多数是反复小创伤逐渐积累所致。此外还有年龄说（内分泌改变及动脉硬化）、软骨营养障碍说（长时间固定破坏了软骨对营养的吸收，或滑膜伤病分泌不正常的滑液影响软骨营养）和软骨溶解说（血液中的血浆素因为损伤进入滑液，或关节受伤，滑模及软骨细胞的溶酶将软骨溶解）几种说法。本病的起因主要是因软骨局部磨损所致——很可能是磨损过程中，软骨细胞被挤压变性或坏死，失去正常的代谢机能，不能产生硫酸软骨素；或软骨表面受到微细损伤，损害了软骨膜，使其不能正常的交换营养物质而导致软骨变性或坏死。

【临床表现和诊断】

本病起病缓慢，最初感觉膝部隐痛、乏力，以后髌后疼痛，劳累后加重，上下楼梯疼痛加重，下蹲时膝关节疼痛加剧，但一般行走平地无明显影响。膝部检查可见股四头肌萎缩（14.9%）。有髌压痛及髌周指压痛（90%）——大部分压痛在内侧，一部分内外均有压痛。有髌下摩擦音者占 45%。单足半蹲痛 100%。髌骨研磨试验均为阳性。

1. 髌骨研磨试验：患者仰卧位，患膝伸直，检查者用双手拇、食二指将髌骨推向股骨髁并做研磨动作，有粗糙摩擦感或疼痛即为髌骨研磨试验阳性。

2. 下蹲试验：健足提起，患膝逐渐下蹲，患膝剧烈疼痛者为阳性。

3. 挺髌试验：即患者仰卧位，患膝伸直，检查者用拇、食二指将髌骨向远端、下方推压，嘱患者用力收缩股四头肌，引起髌骨部剧烈疼痛者为阳性。

4. X 线检查早期没有明显的改变，后期的侧位及切线位片可见到髌骨边缘骨质增生、髌骨关节面粗糙不平、软骨下骨硬化、髌股关节间隙变窄等改变。

【治疗】

治则：通足手阴阳经脉，活血养筋，补气补血，强筋壮骨。

处方：阿是穴、梁丘、三里，初期快针，末期温针；再取对侧曲池，留针加患膝半蹲起运动，15 分钟。隔日 1 次，10 次 1 疗程。髌骨软骨软化加大抒、关元或三阴交灸，髌下末端病加阳陵泉点刺。

方义：梁丘、三里、曲池助阿是穴疏通患部经筋经脉气血，三里补气补血以助大抒壮骨，助阳陵泉筋会强筋。关元、三阴交补脾肝肾以壮骨。

第二十六节　小腿三头肌拉伤

小腿三头肌是指浅层的两块腓肠肌和深层的一块比目鱼肌，属于小腿后群肌肉的浅层。腓肠肌以内侧头和外侧头起自股骨下端后方，比目鱼肌起于胫腓骨上端的后面，两肌向下以强大的跟腱止于跟骨，主要起提起足跟使足跖屈的作用。本病多发于跑、跳等运动项目。

【病因病机】

小腿三头肌位于小腿后部浅层，由腓肠肌和比目鱼肌合成。腓肠肌有内外侧两个头，呈梭形。比目鱼肌一个头，形似比目鱼。小腿三头肌的主要功能是使足跖屈，同时还能在膝关节处屈小腿。间接暴力的猛烈牵拉是致伤的主要原因。在跑跳运动中，小腿三头肌猛烈的收缩，使踝关节由背伸位突然跖屈，可导致小腿三头肌拉伤，如果暴力过大，还可引起小腿三头肌肌腹或跟腱的断裂。

【临床表现和诊断】

有明显外伤史，部分患者受伤时感觉有撕裂声，患部疼痛、压痛，患足跖屈时疼痛加剧，踝关节抗阻跖屈试验阳性，撕裂严重时出现皮下瘀斑。陈旧性损伤者伤部粘连、硬结，踝背伸受限，小腿三头肌肌肉可有轻度萎缩。

【治疗】

治则：通足太阳经筋经脉，舒筋解痉，活血养筋。

处方：

初期方　委中、承筋、承山，留针 5 分钟。1 日 1 次，治疗 3~6 次。

中末期方　阿是穴温针，对侧小海、支正，留针配患侧起踵运动 10 分钟。隔日 1 次，治疗 6~10 次。

陈旧粘连方　委中或承筋水针。每周 1~2 次，治疗 10~20 次。药物：糜蛋白酶或胎盘组织液。

方义：委中、承筋、承山、阿是穴均为伤部压痛近穴，针之活血化瘀，解痉止痛；对侧穴平衡阴阳，舒筋通络；温针活血养筋；水针针药作用祛痹化瘀，松解粘连。

第二十七节　胫腓骨疲劳性骨膜炎

胫腓骨疲劳性骨膜炎又名应力性损伤或行军损伤，好发于跑跳过多的运动员，长途急行军的士兵，舞蹈演员亦有发生。

【病因病机】

运动员训练水平差，动作不正确，运动量突然加大或运动场地太硬等因素，能够导致本病发生。运动员在跑跳过程中，足用力蹬地，小腿肌肉处于紧张状态，肌肉长时间、反复牵扯胫骨或腓骨附着处，可使骨膜发生撕裂，骨膜血管扩张、充血、水肿或骨膜下出血、血肿机化、骨膜增生等骨膜炎改变。如果不及时改变训练方法，减小运动量，而是继续加大负荷，进而使骨质遭受损伤，最后可发展成胫腓骨疲劳性骨折。

此外还有人认为，在跑跳时身体重力与地面反作用力的交点，主要集中于胫骨前面弯曲处，长时间的反复作用，可在弯曲度最大处引起应力性损伤，形成疲劳性骨膜炎乃至骨折。

【临床表现和诊断】

一般无明显外伤史，逐渐发病。轻者，平时症状不明显，只在运动时出现疼痛，休息后疼痛减轻。重者，训练时很痛，后蹬动作乏力且疼痛加剧，甚至有夜间痛。胫骨内侧或外踝上方有局限性肿胀，皮肤灼热，胫骨内侧缘的上下段有明显压痛。部分病人在腓骨下缘亦有压痛，触之患部凹凸不平或有硬结。患者用足尖起跳则疼痛加重。

X 线检查：摄正、侧、斜位片。疲劳性骨膜炎早期照片常为阴性，以后显示骨膜增厚，骨皮质边缘模糊不清，骨质稀疏。疲劳性骨折的折线呈横形、斜形或鸟嘴形。

【治疗】

治则：通足太阴经筋经脉，解痉止痛，活血养筋，行气活血，通补同用。

处方：漏骨、三阴交、悬钟、三里，留针 5~10 分钟，对侧支正留针配患侧起踵运动，15 分钟。阿是穴灸。1 日 1 次，治疗 6 次。

方义：漏骨、三阴交为病所经筋所在，足太阴所过，辅以悬钟解痉止痛；三里行气活血养筋；支正为太阳经穴，平衡足太阳经配运动以舒筋活络。灸阿是温通局部气血，补气强筋。

第二十八节　踝关节扭伤

踝关节扭挫伤甚为常见，可发生于任何年龄。踝关节周围主要的韧带有内侧副韧带、外侧副韧带和下胫腓韧带。外侧副韧带起自外踝，止于距骨前外侧的为距腓前韧带，止于跟骨外侧的为跟腓韧带，止于距骨后外侧的为距腓后韧带。外侧副韧带相对薄弱，容易损伤。内侧副韧带（三角韧带）起于内踝，止于足舟状骨、距骨前内侧、跟骨的载距突。内侧副韧带相对坚强，不易损伤。下胫腓韧带又称胫腓联合韧带，为胫骨与腓骨下端之间的骨间韧带，有保持踝穴间距，稳定踝关节作用。

【病因病机】

踝关节扭伤较挫伤更多见，扭伤多由间接暴力所致。踝关节由胫、腓骨下端和距骨组成。外踝窄而长，下端低于内踝 1 厘米左右；内踝的三角韧带较外踝的距腓、跟腓韧带坚强，故阻止外翻的力量大，阻止内翻的力量小。胫腓骨下端之间被坚强而有弹性的胫腓韧带连接在一起。距骨体前宽后窄，上面为鞍状关节面，当做背伸运动时，距骨体之宽部进入踝穴，腓骨外踝稍向外后侧分开，而踝穴较跖屈时能增宽 1.5~2 毫米，以容纳距骨体。此时下胫腓韧带紧张，关节面之间紧贴，关节稳定，不容易扭伤。而踝关节处于跖屈位时，下胫腓韧带松弛，关节不稳定，容易发生扭伤。如走不平道路，上下楼时不慎，或骑车跌倒时，若踝关节处于跖屈则多引起损伤。踝关节扭伤分内翻扭伤和外翻扭伤两类，以前者多见。跖屈内翻时，容易损伤外侧的距腓前韧带；单纯内翻损伤时，容易损伤外侧的跟腓韧带；外翻姿势时，由于三角韧带比较坚强，较少发生损伤，但可引起下胫腓韧带撕裂。直接的暴力打击，除韧带挫伤外，多合并骨折和脱位。

【临床表现和诊断】

有急性受伤史，踝关节内侧或外侧剧烈疼痛，活动受限，跛行或不能行走。检查：伤处肿胀，轻伤足部畸形不明显，重伤有足的内翻或外翻畸形；有皮下瘀斑，轻者局限于足背与踝关节下方，重者蔓延到小腿下段。可根据压痛点判断损伤部位。若合并有撕脱骨折，在踝尖处能扪及压痛与骨折片。踝关节被动内翻或外翻时疼痛加重，踝关节稳定性减小有异常活动者，说明韧带完全断裂。

X 线检查：摄踝部正、侧位片，可以区别骨折、脱位或韧带断裂。

【治疗】

治则：外踝伤，通足三阳经脉；内踝伤，通足厥阴经脉。初期通经活络，活血化瘀；中末期祛痹化瘀，活血养筋；末期温经通络，平衡阴阳。

处方：

初期方　外踝伤方，阿是穴、内庭；后踝伤方，阿是穴、侠溪；内踝伤方，阿是穴、太冲。均快针，然后取对应穴针配患部活动 15 分钟。1 日 1 次，治疗 3~6 次。

中末期方：阿是穴温针，加循经筋部穴快针，对应穴留针加患部活动，15 分钟。隔日 1 次，治疗 3~6 次。

末期方　阿是穴灸，对应穴留针 5 分钟配患部活动。隔日 1 次，治疗 3~6 次。

方义：阿是穴，外踝伤在丘墟周围，前踝伤在胫腓联合韧带处，后踝伤在昆仑穴前下方，均为压痛点。以痛为腧为治疗本伤主穴，辅以循经穴和对应穴，快针活血化瘀，温针祛痹化瘀，灸温经通络，加运动以舒筋活络平衡阴阳。

第二十九节　跟腱周围炎

跟腱周围炎又名跟腱腱围炎，指跟腱及其腱围组织的创伤性炎症。本病多发于跳跃运动员，其次是篮球、排球、体操和羽毛球运动员。

【病因病机】

慢性劳损是引起跟腱周围炎的主要病因。运动员在跑跳运动中，足部用力蹬地，小腿三头肌过多的用力收缩，使跟腱及腱围组织反复的受到牵拉和摩擦，久之则成劳损。另外，一次性急性拉伤或挫伤，也可能导致腱围组织发炎。如系急性损伤，跟腱纤维可有部分撕裂。劳损的病理变化可为腱纤维玻璃样变、纤维变、截断变，腱内脂肪组织增多，腱纤维之间可有钙质沉着，或有软骨或骨的增生。腱围组织充血、水肿、增厚，甚至与跟腱粘连，腱周脂肪也有血肿。

【临床表现和诊断】

一般为逐渐起病，仅少数患者有急性损伤史。跟腱部疼痛，在踏跳、蹬地或起踵时加重。初期疼痛较轻，在准备活动后疼痛减轻或消失。后期症状加重，行走不便，跑跳困难。疼痛多为持续性，运动后加重。跟腱部轻度肿胀，压痛明显，可触到捻发音。严重病例能触到粗大发硬的跟腱。足抗阻跖屈跟腱部疼痛加重。

【治疗】

治则：通手足太阳经脉，祛痹化瘀，活血养筋，补气补血，平衡阴阳。

处方：

初期方：阿是穴、承山，快针，对侧阳谷留针配患侧起踵运动 15 分钟。1 日 1 次，治疗 3~6 次。

末期方　阿是穴温针，承山、承筋、三里，快针，对侧阳谷留针配患侧起踵运动，15 分钟。隔日 1 次，治疗 10 次左右。

方义：承山、承筋助阿是穴疏通伤部足太阳经筋经脉气血，活血养筋。阿是穴温针祛痹化瘀，三里补气血。阳谷配运动舒筋活络、平衡阴阳。

第三十节　踝关节创伤性关节炎

踝关节创伤性关节炎为关节常见疾病，该病是指因创伤造成关节面不平整或承重失衡，关节软骨发生退行性改变，而引发一系列症状的一种慢性疾病。

【病因病机】

慢性劳损是造成踝关节创伤性关节炎的主要原因。踝关节过度的背伸、跖屈、内翻或外翻活动，使胫骨前唇与距骨颈，胫骨后唇与距骨后突，胫骨下关节面与距骨上关节面之间反复碰撞、挤压，导致软骨或骨组织的慢性劳损。例如跳伞运动员着陆时受地面强大的反作用力，迫使足过度背伸，长期碰撞，可使发病。足球运动员过多的用足背侧、内侧后外侧踢球，踝关节过度跖屈、外翻后内翻，都能使踝关节相应部位发生骨关节炎。此外，踝关节在急性损伤后，过早参加锻炼，因韧带修复不好，肌肉力量不足，关节稳定性差，容易反复损伤，久之会使骨与软骨受到损害。

病理变化主要是关节滑膜充血、肿胀、绒毛膜增生，以后滑膜纤维变、钙化、骨化，最后脱落成关节鼠。踝关节前方的脂肪垫肿胀。关节软骨变色、软化、碎裂、脱落，形成关节内游离体，骨质裸露，胫骨前后唇、距骨颈、距骨后突等处骨质增生，成为骨疣，甚至断裂。关节周围的肌腱与腱鞘，因刺激而成腱鞘炎。

【临床表现和诊断】

一般无急性损伤史，逐渐起病。发病初期踝部不适以后出现疼痛，尤以腾空后落地、踢球、下蹲等动作为甚。伤轻者，踝关节活动后疼痛减轻或消失；伤重者疼痛呈持续性，活动受限，可有关节绞锁或响声。

检查：踝部肿胀，以前侧明显，局部有压痛。踝关节被动活动时可有疼痛。有时能扪及关节鼠。

【治疗】

治则：通足阳明、厥阴经筋经脉，祛痹化瘀，行气活血，补脾肝肾。

处方：阿是穴温针，太冲、内庭点刺，三里、三阴交针。对侧阳溪、阳池、阳谷，留针加患部运动 15 分钟。隔日 1 次，治疗 10 次为一疗程。

方义：太冲、内庭辅助阿是穴疏通阳明、厥阴经筋经脉气血，祛痹化瘀。三里行气活血，三阴交补脾肝肾，从而强筋壮骨。

第九章　常见运动性疾病与部分内科病症

第一节　运动焦虑

焦虑是人因不能达到目标或不能克服障碍的威胁，而使自尊心和自信心受挫，或使失败感和内疚感加重而形成的一种紧张不安并带有恐惧的情绪状态。运动焦虑是因运动而产生的焦虑，包括赛前、赛中和赛后的焦虑。运动焦虑是运动群体中普遍存在的一种情绪反应，焦虑情绪往往对比赛成败起着关键作用。运动员焦虑强度过强或过弱都会对运动成绩产生较大的消极影响，中等强度的焦虑水平，对运动成绩的影响是积极的。

【病因病机】

中医学认为，人体的功能活动以气、血、津液、精为物质基础，而人体气、血、津液、精的产生有赖于五脏正常的生理功能活动。长期、高强度训练会消耗人体大量的气、血、津液、精，进而导致五脏功能的耗损。中医学认为五脏的生理功能与人体精神情绪变化密切相关。五脏正常的生理功能，有助于积极健康的情绪产生，亦有助于人们正确面对日常生活、工作中所遇到的挫折，而五脏生理功能失调则会导致异常情绪，如焦虑、紧张、抑郁等的产生。运动员长期、高强度运动训练会必然导致五脏生理功能的耗损而形成心脾两虚、肝脾不调和心肾不交等证，使运动员在产生运动性疲劳综合征的同时，也必然会加重运动焦虑紧张情绪，并严重影响运动员运动水平的发挥。

【辨证】

主症：运动员赛前、赛中和赛后情绪焦虑、紧张、抑郁，训练或比赛时注意力不集中，不能全身心投入。

心脾两虚：兼见心悸，失眠多梦，眩晕健忘，脘痞胸闷，呕吐恶心，食欲不振，腹溏，神疲乏力，四肢欠温，女子月经量少或淋漓不尽。舌淡苔白，脉细弱。

肝脾不调：兼见失眠、胸胁胀满窜痛，喜太息，急躁易怒，食少腹部胀，便溏不爽或腹痛欲泻，泻后痛减。苔白或腻，脉细弦。

心肾不交：兼见失眠，多梦，烦躁心悸，头晕，腰膝酸软，男子遗精，女子月经不调。

【治疗】

治则：宁心安神，调补心、肝、脾、肾。

处方：心俞或厥阴俞、内关或神门、脾俞、足三里、肝俞、太冲、肾俞、太溪。

方义：厥阴俞、心俞能调节心主血脉、心藏神的功能，内关为手厥阴经络穴，是调理心、心包功能的要穴，神门是心经的输穴和原穴，以上四个穴位均能宁心安神；脾俞、足三里补益脾胃，加强脾主运化、胃主受纳的功能，使气血的化源更充足，从而有效维护心藏神的功能；肝俞和太冲配合使用能平肝柔肝，缓解运动员焦虑情绪；肾俞、太溪配合使用能加强肾水上济于心，有利于运动员的睡眠，从而缓解运动员的焦虑和紧张情绪。

随证配穴：头晕、头痛配风池、太阳、头维；失眠配三阴交、安眠；情绪波动配行间。

操作：以上穴位根据患者病情用毫针补泻法，配合温灸，电针等。

第二节　运动性月经失调

运动性月经失调是女运动员参加训练比赛时遇到的一种特殊医学问题，是女运动员因运动比赛等因素而导致的月经后期、痛经、月经过少及闭经等病理现象。

【病因病机】

中医认为月经的发生与脾、肝、肾三脏直接相关。剧烈运动训练和比赛常导致运动员肝、脾、肾的耗损，因为运动直接累及筋、四肢肌肉、骨，而脾主肌肉四肢、肝主筋、肾主骨，运动耗伤筋、四肢肌肉、骨太过后，必然导致脾、肝、肾的功能失调。如果运动耗伤脾，形成脾气虚，则脾统血和运化功能失常，脾不统血，则月经先期，经量多；脾运化功能失常，则气血津液生化乏源，导致气血虚，形成月经来源枯竭，而出现月经后期、月经过少及闭经；同时气血虚，胞脉失常，则会出现痛经。如果运动训练导致肝肾功能失常，常形成肝肾阴虚，因肝藏血、肾藏精，如肝肾阴虚，则精血不足，形成月经后期、量少和痛经。由于运动训练、比赛紧张，担心运动成绩、名次等因素影响，运动员日常训练比赛中，有较大心理压力，常致肝郁气滞，肝疏泄功能失常，从而导致月经先期、月经后期、月经先后不定期及痛经。如运动员在户外运动训练时，感受寒邪或过食生冷食物，致寒搏于血，血为寒凝，运行涩滞，胞脉欠通，就会出现月经后期和痛经。综上所述，运动性月经失调包括脾不统血、气血虚弱、肝肾阴虚、气滞血瘀和寒凝脱宫等证型。

【辨证】

脾不统血：月经先期，量多，经血色淡，痛经，腹痛喜按，纳呆，面色苍白或萎黄，食后脘腹胀满，便溏，神疲乏力，自汗，少气懒言。舌淡苔白，脉虚无力。

气血虚弱：月经后期，经量少，甚则闭经，痛经，纳呆，面色苍白或萎黄，食后脘腹胀满，便溏，神疲乏力，自汗，少气懒言，运动训练后症状加重。舌淡苔白，脉虚无力。

肝肾阴虚：月经后期、先期或先后不定期，经量少，甚至闭经，痛经，腰膝酸软，失眠多梦，潮热盗汗，耳鸣，五心烦热，咽干口燥。舌红少苔，脉细数。

气滞血瘀：月经后期、先期或先后不定期，或闭经、痛经，胁痛，口苦，经前乳房胀痛，舌暗或有瘀点，脉弦。

寒凝胞宫：月经后期，痛经，月经血色黯有血块，小腹冷痛，得热则减。舌淡苔白，脉沉紧。

【治疗】

治则：健脾和胃、调补气血；滋养肝肾之阴；疏肝解郁、理气活血；祛寒通经。

处方：足三里、三阴交、地机、关元、气海、水泉、血海。

方义：足三里是足阳明胃经合穴，能调补气血；三阴交是肝、脾、肾三经交会穴，是调理各种月经失常的常用穴；地机是足太阴脾经的郄穴，脾有统血的生理功能，郄穴有治疗血证的功效，是调理月经的有效穴位；关元、气海是治疗妇科疾患的常用穴位；水泉是足太阴脾经的郄穴，是治疗月经失常的常用和有效穴位；血海能治疗一切血证。

随证配穴：脾不统血和气血虚弱配用脾俞、胃俞、中脘、悬钟等；肝肾阴虚配肝俞、肾俞、太溪、太冲、命门；气滞血瘀配合谷、太冲、肝俞；寒凝胞宫配合温灸肾俞、命门。

操作：针用补或平补平泻法，配合温灸，电针等。

第三节　运动性失眠

失眠是指人入睡困难，清晨觉醒过早，睡眠时间短，睡眠浅，似睡非睡，睡眠中断，多梦，易醒等。运动性失眠是失眠的一种特殊类型，是运动员因运动训练或赛前紧张所致的失眠，主要表现为不易入睡、夜寐不安、易醒、醒后不易入睡、多梦、早醒、多汗等。

【病因病机】

中医认为剧烈运动训练，耗损大量气血津液，同时直接累及肌肉、筋、骨，而脾主四肢肌肉、肝主筋、肾主骨，进而影响心、脾胃、肝、肾等脏功能，形成气血两虚、心脾两虚、肝脾不调及心肾不交等病理状态。

【辨证】

气血不足：失眠，多梦，心悸，健忘，兼见面色苍白、气短乏力、精神不振、头晕、唇口淡白，训练比赛后症状加重，女子月经失调。舌淡苔白，脉细沉弱。

心脾两虚：心悸，失眠多梦，眩晕健忘，兼见脘痞胸闷、呕吐恶心、食欲不振、腹溏、神疲乏力、四肢欠温、女子月经量少或淋漓不尽。舌淡苔白，脉细弱。

肝脾不调：失眠、胸胁胀满窜痛，喜太息，情志抑郁或急躁易怒，食少腹部胀，便溏不爽，或腹痛欲泻，泻后痛减。苔白或腻，脉细眩。

心肾不交：失眠，多梦，烦躁心悸，头晕，腰膝酸软，男子遗精，女子月经不调。舌淡苔白，脉虚。

心胆气虚：心悸胆怯，多梦易醒，善惊多恐，多疑善虑。舌淡苔白，脉细弦。

【治疗】

治则：宁心安神、补气补血，调理心肝脾，交通心肾。

处方：安眠、内关、三阴交、百会、太阳。

方义：安眠是安神要穴，配伍三阴交是治疗失眠效果很好。内关是手厥阴心包经的络穴，能宁心安神。太阳、百会为近部取穴。

随证配穴：根据病情可加配风池、翳风、神门等；气血两虚型配足三里、脾俞、胃俞；心脾两虚型配足三里、心俞、脾俞；肝脾不调配太冲、肝俞、足三里；心肾不交型配心俞、肾俞、太溪；心胆气虚者配心俞、胆俞。

操作：针用补或平补平泻法，配合温灸，电针等。

第四节　运动性腹痛

腹痛是一种常见症状，可由腹腔内脏器的功能失常或器质性疾病引起，也可由腹腔外器官的病变引起，发生的原因很多。运动性腹痛是由运动引起或诱发的腹部疼痛。运动员训练比赛时常出现胃肠道各种症状，如恶心、呕吐、腹痛、腹泻、便秘和出血等，少数运动员安静时感到疼痛，大多数发生在训练和比赛中，尤其是在加快速度和强度时较常见。中长跑、马拉松、自行车、篮球、排球、体操运动项目发生率较高。

【病因病机】

中医认为导致腹痛的原因有外感和内伤两个方面。外感多因运动员在训练比赛中受到风、寒、暑、湿等外邪的侵袭而伤及中阳，中阳受损，不能发挥其温煦作用而发腹痛；内伤因大运动量训练或比赛，导致肢体肌肉筋骨劳倦，气血耗损，进而影响脾胃的运化功能而形成气血虚弱、脾阳不振等证。另外，运动员在训练比赛中常受焦虑情绪的影响，导致肝的疏泄功能失常，进而影响脾土的运化功能而出现肝脾不调和肝胃不和的症状。

【辨证】

主症：腹痛发病急骤，痛势剧烈，拒按，多为实证。腹痛病程较长，痛势缠绵，时断时续，喜按多为虚证。腹痛亦多有虚实兼夹。

寒邪内积：腹痛发作急骤，喜温怕冷，腹胀肠鸣，四肢欠温，口不渴，小便清长。

舌淡苔白,脉紧。

湿热壅滞:腹痛拒按,腹满不舒,大便秘结或涩滞不爽,烦渴欲饮,汗出,小便短赤。舌红苔黄腻,脉滑数。

气血不足:腹隐痛,时断时续,喜按,兼见面色苍白、气短乏力、精神不振、头晕、心悸、失眠多梦、唇口淡白,训练比赛后症状加重,女子月经失调。舌淡苔白、脉细沉弱。

脾阳不振:腹隐痛,时断时续,喜按,饥饿训练劳累后加剧,兼见畏寒,大便溏薄,神疲怯冷。舌淡苔薄白,脉迟沉细。

肝郁乘脾:脘腹、胁肋胀闷或痛,攻窜作痛,嗳气,呃逆,纳差,大便秘结,遇恼怒症状加剧。舌暗或有瘀点,脉弦涩。

【治疗】

治则:通调腑气,缓急止痛。寒邪内积者祛寒理气,湿热壅滞者清热祛湿,气血不足者健脾益气,脾阳不振者温补脾阳,肝郁乘脾者疏肝理气。

处方:

主穴 足三里、天枢、中脘、上巨虚、下巨虚。

配穴 寒邪内积者配神阙、关元、合谷;湿热壅滞者配阴陵泉、内庭;气血虚弱者配脾俞、胃俞、气海、悬钟;脾阳不振者配脾俞、胃俞、肾俞、太溪;肝郁乘脾者配太冲、阳陵泉、脾俞、胃俞。

方义:足三里健脾补胃;天枢是大肠经募穴,可通调腑气,缓急止痛;中脘为胃之募穴,能调补中焦气机;上、下巨虚是大肠经和小肠经下合穴,能调理肠道之气、缓急止痛。

操作:主穴实证用泻法或平补平泻法,虚证用补法或平补平泻法。配穴时,寒邪内积型神阙、关元用灸法,合谷用泻法或平补平泻法;湿热壅滞型阴陵泉、内庭用泻法;气血虚弱型脾俞、胃俞、气海、悬钟针用补法,配合温灸;脾阳不振型脾俞、胃俞、肾俞、太溪针用补法,配合温灸;肝郁乘脾型太冲、阳陵泉用泻法,脾俞、胃俞针用补法,配合温灸。

第五节 运动员心率异常

运动员心率异常是对因运动训练、比赛等原因而导致的运动员心率异常改变所表现出的各种病证的总称,主要包括窦性心动过缓、窦性心动过速、窦性心律不齐、期前收缩、阵发性心动过速、心房颤动和仆动、房室传导阻滞等。

【病因病机】

多因训练或比赛耗伤大量气、血、津、液,导致气血不足,心失所养,而心主血脉、主神的功能失常所致。休息即可恢复正常。若发作频繁,延迟恢复或出现不适均需治疗。

【辨证】

本病表现为心悸，怔忡，头晕头痛，气短，胸闷胸痛，失眠，身软乏力，情绪波动。心跳有间歇或心率低于 60 次/分或高于 100 次/分。

【治疗】

治则：调节心率，补气补血。

处方：厥阴俞、脾俞、心俞、内关、足三里。

方义：厥阴俞、心俞能调节心主血脉、主神的功能；脾俞、足三里补益脾胃，加强脾主运化、胃主受纳的功能，使气血的化源更充足，补充由于运动耗损的气血津液；内关为手厥阴经络穴，是调理心、心包功能的要穴，对治疗心率异常有确切疗效。

随证配穴：头晕头痛配风池、太阳、头维；失眠配三阴交、安眠；情绪波动配太冲。

操作：取穴根据患者病情用毫针补法或平补平泻，配合温灸，电针，耳针等。

第六节　运动员高血压

高血压是指在安静状态下收缩压高于 140 毫米汞柱，舒张压高于 90 毫米汞柱而言（18.6/12.0 千帕以上）。运动员高血压是指运动员在训练或比赛时因过度训练和过度紧张而致的高血压。多见于投掷、举重、足球等运动员，这可能与他们练习力量较多及情绪性因素有关。

【病因病机】

本病多因连续大运动量训练，缺乏必要的节奏，运动量增加过快，患病后训练开始过早和训练量过大，生活规律被打破，情绪波动或紧张等因素导致运动员肝肾阴虚、肝阳上亢所致。

【辨证】

临床表现为头痛目眩，心烦易怒，面赤口苦，失眠多梦，耳鸣，心悸健忘，腰膝酸软，头重足轻，舌红，脉弦等，属肝肾阴虚，肝阳上亢型。

【治疗】

治则：滋养肝肾之阴，平肝潜阳。

处方：①曲池、足三里、风池。②太冲、太溪、丰隆。

方义：曲池、足三理、风池、丰隆均有较好降压作用；太冲是肝经输穴、原穴，能平肝潜阳；太溪是肾经输穴、原穴，能滋补肾阴。

随症配穴：头痛配印堂、太阳；失眠配安眠、三阴交；心悸配内关；腰膝酸软配肾俞、命门、肝俞。

操作：曲池、足三里、风池、丰隆毫针平补平泻，太冲毫针泻，太溪毫针补法配合温灸。两组处方交替使用。

第七节　运动性尿异常

运动性尿异常是运动员由于运动训练或比赛而造成的尿液异常，包括运动性尿蛋白、运动性血尿、运动性血红蛋白尿、运动性肌红蛋白尿、运动性管型尿等。

【病因病机】

中医认为此病是因剧烈运动耗损大量气血津液，造成脾肾两虚，脾主运化、升清、统血及肾封藏功能失常所致。

【辨证】

运动性蛋白尿：在安静时尿无异常，运动后尿内出现蛋白，而不伴随其他特异性症状或体征，这种蛋白尿可于数小时内基本消失。这种情况，大多是机体对运动负荷的一种暂时性反应，可能是从不适应到适应过程的反应，经休息或调整运动量或身体逐渐适应后蛋白量的排泄量可明显减少甚至消失。运动性蛋白尿多见于田径、游泳、足球、篮球等项目的运动员，而体操、举重等项目较为少见。

运动性血尿：血尿在运动后即刻出现，血尿的严重程度与运动量和运动强度的大小有平行关系。除血尿外，一般均无其他症状和异常体征。血液化验、肾功能检查、腹部 X 线片及肾盂造影等检查均正常。血尿出现后立即停止运动，绝大多数在 3 天内可以消失。

运动性血红蛋白尿：运动后突然出现酱油色尿，持续时间一般为 2~4 小时，因而几乎都只在第 1 和第 2 次尿时出现，第 3 次尿色大多已正常。这种情况多发生在直立体位运动，如长跑、篮球、体操等之后，患者一般无不良感觉。检查可见蛋白（+）以上，潜血试验阳性，血浆血红蛋白量增高，溶血百分率升高。

运动性肌红蛋白尿：运动后 2~24 小时出现尿色异常，如酱油色、咖啡色、褐色或葡萄酒色，肌肉剧烈疼痛、肿胀、僵硬，以肌肉近端为甚。检查可见蛋白（++），尿潜血阳性，血沉增高，含铁血黄素阳性。此病数日可自愈，少数继发心肾损害。

运动性管型尿：常与运动性血红蛋白尿同时出现，在运动后 12~24 小时内大部分可恢复，无其他症状和体征。

【治疗】

治则：健补脾肾，补气补血，扶正固本。

处方：（1）足三里、太溪、血海。（2）脾俞、命门、肾俞。

方义：足三里、太溪、脾俞、肾俞、命门补脾肾，扶正固本；血海可治疗一切血疾，对气血虚弱有较好疗效，同时对血尿也有治疗作用。

操作：根据患者情况，毫针平补平泻或补法，配合温灸，1 日 1 次，治疗 5~7 次，每次留针 20~30 分钟。有过去史者，进行赛前治疗，次数 5 次左右，以预防，且有保健意义。两组处方交替使用。

第八节　运动性贫血

男性血红蛋白低于 12 克/升，女性低于 10.5 克/升，即可诊断为贫血。运动性贫血是指贫血与运动训练有密切关系或直接由运动造成的贫血。

【病因病机】

现代研究认为，剧烈的肌肉活动可增加红细胞的破坏。中医认为，剧烈运动可耗损大量气血；同时，因脾主四肢肌肉，而运动直接累及四肢肌肉，因而剧烈运动还会影响脾胃功能。长期运动训练易导致脾胃虚弱，使气血生化乏源。这些均可导致运动员气血不足。

【辨证】

头昏眼花，少气懒言，自汗乏力，心悸健忘，失眠，面色苍白或萎黄，黏膜淡白，舌淡脉细弱。

【治疗】

治则：健补脾胃，补气补血。

处方：（1）督俞、膈俞、脾俞、胃俞。（2）中脘、足三里、三阴交、悬钟。

方义：膈俞为血会穴，可治疗一切血证；督俞、膈俞合称四花穴，配合使用，主治一切贫血；脾俞、胃俞为脾经和胃经背俞穴，能健脾补胃；中脘、足三里是治疗脾胃疾患的要穴，能调节脾胃功能；三阴交是脾肝肾三经的交会穴，能调补脾功能。

随证配穴：心悸配内关，失眠配安眠穴，头晕眼花配太阳、头维、百会。

操作：毫针刺法，配合温灸，两组处方交替使用。

第九节　运动员低热

腋温在 37.5℃~38℃，为低热。运动员低热主要是因训练比赛过度疲劳或紧张引起的。

【病因病机】

现代研究认为，低热多由感染或植物性神经功能紊乱引起，而运动员多因过度疲劳或紧张，很容易导致植物神经功能紊乱。中医认为，运动员长期高强度训练，直接累及四肢肌肉，又因脾主四肢肌肉，进而会影响脾胃功能，造成脾气虚损。脾气虚，无力升发清阳，阳气不能正常地升发布散，必郁于肌表而发热；运动员情绪紧张，肝失疏泄，不能调畅气机，也会造成气机郁滞而发热。

【辨证】

脾气虚型表现为低热，头晕，胸闷食少，腹胀，饭后尤其，四肢倦怠，少气懒言，大便溏，舌淡苔白，脉缓弱；肝气郁结型表现为情志抑郁，心烦易怒，头晕胁胀，胸闷喜太息，女子则月经不调、痛经甚至闭经，脉弦。

【治疗】

治则：健脾升阳，疏肝解郁，清泄热邪。

处方：大椎、曲池、足三里、太冲。

方义：大椎、曲池能清泄各种热邪，有直接泄热作用；足三里健脾补气，对脾气虚有治本作用；太冲为肝经输穴、原穴，有疏肝解郁的功效。

随证配穴：脾气虚型加配天枢、上巨虚、脾俞等；肝气郁结型加配阳陵泉、三阴交等；头晕配百会、头维；女子月经不调配合谷、三阴交。

操作：根据病情用毫针平补平泻或补法，对虚证患者加温灸。

第十节　运动员低血糖症

运动员低血糖症主要是因运动训练或比赛等原因而引起的。此病多见于长跑、长距离滑冰、滑雪和自行车等项目运动员。运动中或运动后都可发生。

【病因病机】

剧烈长距离运动后，因体内血糖大量消耗，会产生低血糖症；强烈的情绪状态（如赛前状态）、赛前饥饿等也都是造成低血糖症的重要原因。中医认为，人的活动是以气血津液为物质基础的，剧烈运动训练会耗损人体大量气血津液，造成气血两虚，并出现无力、饥饿感、不安和躁动等症。

【辨证】

运动员轻则感到饥饿，极度疲乏，头晕，面色苍白，出冷汗；重者出现神志模糊，语言不清，精神错乱（例如赛跑者可返身向反方向跑）等，舌淡，脉细弱。这些症状是由于气血虚弱，气的推动、温煦、固摄等功能减弱，血的濡养功能降低造成的。

【治疗】

治则：补气补血，醒脑开窍，回阳救逆。

处方：百会、关元、足三里、素髎、内关、血海。

方义：百会为三阳五会，能回阳效逆，素髎醒脑开窍，关元、足三里补气补血补肝脾肾，血海能补血。

随证配穴：头晕配太阳、头维；汗多取复溜、合谷；体虚配三阴交、大椎、气海、膈俞、脾俞、胃俞、肾俞。

操作：素髎毫针刺平补平泻法，其余穴位均用毫针补法，配合温灸。

第十一节　中暑、冻伤和高原适应不全症

一、中暑

中暑于夏季训练中较为多见。此病的发生，多因体质虚弱，感受暑热、湿浊之邪。轻者暑热夹湿，郁于肌表，表现为头晕，头痛，身热，汗多，口渴，四肢困重无力，疲乏，烦躁，尿黄，舌红，苔白或黄，脉虚数；重者暑热燔灼，蒙蔽心包，表现为发热，突然昏倒，不醒人事，汗出不止，烦躁不安，抽搐，气急，口渴，舌深红干燥，脉洪数或细数无力。

【治疗】

治则：清热解暑，开窍化湿，通经解痉。

处方：

轻证　大椎、合谷、陷谷、内关、足三里。

重证　百会、人中、十宣、曲泽、委中、曲池。

方义：大椎为诸阳之会，配合谷、陷谷疏泄阳明，有解暑清热之效；内关为心包经络穴，能宁心去烦；足三里不仅有化湿之功，还能益气扶正，防止暑邪内犯；百会、人中清热开窍醒脑；曲池、十宣苏厥止痉；委中、曲池清泄热邪。

随证配穴：头痛配头维，呕吐加中脘，抽搐加阳陵泉，虚脱者加灸关元、气海。

操作：先到阴凉处补充水分，用毫针泻法，重证则迅速将患者移到阴凉处，平卧休息，解开束紧的衣服，针用泻法，委中、曲泽刺络放血。

二、冻伤

当外界温度过低时，人体体温调节会发生障碍，因而很容易造成局部冻伤。冻伤多见于冬季运动项目如滑冰、滑雪、冰球等项目的运动员和登山运动员。冻伤发生的原因除外界低温外，还与潮湿、风大、全身及局部抵抗力降低、局部静止不动等因素有关。中医认为，冻伤是由于受寒邪侵袭，局部气滞血瘀造成的。冻伤后，轻则局部红肿、有痒和痛感，出现大小不等的水泡，重则局部皮肤或肢体发生坏死溃烂，皮肤呈紫褐色，

局部感觉全部消失。

【治疗】

治则：温通经络，活血化瘀。

处方：阿是穴、外关、足三里、三阴交。

方义：阿是穴温通局部经脉，活血散瘀；外关祛痹解表寒；足三里调补全身气血；三阴交调补肝脾肾，活血化瘀。

操作：阿是穴用温灸法，直接温通局部经脉气血，活血散瘀，内关、足三里毫针补法或平补平泻。

三、高原适应不全症

人在海拔 3000 米以上，无其他致病原因而出现的一系列症状，如气短、心悸、头晕、头痛、耳鸣、浮肿、严重呼吸困难、高血压等，统称为高原适应不全症。高原气压较低，氧分压低，氧供给不足是发病的主要原因。其他如温度低、湿度低、紫外线照射强烈，包括风力等因素，也都是引起发病的原因。患者轻则表现为气短、心悸、头晕、头痛、耳鸣、全身不适、软弱无力、嗜睡、恶心呕吐等症，重则表现为浮肿、严重呼吸困难、高血压、晕厥等。发病时间最短者是登上高原即发病，也可在数年后发病，大多在一年内发病。中医认为是由于人体所需外界清新之气不足，造成气虚，加之风、寒、燥等外邪侵袭人体，导致肺、脾、肝、心等功能失常所致。

【治疗】

治则：调理心脾，补气补血，疏肝宣肺。

处方：（1）心俞、膈俞、肺俞、三阴交、肾俞。

（2）肝俞、脾俞、曲池、气海、中府。

（3）合谷、内关、孔最、足三里、百会。

方义：心俞、膈俞、肺俞、肝俞、肾俞、中府能协调心肝肺脾肾的功能；三阴交为足三阴经交会穴，能调节肝脾肾的功能；气海是补气要穴，能缓解气虚状态；合谷能缓解恶心呕吐、头晕等症；内关是治疗心胸疾患的要穴；孔最是肺经郄穴，能通畅呼吸道，改善气短、呼吸困难等症候；足三里既能祛湿，又能健脾，增强机体的抵抗能力；百会能清利头目，升举清阳，缓解头晕、头痛、耳鸣、全身不适等症。

随证配穴：耳鸣加听宫、听会；头晕加太阳、头维；晕厥加人中、关元、百会；高血压加曲池、丰隆；恶心呕吐加中脘、公孙。

操作：均针补或平补平泻，三组处方交替使用，配合温灸。

第十二节 头 痛

头痛是一个自觉症状，临床较为常见。头为"诸阳之会""清阳之府"。五脏六腑之气血及全身的十四经脉皆会于头部。故外邪入侵，上犯颠顶，阻抑清阳，阳气不得舒展，可致头痛；而内伤诸疾，气血不足或逆乱，瘀阻经脉，髓海失养亦可致头痛。所以头痛可见于各种疾病。古人称之为"头风"、"脑风"。

【病因病机】

头痛依病因之不同，可分为外感头痛、内伤头痛和血瘀头痛三种，现分述如下：

外感头痛：太阳主表，其经脉上行颠顶，下及项背。若风寒侵袭于表，则先入太阳，经脉之气受抑，疼痛即发作，故风寒头痛常引及项背；若风热为患者，热为阳邪，其性上炎，神明被扰，故面红头痛。

内伤头痛：又可细分为肝阳头痛、血虚头痛、肾虚头痛三种。

肝阳头痛：多因情志不舒，郁而化火，肝阳上亢，清阳被扰所致，患者心神不宁，头痛而眩，是为肝阳头痛。血虚头痛：因禀赋虚弱，或久病体虚，元气未复，造成阴血不足，无以上荣于脑，造成髓海失养，头痛而眩，此属血虚头痛。肾虚头痛：若房劳伤肾则髓脑空虚，是为肾虚头痛。

血瘀头痛：或因摔仆撞击、损及髓海，以致淤血停滞，络道不通，造成头痛迁延，反复举发。

【辨症】

风寒头痛表现为头痛项强，发热恶寒，脉浮紧。

风热头痛表现为头目胀痛，发热恶风，口渴咽痛，脉浮数。

风湿头痛表现为头痛如裹，肢体倦重，苔白脉濡。

肝阳上亢头痛表现为偏头痛且胀，眩晕，失眠多梦，面红舌苦，脉弦有力。肾虚头痛表现为头中空痛，重者脑鸣，眩晕，耳鸣，舌淡红，脉细无力。

血瘀头痛，头痛如锥刺，固定不移，舌质暗，脉细而涩。

【治疗】

1. 风邪袭络

治则：疏风、通络、止痛。夹寒者散寒，夹热者散热，夹湿者除湿。

处方：百会、太阳、风池、阿是穴。

操作：毫针刺，平补平泻，每日或隔日 1 次，每次留针 20~30 分钟，10 次为一疗程。

方义：风为百病之长，颠顶之上，唯风可至。风池位于头部，善于祛风止痛；百会位于颠顶部，可通络、止痛；太阳为经外奇穴，善治头痛。

2. 肝阳上亢

治则：平肝、潜阳、止痛。

处方：百会、风池、太冲、侠溪。

操作：毫针刺，泻法，每日或隔日 1 次，每次留针 20~30 分钟，10 次为一疗程。

方义：风池、太冲、侠溪平肝潜阳，百会疏通局部经气而止痛。

3. 气血不足

治则：补益气血，调补肝肾。

处方：百会、气海、肝俞、肾俞、合谷、足三里。

操作：毫针刺，补法，每日或隔日 1 次，每次留针 20~30 分钟，10 次为一疗程。

方义：肝藏血，脾统血，脑为髓之海，髓生于肾，故以肝、脾、肾的背俞穴为主。气海以生发原气，百会以生清阳，配合谷、足三里以调阳明经气，乃舍标从本的治疗方法。毫针刺用补法，并灸。

4. 肾经亏虚

治则：补肾益髓，和络止痛。

处方：百会、肾俞、太溪、悬钟。

操作：毫针刺，补法，每日或隔日 1 次，每次留针 20~30 分钟，10 次为一疗程。

方义：百会为督脉穴，督脉入络脑，故百会可补益脑髓而止痛定眩；肾俞、太溪为背俞穴、原穴，可补肾益髓；悬钟为髓穴，可益髓补脑。

5. 血瘀阻络

治则：活血祛瘀、止痛。

处方：参照风邪袭络取穴。毫针刺用泻法，留针，或点刺出血。

操作：毫针刺用泻法，留针，或点刺出血。每日或隔日 1 次，每次留针 20~30 分钟，10 次为一疗程。

方义：外伤血瘀阻络，选取上星、头维、率谷、太阳、后顶等穴点刺出血，具有化瘀通络的作用，属"菀陈则除之"的治法。

第十三节 中 风

中风是一种常见的急性疾病，患者大都为中、老年人。本病以突然昏仆，不省人事，半身不遂，或神志稍昧，口角歪斜等为主症。古代文献从其发病急剧和症状特征，而有"卒中""厥证""偏枯"等名称。临床按病位深浅及病情轻重，分别以"中经络"、"中脏腑"作为辨证和治疗的依据。

本病包括脑溢血、脑血栓形成、脑栓塞等脑血管意外疾病。

【病因病机】

此病发生病因，历来医家理论不尽相同，通常认为其主因属风、火、痰三者为患，病变涉及心、肝、脾、肾等脏腑。此病的形成，主要在阴阳失调的情况下偶因忧思恼怒，或以劳累、房事等因，而致风阳煽动，心火暴盛，风火相并，气血上逆；或因嗜酒、恣食厚味、脾虚痰热内盛、化火动风，风阳挟痰上扰，蒙蔽清窍，导致脏腑功能骤然失常——阴阳之气逆乱发为闭证，若正气衰退，可致阴阳离决变生脱证。如风痰流窜经络，气血运行阻滞，则见经络失常的症状。

【辨证】

1. 中风先兆：中风多因血气上逆为病，故有眩晕、心悸、肢麻、手足乏力、舌强等先兆症状。

2. 中经络：病在经络，未及脏腑，或脏腑功能渐见恢复，而经络气血仍然阻滞。症见半身不遂，肌肤不仁，舌强言謇，口角歪斜、脉弦滑等。

3. 中脏腑：病变深中脏腑。症见突然昏仆、神志昏昧，并见半身不遂，舌强失语、口角歪斜等症。根据病因、病机不同，又可分为闭证和脱证两类。

（1）闭证：多因气火冲逆，血菀于上，肝风煽张，痰浊壅盛。症见神志昏昧，牙关紧闭，两手紧握，面赤气粗，喉中痰鸣，二便不通，脉弦滑而数。

（2）脱证：由于真气衰微，原阳暴脱。症见目合口张，手撒，遗溺，鼻鼾息微，四肢逆冷，脉象细弱等。如见汗出如油，两颧淡红，脉微欲绝或浮大无根，为真阳外越之危候。

【治疗】

法一：毫针

1. 中经络

（1）半身不遂

治则：取穴以手足阳明经穴为主，辅以太阳、少阳经穴。一般均刺病侧穴，也有先针健侧，后针病侧，即"补健侧，泻患侧"的治法，适用于病程较久者。

处方：

上肢　肩髃、曲池、手三里、外关、合谷；

下肢　环跳、阳陵泉、足三里、解溪、昆仑。

操作：毫针刺，平补平泻，每日1次，每次留针20~30分钟，10次为一疗程。

方义：风病多犯阳经，故本方以阳经腧穴为主。阳明为多气多血之经，如阳明经气血通畅，则正气得以扶助，可使机体功能逐渐恢复。根据上下之经脉循行路线的不同，分取手足阳经的穴位、具有调和经脉，疏通气血的作用。

随证配穴：除上列处方外，半身不遂可取患侧的井穴刺出血，取接续经气之意；上肢还可轮取肩髎、阳池、后溪等穴；下肢轮取风市、阴市、悬钟等穴。病程日久，上肢可配大椎、肩外俞，下肢可配腰阳关、白环俞等。如病侧经筋屈曲拘挛者，肘部配曲泽，腕部配大陵，膝部配曲泉、踝部配太溪，乃阳病取阴之意。如言语謇涩，加哑门、廉泉、通里。肌肤不仁，可用皮肤针叩刺患部。

（2）口角歪斜

治则：取穴以手足阳明经穴为主。初起单刺病侧，病久可左右均刺。

处方：地仓、颊车、合谷、内庭、太冲。

操作：毫针刺，平补平泻，每日1次，每次留针20~30分钟，10次为一疗程。

方义：手足阳明和足厥阴经脉，均上达头面，取地仓、颊车是近取以调局部的经气。取合谷、内庭、太冲为远取，以调本经的经气。

随证配穴：按病部酌取牵正、水沟、四白、下关等穴。

2. 中脏腑

（1）闭证

治则：取穴以督脉和十二井穴为主。

处方：水沟、十二井、太冲、丰隆、劳宫。

操作：毫针刺用泻法或点刺出血。每日1次，每次留针20~30分钟，10次为一疗程。

方义：本方可奏平肝熄风，清火豁痰、开窍启闭之功。闭证乃由肝阳暴张，气血上逆。取十二井穴点刺出血和泻水沟，具有泻热宣闭、醒脑开窍的作用；肝脉上巅，泻太冲降肝经逆气以平息肝阳。脾胃为生痰之源，痰浊壅遏，气机失宣，取足阳明经的别络丰隆，以宣通脾胃二经之气机，蠲化浊痰。"荣主身热"，劳宫为手厥阴心包之荣穴，泻之以清心泄热。

随证配穴：牙关紧闭配颊车、合谷；语言不利配哑门、廉泉、关冲。

（2）脱证

方法一：艾灸

治则：取穴以任脉经穴为主。

处方：关元、神阙（隔盐灸）。

操作：关元穴大炷艾灸，神阙隔盐艾灸，直至四肢转温为止。

方义：任脉为阴脉之海，关元为任脉与足三阴经之会穴，为三焦原气所出，联系命门真阳，为阴中含阳的穴位，元阳外脱，取之以救阳。神阙位于脐中，为真气所系，故用大艾炷灸二穴，以回垂绝之阳。

方法二：头针

选穴以对侧运动区为主，并可配足运感区，失语者用语言区。一般治疗脑血栓形成效果较好。

方法三：电针

选取上述四肢穴位2~3对，进针后做提插行针，使针感向远端扩散，然后用电针机通电，采用疏波或断续波，电流刺激量逐渐加强。通电时间约半分钟，稍停后再通电半分钟，可重复3~4次，使患者产生酸麻感，并使有关肌群出现节律性收缩。本法适用于半身不遂证。

方法四：水针

选取上述四肢穴位 2~4 穴，采用灯盏花注射液或复方当归注射液 2~4 毫升，每穴注射 1 毫升，隔日一次，10 次为一疗程。一疗程结束，停 7~10 天，继续第二疗程。本法适用于半身不遂证。

方法五：拔罐

采用小口径火罐，选取肩髃、臂臑、曲池、秩边、环跳、风市、伏兔、阳陵泉、丘墟等穴，分组轮换使用。本法适用于半身不遂证。

【附注】

1. 凡年高形盛气虚，或有肝阳亢进，自觉头晕、指麻等先兆者，须注意饮食起居，并针灸风市、足三里等穴，作为预防措施。

2. 指导病者进行瘫痪肢体的功能锻炼，并可配合推拿、理疗。

3. 中风急性期应该采取综合治疗措施。□

第十四节 面 瘫

面瘫是因病侧面部肌肉运动障碍而发生以口眼向一侧歪斜为主要症状的一种疾病，故又称"口眼歪斜"。此病可发生于任何年龄，无明显的季节性。

【病因病机】

此病多由正气不足、脉络空虚、卫外不固，风邪乘虚入中经络，导致气血痹阻，面部少阳脉络、阳明经筋失于濡养，以致肌肉纵缓不收而发。现代医学认为，此病可因风寒导致面神经血管痉挛、缺血、水肿，使面神经受压，造成神经营养缺乏，甚至引起神经变性而致病。

【辨证】

起病突然，每在睡眠醒来时，发现一侧面部板滞、麻木、瘫痪、不能做蹙额、皱眉、露齿、鼓颊等动作；口眼歪斜，漱口漏水；病侧额纹、鼻唇沟消失，眼睑闭合不全，迎风流泪。部分患者初起有耳后、耳下及面部疼痛，还可以出现患侧舌前 2/3 味觉减退或消失，听觉过敏等症状。病程日久，可因瘫痪肌肉挛缩，口角反歪向病侧，名为"倒错"现象。

【治疗】

治则：祛风，通络。

处方：翳风、风池、颊车、地仓、合谷、太冲。

方义：本病为风邪侵袭面部阳明、少阳经络引起，宜取翳风、风池以疏散风邪。其中翳风可祛风止痛，适用于初起耳后乳突痛；颊车、地仓平刺可疏通面部气血，濡养筋肉；合谷善治头面诸疾，太冲祛风通络，善治唇吻歪斜。

随证配穴：鼻唇沟平坦配迎香、禾髎，鼻中沟歪斜配人中，颊唇沟歪斜配承浆，目不能闭配阳白、攒竹或申脉、照海，面颊板滞配四白、巨髎。

第十五节　高血压

高血压是以动脉血压增高为主，特别是舒张压升高的一种临床常见病。在祖国医学中属于"肝阳上亢""肝风""肝肾虚损"一类的疾病。高血压的病因目前尚未十分明确，一般认为与长期精神紧张，缺少体力活动以及有高血压家族史，体重超重，嗜烟酒等有关。

【病因病机】

起病多与身体虚弱或病后体虚、忧思郁怒及饮食厚味等有关。此证或因心脾亏损，气血不足，不能上充髓海而发；或因肾阴不足，肝失润养、肝阳上扰清窍所致；或因素属湿盛之体，过食厚味，聚湿成痰，上蒙清阳为病。

【辨证】

此病多见于中年以上人群，一般多伴有头晕、头胀、耳鸣、心慌、烦躁、失眠等症状。气血不足，兼见面色㿠白，神疲乏力，心悸失眠，舌淡脉细。肝阳上亢，兼见头痛目眩，心烦易怒，面赤口苦，舌红脉弦。痰湿中阻，兼见恶心呕吐，胸闷痞满，苔腻脉滑。

【治疗】

治则：通经活络，培补脾土，平肝潜阳，运脾化痰。调补为主，补中兼降。

处方：曲池、足三里，针平补平泻。气血不足加脾俞、气海，针补或灸；肝阳上亢加补太溪泻太冲。痰湿中阻加中脘、丰隆，针，泻。1日1次，6次为一疗程。

方义：曲池、足三里为手足阳明合穴，上下相配以调全身气血。加脾俞、气海能运化水谷补生化之源，补气运血。太冲平肝潜阳，补太溪，太溪为肾经输、原穴，潜阳必须补阴。中脘、丰隆涤痰降浊合胃止吐。

第十六节　中　暑

中暑是对在高温和热辐射的长时间作用下，机体体温调节障碍，水、电解质代谢紊乱及神经系统功能损害的症状的总称。颅脑疾病的患者，老弱及产妇耐热能力差者，尤易发生中暑。

【病因病机】

天暑地热之时，在高温环境中工作，或在烈日下曝晒过久，或暑湿秽浊之气伤人，或感受暑热之邪，闭塞清窍，清升浊降失调，气化失常，导致阴阳气血失和均可诱发此病。年老体弱或病后正气不足阴津亏损者，或产后血虚者，或疲劳过度、睡眠不足者，或汗出过多而致正气虚损、不耐暑热者，更易发病。轻者暑邪郁于肌表属卫分证；重者由表入里邪犯心营或内陷心包，甚至热极生风。热邪伤阴耗气，可致气阴两竭之重证。

【辨证】

高温环境下，出现头痛、头晕、口渴、多汗、四肢无力发酸、注意力不集中、动作不协调等症状，继而大量冷汗或无汗、呼吸浅快、脉细数、躁动不安、神志模糊、血压下降，逐渐向昏迷伴四肢抽搐发展；严重者可产生脑水肿、肺水肿、心力衰竭等。

中暑分日射病、热射病和热痉挛3种。

日射病：是因为日光照射头部而引起的机体反应：呼吸衰竭或休克。体温不高，脉细数。

热射病：高温环境下，气温超过35°，机体散热障碍，体温升至41℃，体内水盐失调，轻者呼吸脉搏加快，重者神昏虚脱，甚至死亡。

热痉挛：机体盐分丧失，肌肉兴奋性升高，大肌群痉挛。

【治疗】

治则：清热解暑，开窍启闭，通经解痉。

处方：先在阴凉处补充水分，再针十宣、曲池。呼吸衰竭、休克针素髎，肌肉痉挛加委中、曲泽。

方义：十宣为诸经脉之根本，为清暑泄热、启闭开窍要穴，素髎抗呼吸衰竭抗休克，委中、曲泽通经解痉。

第十七节 腹 泻

腹泻是以大便次数增多，粪便溏薄或完谷不化，甚至泄如水样为主症的一类病症。可分为急性腹泻和慢性腹泻两种。

【病因病机】

急性腹泻：多因饮食生冷不洁之物，或兼受寒湿暑热之邪，外邪食滞扰于胃肠，以致运化、受盛和传导功能失常，水谷相混，清浊不分而致泄泻。

慢性腹泻：多由思虑伤脾，脾胃素虚；或由肝失疏泄，横逆乘脾；或由肾阳不足，命门火衰，脾的运化功能失调，不能腐熟水谷，水湿内停，清浊不分，而致泄泻。

【辨证】

急性腹泻：发病较急，寒湿者便多清稀，水谷相杂，肠鸣腹痛，身寒喜暖，口淡不渴，舌淡苔白滑。湿热者便粘腐臭，肛门灼热，身热口渴，小便短赤，苔黄腻脉濡数。

慢性腹泻：发病较缓，或由急泻迁延，脾虚则面黄肌瘦，神疲肢软，不思饮食，喜暖恶寒，大便溏薄，舌嫩苔白，脉濡软无力。肾虚则黎明痛泄，下肢厥冷，舌淡苔白脉沉细。

【治疗】

治则：调理肠腑。急性驱寒清热泻湿，慢性温补脾胃，或疏肝理气。

处方：天枢、中脘、足三里，急性加阴陵泉、上巨虚，针泻；慢性加脾俞、肾俞、关元、章门，针补或温针艾灸。肝木侮土加针泻太冲。1日1次，治疗3~6日。

方义：中脘会同大肠募穴天枢协同调节肠腑功能，足三里调胃腑补气血以扶正，阴陵泉化湿通利小便使大便转实，上巨虚为大肠下合，通调胃肠气机。虚证取脾俞、章门，二者为脾经的俞、募穴，配之以补脾阳。肾俞、关元以温养脾肾之阳，而奏熟腐水谷之功。

第十八节　感　冒

感冒是以头痛，鼻塞，流涕，恶风寒，发热为主症的一种外感病。四季均可发生，尤以冬春两季为多。根据外感病邪的性质和临床表现的不同，分为风寒、风热两大类。一般病轻者称"伤风"，在一个时期内广泛流行者为流行性感冒，多见于上呼吸道感染。

【病因病机】

此病的发生主要是由于体虚抗病能力减弱，当气候急剧变化时，人体卫外功能不能适应，于是邪气从皮毛、口鼻而入，引起一系列肺经症状。

风寒感冒：风寒束表，肺气不宣，阳气郁阻，毛窍闭塞而致。

风热感冒：感受风热，风热犯肺，肺失清肃，皮毛疏泄失常而致。

【辨证】

风寒主证：恶寒发热，无汗，头痛，四肢酸痛，鼻塞，流涕，喉痒，咳嗽声重，痰多清稀，舌苔薄白，脉浮紧。

风热主证：发热，汗出，微恶风，头胀痛，咳嗽，吐黄稠痰，咽部红肿疼痛，口渴欲饮，苔薄白或微黄，脉浮数。

【治疗】

风寒感冒

治则：取穴以手阳明、太阴和足太阳经穴为主。针用泻法，以祛风散寒，宣肺解表。

处方：列缺、合谷、风池、风门。

随证配穴：挟湿加中脘、内关、足三里。

方义：风寒外束，毛窍闭塞，肺气失宣，故取手太阴络穴列缺宣肺利窍，以治鼻塞，喉痒，咳嗽；太阳主表，外感风寒，先犯太阳，故取风门以疏调太阳经气，祛风散寒，以治恶寒、发热、头痛等症；太阴、阳明互为表里，取手阳明经原穴合谷以宣肺解表，更有阳维脉与足少阳之会穴风池祛风解表，四穴相配，以达祛风散寒、宣肺解表的功效。挟湿者针中脘、内关、足三里以健脾胃、化湿浊、理气降逆。

风热感冒

治则：取穴以督脉、手阳明、少阳、太阴经穴为主。针刺用泻法，以疏风清热，清肃肺气。

处方：大椎、尺泽、外关、合谷、鱼际、少商。

随证配穴：挟暑湿加中脘、足三里。

方义：大椎为诸阳之会，功善表散阳邪而退热；尺泽为肺之合穴，鱼际为肺经荥穴，少商为肺经井穴，三穴合用可泄肺热，利咽喉；外关为手少阳络穴，又通阳维脉，阳维主表而维系诸阳经，故外关可解表热；挟暑湿加中脘、足三里以健脾胃，祛湿邪。

【其他疗法】

1. 耳针

取穴：肺、气管、耳尖。

方法：针双耳，强刺激，留针 10~20 分钟。咽痛加用咽喉、扁桃体穴。

2. 皮肤针

对发热汗不出及项背疼痛者，沿背部督脉、膀胱经用皮肤针叩打，之后再拔火罐。

3. 拔火罐

选取大椎、身柱、大杼、风门、肺俞等穴拔火罐。本法适用于风寒感冒。

第十九节 痹 证

"痹"有闭阻不通之义，是指外邪侵入人体，使经络闭阻，气血运行不畅引起的肌肉、关节、筋骨等酸痛、麻木、重着、屈伸不利，甚或关节肿大灼热等为主要临床表现的一类病征。现代医学的风湿性关节炎、风湿热、类风湿性关节炎、骨关节炎、纤维织炎或神经痛等，均属痹证的范畴。

【病因病机】

本病发病原因，多由卫外不固，腠理疏松，营卫不固，外邪趁虚而入；或居处潮湿，涉水冒寒；或劳累之后，汗出当风，以致风寒湿邪侵袭人体，导致气血痹阻，发为风寒湿痹。或因阳盛之体，复受风寒湿邪，郁而发热，或感受热邪，发为热痹。

【辨证】

1. 风寒湿痹：关节疼痛或酸痛，屈伸不利，部分患者肌肉酸痛麻木，日久，则可出现肢体拘急，甚至关节肿大，为风寒湿痹的共同症状，临床根据病邪偏盛和症状特点，分为行痹、痛痹、着痹3种。

①行痹：病因以感受风邪为主。风性善行，可见肢体关节走窜疼痛，彼伏此起，痛无定处。有时兼见寒热，舌苔黄腻，脉浮滑。

②痛痹：病因以感受寒邪为主。寒性凝涩，可见遍身或局部关节疼痛，痛有定处，得热痛减，遇冷则剧，舌苔白，脉弦紧。

③着痹：病因以感受湿邪为主。湿性粘滞，可见肌肤麻木，肢体关节酸痛，重着不移，阴雨风冷每可促其发作，苔白腻，脉濡缓。

2. 热痹：症见关节酸痛，局部红肿灼热，痛不可触，关节活动不利，有单关节或多个关节发病，并兼有发热，口渴，苔黄燥，脉滑数。

【治疗】

风湿寒痹

治则：温经散寒，祛风通络，除湿止痛。

处方：根据风寒湿邪的偏盛不同和发病部位，进行分部循经取穴。行痹取膈俞、血海，痛痹取肾俞、关元，着痹取阴陵泉、足三里。

循经分部取穴如下。

面部：人中。

肩部：肩髎、肩髃、肩贞。

肘部：曲池、合谷、天井、外关、尺泽。

腕部：阳池、外关、阳溪、腕骨。

脊背：身柱、腰阳关、夹脊。

髀部：环跳、居髎。

股部：秩边、承扶、风市。

膝部：犊鼻、梁丘、阳陵泉、膝阳关。

踝部：悬钟、申脉、照海、昆仑、解溪、丘墟。

方义：行痹为风邪偏盛，取膈俞、血海以养血活血；痛痹为寒邪偏盛，取肾俞、关元以振奋阳气；着痹为湿邪偏盛，取足三里、阴陵泉，以健脾除湿，健脾乃治湿之本。

热痹

治则：祛风清热，通经止痛。

处方：大椎、曲池、合谷，根据发病部位取穴配穴（同风寒湿痹型）。

方义：局部取穴疏通局部气血，大椎疏风清热，曲池、合谷清热解表，祛风除痹。

第二十节　牙　痛

牙痛是口腔疾患中常见的症状之一，可见于西医学的龋齿、牙髓炎、牙周炎和牙本质过敏等。中医学认为牙痛原因主要与胃经郁火和肾阴不足有关，并分为虚证和实证两种。

【病因病机】

手、足阳明经脉分别入下齿、上齿，如大肠、胃腑积热，或风邪外袭经络，郁于阳明而化火，火邪循经上炎而发牙痛。肾主骨，齿为骨之余，肾阴不足，虚火上升也可引起牙痛。也有多食甘酸之物，口齿不洁，垢秽蚀齿而作痛者。因此，牙痛主要与手足阳明经、肾经有关。

【辨证】

主症：牙齿疼痛。

牙痛剧烈，同时伴有口臭、口渴、便秘，脉洪，为阳明火邪；痛甚而龈肿，兼形寒身热，脉浮数等症者，为风火牙痛；隐隐作痛，时作时止，口不臭，脉细或齿浮动者，属肾虚牙痛。

【治疗】

1. 基本治疗

治则：通经止痛。以手、足阳明经穴为主。

处方：

主穴　合谷、颊车、下关。

配穴　风火牙痛者，加外关、风池；胃火牙痛者，加内庭；阴虚牙痛者，加太溪、行间。

操作：主穴用泻法，循经远取可左右交叉刺，合谷持续行针1~2分钟；虚证时，太溪用补法，行间用泻法。

方义：合谷为远部取穴，可疏通阳明经络，并兼有祛风作用，可通经止痛，为治疗牙痛之要穴。颊车、下关为近部选穴，疏通足阳明气血。外关、风池疏解表邪，有祛风热作用。太溪补肾阴，行间泻肝火，故能治阴虚牙痛。内庭清泻阳明之火邪。

2. 其他治疗

耳针法　选上颌、下颌、神门、上屏尖、牙痛点；每次取2~3穴，毫针刺，强刺激，留针20~30分钟。

第十章 针灸保健

第一节 减 肥

人体内脂肪聚集过多，体重超过标准体重 20% 以上时，即称为肥胖症。现代医学把肥胖分为单纯性和继发性两类。单纯性肥胖是指无明显内分泌 —— 代谢原因，且排除因水钠潴留或肌肉发达等蛋白质增多诸因素而实际体重超过标准体重 20% 以上的一种疾患。继发性肥胖常继发于神经系统、内分泌系统及代谢疾病，或与遗传、药物有关。针灸减肥，以单纯性肥胖为主。

【病因病机】

此病的发生与脾、胃、肾三脏功能失调有关。其病机有虚实之分。实者为脾胃亢盛，虚者为脾胃虚弱、真元不足。胃肠腑热则食欲偏旺，水谷精微反被炼成浊脂；脾胃功能失常，肾元虚惫则引起气血偏盛偏衰、阴阳失调，导致肥胖。脾胃虚弱则水湿不化，酿生痰浊；真元不足则气不行水，凝津成痰，遂致痰湿浊脂滞留肌肤而形成肥胖。

【诊断要点】

现代医学将体重超过标准体重 [(身高 – 100) × 90%] 的 20% 称为肥胖。亦可用体重指数 [体重 (kg) ÷ 身高^2 (m^2)] 来衡量，大于或等于 24 为超重；大于或等于 28 为肥胖。

单纯性肥胖症脂肪分布均匀，面肥颈壅，项厚背宽，腹大腰粗，臀丰腿圆。轻度肥胖者多无明显症状；中度肥胖者常有怕热多汗，易感疲乏，呼吸短促，头晕心悸等表现；重度肥胖者则有行动不便，胸闷气急，甚则端坐呼吸等表现。中、重度肥胖者常可并发高血压、冠心病、糖尿病、痛风、胆石症及关节退行性变等。根据发病机理不同，有不同的临床表现：

1. 胃肠腑热。体质肥胖，上下匀称，按之结实，消谷善饥，食欲亢进，口干欲饮，怕热多汗，急躁易怒，腹胀便秘，小便短黄，舌质红、苔黄腻，脉滑有力。

2. 脾胃虚弱。肥胖以面、颈部为甚，按之松弛，食欲不振，神疲乏力，心悸气短，嗜睡懒言，面唇少华，大便溏薄，小便如常或尿少身肿，舌淡、边有齿印、苔薄白，脉细缓无力或沉迟。

3. 真元不足。肥胖以臀部、下肢为甚，肌肤松弛，神疲乏力，喜静恶动，动则汗出，畏寒怕冷，头晕腰酸，月经不调或阳痿早泄，面色晄白，舌质淡嫩、边有齿痕、苔薄白，脉沉细迟缓。

【治疗】

1. 基本治疗

治则：胃肠腑热者清胃泻火、通利肠腑，只针不灸，泻法；脾胃虚弱者益气健脾、祛痰利湿；真元不足者温肾壮阳、健脾利湿，均针灸并用，补法。

处方：以足太阴、足阳明经腧穴为主。中脘、天枢、大横、曲池、支沟、内庭、丰隆、上巨虚、阴陵泉。

方义：肥胖之症，多责之脾胃肠腑。中脘乃胃募穴，腑会于中脘，曲池为手阳明大肠经的合穴，天枢为大肠的募穴，上巨虚为大肠的下合穴，四穴合用可通利肠腑，降浊消脂。大横健脾助运，丰隆、阴陵泉分利水湿、蠲化痰浊，支沟疏调三焦，内庭清泻胃腑，诸穴共用可收健脾胃、利肠腑、化痰浊、消浊脂之功。

随症加减：胃肠腑热加合谷清泻胃肠；脾胃虚弱加脾俞、足三里健脾利湿；真元不足加肾俞、关元益肾培元；少气懒言加太白、气海补中益气；心悸加神门、心俞宁心安神；胸闷加膻中、内关宽胸理气；嗜睡加照海、申脉调理阴阳。

操作：心俞、脾俞、三焦俞、肾俞不可直刺、深刺，以免伤及内脏；脾胃虚弱、真元不足者可灸天枢、上巨虚、阴陵泉、三阴交、气海、关元、脾俞、足三里、肾俞等穴；其他腧穴视患者肥胖程度及取穴部位的不同而比常规刺深 0.5~1.5 寸。

2. 其他疗法

(1) 皮肤针：按针灸主方及加减选穴，或取肥胖局部阿是穴，用皮肤针叩刺。实证重力叩刺，以皮肤渗血为度；虚证中等力度刺激，以皮肤潮红为度。2 日 1 次。

(2) 耳针：取口、胃、脾、肺、三焦、饥点、内分泌、皮质下等穴。每次选 3~5 穴，毫针浅刺，中强刺激，留针 30 分钟，每日或隔日 1 次；或用埋针法、药丸贴压法，留置和更换时间视季节而定，并嘱患者餐前或有饥饿感时，自行按压穴位 2~3 分钟，以增强刺激。

(3) 电针：按针灸主方及加减选穴，针刺得气后接电针治疗仪，用疏密波强刺激 30~40 分钟。2 日 1 次。

【调摄及预后】

在针灸治疗的同时，应嘱患者适当增加运动锻炼，以达到增加热量消耗，降低体重的目的；同时还应注意控制饮食，特别是高脂肪、高糖类和高热量饮食，降低热量的摄入。

针灸减肥应有耐心和信心，因疗程愈长，则疗效愈高，而且愈巩固。特别对单纯性肥胖，即无明显内分泌代谢病病因可寻者，疗效尤为明显。减肥的最佳年龄在 20~45 岁之间，愈前过后则效差。

第二节 美 容

一、雀斑

雀斑是一种单纯的浅棕色或褐色皮肤斑点，多数长在面部。雀斑的形成主要是由于皮肤表皮基底层的黑色素细胞生成的黑色素过多所致。雀斑通常在 5 岁以后出现，具有一定的遗传倾向，女性由于雌激素的原因，长雀斑的人数也比男性多。每逢夏季日晒增多时，雀斑色泽加深，对美容影响较大。

【病因病机】

肾水不足：多因素禀肾水不足之体，故多在"女子七岁""丈夫八岁"前后之时发病。明代陈实功著《外科正宗·雀斑》说："雀斑乃肾水不能荣华于上，火滞结而为斑。"禀赋素弱之人，多自幼发病，又伴有家庭病史。

风邪外搏：卫气失固，触犯风邪，则外风易袭人皮毛腠理之间。血气与风邪相搏，不能荣润肌肤，则生雀斑。

【临床表现】

多在 5 岁左右发病，随年龄增长而数目增多。女性多于男性，日晒后加重，夏重冬轻。发病部位以面部尤其是鼻部和眼下多见，重者可累及颈、肩及手背等暴露部位，皮肤损害呈黄褐色色素斑，圆形、卵圆形或不规则形，针头至绿豆大小，直径一般不超过0.5 厘米，黄褐色、暗褐色、浅黑色斑点，界限清楚，对称分布，数目多少不定，少则数十个，多则百余个，散在或密集。无自觉症状，病程缓慢。

【治疗】

1. 基本治疗

治则：疏风清热、凉血化斑，以针刺为主，平补平泻。

处方：以面颊区局部和手阳明、足太阴经腧穴为主。迎香、四白、印堂、颧髎、合谷、血海、三阴交。

方义：迎香、四白、印堂、颧髎均位于面颊区，疏通局部经络之气，活血祛斑；合谷为手阳明经的原穴，善疗面部诸疾，可清泻阳明风火，凉血化斑；血海和三阴交属足太阴脾经，脾主肌肉，经别上面，合而用之，补血养阴、调和气血。

操作：诸穴均常规操作。

2. 其他疗法

(1) 皮肤针：轻叩面部雀斑处及风池、肺俞等穴，以皮肤潮红为度。每日 1 次。

(2) 火针：雀斑处常规消毒，将火针置于酒精灯上烧红，准确、轻快地点灼雀斑（不可刺入太深）。治疗后保持创面清洁，以防感染。根据雀斑多少、面积大小分期治疗。每隔 3~4 天 1 次。

(3) 耳针：取肺、心、胃、大肠、内分泌、神门等穴。每次选 2~4 穴，毫针中等刺激，留针 20~30 分钟；或用王不留行籽贴压。

(4) 电针：在针刺的基础上接电针治疗仪，用疏密波中度刺激 20~30 分钟。每日 1 次。

(5) 穴位注射：取足三里、血海、肺俞、膈俞等。每次选用 2 穴，用当归注射液或复方丹参注射液，每穴注入 1~2 毫升。

【调摄及预后】

针灸治疗雀斑应尽量避免日光照射，以免影响疗效。火针治疗时要求严格消毒；操作必须准确、轻快；分期治疗，一次治疗面积不能太大；针后保持创面清洁，以防感染。针灸治疗本病有一定的效果。

二、黄褐斑

黄褐斑，俗称"妊娠斑""蝴蝶斑"，以发生于面部的对称性褐色色素斑为主要特征。多见于怀孕、人工流产及分娩后的女性。一般认为与雌激素代谢失调及植物神经功能紊乱有关，另外还与日晒、长期使用化妆品和长期服用某些药物（如避孕药）以及某些慢性病如月经不调、盆腔炎症、肝病、甲亢、慢性酒精中毒、结核、肿瘤等有关。

【病因病机】

中医学认为，本病与肝、脾、肾三脏密切相关，气血不能荣于面为主要病机。大凡情志不遂、暴怒伤肝、思虑伤脾、惊恐伤肾皆可使气机逆乱，气血悖逆不能上荣于面而生黄褐斑。

【临床表现】

面部色斑呈黄褐色、淡褐色或咖啡色，最初为多发性，渐渐融合成片，对称分布于面部，以颧部、前额、两颊最突出，有时呈蝶翼状，边缘清楚或呈弥漫性，面部无炎症及鳞屑。

1. 气滞血瘀。面色晦暗，斑色较深，口唇暗红。伴经前少腹痛、胸胁胀痛、急躁易怒、喜叹息。舌质暗红、有瘀点或瘀斑，脉弦涩。

2. 肝肾阴虚。斑呈咖啡色。伴手足心热、失眠多梦、腰膝酸软。舌质嫩红、少苔，脉细数。

3. 脾虚湿困。面色㿠白，斑色暗淡，体胖，疲倦乏力，舌胖而淡、边有齿印，脉濡细。

【治疗】

1. 基本治疗

治则：调和气血、化瘀消斑，针灸并用，平补平泻。

处方：以面颊区局部和手阳明、足太阴经腧穴为主。迎香、颧髎、合谷、血海、三阴交。

方义：迎香、颧髎为局部取穴，以疏调局部经络之气，化瘀消斑；合谷、血海、三阴交补益脾胃、调和气血，使脏腑之精气、津血能上荣于面，从而达到消斑的目的。

随症加减：气滞血瘀加太冲、膈俞疏肝理气、活血化瘀；肝肾阴虚加肝俞、肾俞、太溪养阴清热、补益肝肾；脾虚湿困加脾俞、阴陵泉补脾益气、化湿利水；根据面部黄褐斑不同部位，取阿是穴加强通络消斑之力。

操作：诸穴均常规操作；背俞穴注意针刺的角度、方向和深浅；脾俞可加灸。

2. 其他疗法

（1）耳针：取肺、肝、肾、心、内分泌、皮质下、内生殖器、面颊。每次选 2~4 穴，毫针中度刺激或加电针，或用王不留行籽贴压；也可取耳尖、肺、大肠、面颊、内分泌等，每次选 2~4 穴，用短粗毫针或三棱针点刺出血（耳尖可出血 5~8 滴）。

（2）电针：在针刺得气的基础上接通电针治疗仪，用疏密波中度刺激 20~30 分钟。隔日 1 次。

（3）穴位注射：取肺俞、胃俞、足三里、血海等穴。每次选 2 穴，用当归注射液或复方丹参注射液，每穴注射 1~2 毫升，隔日 1 次。

【按语】

针灸治疗黄褐斑有一定的疗效，但疗程较长；黄褐斑的发生可受多种因素影响，要积极治疗原发病。因服用某些药物或使用化妆品引起的，要停用药物及化妆品；治疗期间，应尽量避免日光照射。

第三节　抗衰老

人体衰老是一系列生理、病理过程综合作用的结果。随着年龄增长，机体的免疫功能逐渐低下，衰老随之出现。人体内的自由基可以通过脂质过氧化等作用，造成组织损伤和器官的退行性变化，从而加速衰老的过程。另外，神经内分泌功能衰退、脂质代谢紊乱、血液循环的障碍等因素也与衰老密切相关。

【病因病机】

中医学认为，肾气亏虚、肾精不固是导致衰老的根本原因。肾脏所藏之精是人身阴阳气血之本，对人的生长、发育、衰老起着决定性作用。随着肾气的衰退，五脏六腑、经络气血的功能也日渐衰退，阴阳失去平衡，衰老也就伴随而生。

【临床表现】

主要可见思维活动减慢，表情淡漠，反应迟钝，记忆力下降，肌肉活动的控制与协调困难，动作缓慢，神疲乏力，畏寒肢冷，腰膝酸软，眩晕耳鸣。

【治疗】

1. 基本治疗

治则：补肾填精，调理气血，益养脏腑，抗老防衰。

处方：足三里、三阴交、肾俞、关元、百会。

方义：足三里为足阳明胃经（下）合穴，具有益脾养胃、调补气血、提高机体免疫的功能，是防病保健、益寿延年的常用腧穴；三阴交为足三阴经交会穴，有健运脾胃、补益肝肾、养血填精作用；关元为任脉与足三阴经的交会穴，可益养脏腑、补肾填精，而壮先天之本；百会为督脉要穴，位于头部，可健脑益智、抗老防衰。

随症加减：心肺气虚加心俞、肺俞以补养心肺；脾气虚弱加脾俞、胃俞以补中益气；肝肾不足加肝俞、命门、气海、太溪以补益肝肾。

操作：诸穴均常规针刺；针刺足三里、三阴交、气海、关元、肾俞、命门等穴，可用"烧山火"补法，或施以多种灸法。

2. 其他疗法

（1）皮肤针：在头部及督脉、背部膀胱经轻叩，以局部出现潮红为度。2 日 1 次。

（2）隔药饼灸：取脾俞、肾俞、关元、气海、足三里等穴。每次选 2~4 穴，隔附子饼灸（随年壮）。2 日 1 次。

（3）耳针：取皮质下、内分泌、肾、心、脑、耳迷根。每次选 2~4 穴，用王不留行籽贴压。每周 1 次。

（4）穴位注射：取气海、关元、足三里、三阴交、脾俞、肾俞等穴。每次选 2 穴，选用人胎盘组织液、鹿茸精注射液、黄芪注射液、当归注射液，每穴注入 1~2 毫升。每周 2 次。

【调摄及预后】

针灸抗老防衰有较好的疗效，尤以灸法应用最多。但应持之以恒。

除了针灸疗法之外，还应结合按摩、气功、运动、娱乐、饮食等多种养生保健方法进行治疗。

第四节　戒断综合征

戒断综合征是指长期吸烟、饮酒、使用镇静安眠药或吸毒之人，在成瘾、产生依赖性后，突然中断而出现的烦躁不安、呵欠连作、流泪流涎、全身疲乏、昏昏欲眠、感觉迟钝等一系列戒断现象。中医学无此病名，但在"咳嗽""郁证""多寐""痫证""虚损"等病症中有类似表现。

烟、酒、毒品中含有有害物质，长期吸烟、饮酒、吸毒，外源性成瘾物质大量进入体内，与中枢内阿片类受体相结合，可使体内内源性阿片类物质的分泌受到抑制。一旦外源性成瘾物质停止供应，内源性阿片类物质的分泌不能满足人体需要，就会诱发出一系列难以忍受的戒断现象。

一、戒烟综合征

【临床表现】

戒烟综合征是指因吸烟者长期吸入含有尼古丁的烟叶制品，当中断吸烟后所出现的全身软弱无力、烦躁不安、呵欠连作、口舌无味，甚至心情不畅、胸闷、焦虑、感觉迟钝等一系列瘾癖症状。

【治疗】

1. 基本治疗

处方：尺泽、丰隆、合谷、神门、甜美穴（列缺与阳溪连线的中点，亦称戒烟穴）。

方义：尺泽、丰隆、合谷宣肺化痰，疏通头部经脉，调和气血；神门宁心安神除烦；甜美穴为戒烟的经验穴，能改变吸烟时的欣快口感而使其产生口苦、咽干、恶心欲呕等不适感，导致对香烟产生厌恶感而停止吸烟。

随症加减：胸闷、气促、痰多加膻中、内关宽胸理气、行气化痰；咽部不适加颊车、三阴交、天突、列缺、照海化痰利咽；心神不宁、烦躁不安加水沟、神门、内关宁心安神；精神萎靡加脾俞、足三里振作精神；肌肉抖动加水沟、太冲镇痉宁神。

操作：甜美穴直刺 0.3 寸，与列缺、丰隆、合谷均用捻转泻法，留针 30 分钟。每日 1~2 次。

2. 其他疗法

（1）耳针：取肺、口、内鼻、皮质下、交感、神门。毫针强刺激，留针 15 分钟，每日 1 次，两耳交替应用；也可埋针或用王不留行籽贴压，每日按压 3~5 次，特别是有吸烟要求时应及时按压，能抑制吸烟的欲望。

（2）电针：按针灸处方针刺得气后接通电针仪，以疏密波强刺激 20~30 分钟。每日 1 次。

【调摄及预后】

针灸（尤其是耳针）戒烟效果较好，对自愿接受戒烟治疗者，大多可以达到预期的效果。对于烟龄较长、平时每日吸烟量较大或因职业及环境造成吸烟习惯者，效果较差。戒烟的远期疗效较近期疗效差。

运用耳压或耳穴埋针戒烟时，要求戒烟者在饭后或用脑工作中抽烟欲望最强时，自己按压已贴好的耳穴以加强刺激，使烟瘾消失。并根据患者戒断后产生的各种不适症状，分别选穴处理。只有这些症状消失，戒烟的效果才能巩固。

二、戒酒综合征

【临床表现】

有长期大量饮酒史，中断饮酒后出现全身疲乏，软弱无力，呵欠，流泪，流涕，厌食，恶心呕吐，烦躁不安，精神抑郁等一系列的瘾癖症状。

【治疗】

1. 基本治疗

治则：调和气血、宁心安神，以针刺为主，平补平泻。

处方：百会、神门、脾俞、胃俞、足三里、三阴交。

方义：百会位于头部，属督脉要穴，内通于脑，有镇静宁神之功；神门乃心经原穴，宁心安神；脾俞、胃俞分别为脾和胃的背俞穴，配脾经三阴交、胃经足三里健脾和胃、调和气血。

随症加减：烦躁不安、精神抑郁加水沟、心俞、内关宁心安神；头昏、腰膝酸软加肝俞、肾俞补益肝肾；恶心呕吐加内关、中脘和胃降逆；腹痛、腹泻加天枢、上巨虚调理肠道。

操作：诸穴均常规操作，留针 30~60 分钟，务求保持较强针感。每日 1~2 次。

2. 其他疗法

（1）耳针：取胃、口、内分泌、皮质下、神门、咽喉、肝。每次选 3~5 穴，毫针浅刺，留针 30 分钟，每日 1 次；或用王不留行籽贴压，每日自行按压 3~5 次，如酒瘾发作时，可随时按压耳穴。

（2）电针：按针灸主方针刺得气后接通电针仪，用连续波强刺激 40~60 分钟。

【调摄及预后】

针灸疗法戒酒效果明显，对自愿接受戒酒治疗者，大多可以达到预期的效果。对于酒龄较长、饮酒量较大或因职业及环境造成饮酒习惯者，效果较差。

应用耳压或耳穴埋针戒酒时，要求患者在酒瘾发作时自行按压已贴好的耳穴以加强刺激，使酒瘾消失。并根据戒断后产生的各种不适症状，分别选穴处理，以巩固戒酒的疗效。

三、戒毒综合征

【临床表现】

患者吸食或注射鸦片类毒品2~3次以上，戒断症状通常发生于停药4~16小时后，36~72小时内达到高峰。最初表现为呵欠，流泪，流涕，出汗等类似感冒的卡他症状，随后各种戒断症状陆续出现，包括打喷嚏、寒战，起鸡皮疙瘩，厌食，恶心呕吐，腹绞痛，腹泻，全身骨骼和肌肉抽动，软弱无力，失眠或夜寐易醒，心率加快，血压升高，情绪恶劣易激惹，烦躁不安或精神抑郁，甚至出现攻击性行为。以上症状同时伴有强烈的心理渴求，大部分症状在7~10日内消失。

此病可细分为以下几种类型：

1. 肝风扰动：性情暴躁，烦扰不安，抽搐谵妄，毁衣损物，碰伤头身，彻夜不眠，眼红口苦，涕泪齐下，腹痛腹泻，舌红、苔黄，脉弦滑数。

2. 脾肾两虚：精神疲乏，肢体困倦，萎靡不振，口流涎沫，不思饮食，头晕不寐，心慌气促，腹痛腹泻，汗出流泪，肌肉震颤甚或发抖，虚脱，卧床不起，遗屎遗尿，舌淡、苔白，脉沉细弱。

3. 心肾不交：精神恍惚，烦扰不安，眠而易醒，头晕心悸，口淡乏味，不思饮食，四肢无力，舌红、苔白，脉弦细。

【治疗】

1. 基本治疗

治则：肝风扰动者清肝泻火、熄风除痰，只针不灸，泻法；脾肾两虚、心肾不交者健脾补肾、交通心肾，针灸并用，补法或平补平泻。

处方：水沟、风池、内关、合谷、劳宫、丰隆。

方义：水沟为督脉要穴，督脉内通于脑，风池位于枕后，内络于脑，二穴醒脑开窍；内关乃心包之络穴，劳宫乃心包经之荥穴，合用可宁心安神、清心除烦；合谷通行气血、镇痛宁神；丰隆为化痰要穴，可健脾化痰、熄风通络。

随症加减：肝风扰动者加太冲、行间、侠溪泻肝胆之火、镇肝熄风；脾肾两虚者加脾俞、肾俞、三阴交健脾益肾、调和气血；心肾不交者加心俞、肾俞、太溪交通心肾、调和阴阳；腹痛、腹泻加天枢、上巨虚调和胃肠气机；烦躁惊厥者加中冲、涌泉加强镇惊宁神之力；毒瘾发作初期还可用合谷配太冲通关达窍；加阳陵泉疏筋止搐。

操作：水沟刺向鼻中隔，刺激强度要大；风池应注意针刺的方向、角度和深浅，以防刺伤延髓；其他穴位按常规操作。留针 60 分钟，务求保持较强针感。每日 1~2 次。

2. 其他疗法

（1）刺血拔罐：用皮肤针重叩督脉、夹脊穴及膀胱经背俞穴，然后加拔火罐并行推罐法。

（2）耳针：取肺、口、内分泌、肾上腺、皮质下、神门；肝胆火盛加耳尖、肝阳、肝；脾肾两虚加脾、肾、耳中、腰骶椎；心肾不交加心、肾、交感；肢体抽搐加膝（腓肠点）、风溪；腹痛、腹泻加交感、腹、胃、大肠。每次选用 3~5 穴，毫针浅刺，留针 30~60 分钟，每日 1~2 次；或用王不留行籽贴压，2~3 日更换 1 次。

（3）电针：按针灸处方针刺得气后接通电针治疗仪，用疏密波强刺 40~60 分钟。

【调摄及预后】

针灸戒毒有较好的疗效。只要患者有决心戒断，一般均可获得成功。

在进行戒毒治疗前要详细了解患者吸毒的原因和方式，有的放矢地进行宣传教育和心理疏导。对于因病（如肿瘤、呼吸系统、消化系统疾病及各类神经痛）而吸毒者，要给予相应的治疗，以免出现意外。

家庭及社会的配合是巩固疗效、断绝复吸必不可少的因素，应高度重视。

第五节　提高运动能力

针灸提高运动能力，广义的内容应包括消除疲劳和紧张，预防既往伤病复发，改变体重，治愈伤病，提高机体力量、耐力，使机体达到最佳状态等。本节主要介绍目前效果较为确切的提高机体力量和耐力的针灸方法。

一、电刺激增强肌肉力量

电刺激作为一种治疗方式的历史可追溯到至少公元前 400 年，但用来发展运动员肌肉力量是在 20 世纪 70 年代才开始的。电刺激发展肌力与传统方法相比较：能量消耗少，肌肉训练针对性强，能使肌肉最大限度地活跃起来；引起肌肉收缩维持的时间长；反复次数多，极限力量下降慢；由于排除了中枢神经系统的疲劳，运动员在已感疲劳后仍可继续进行电刺激，因此能达到真正大运动量训练的目的。柯茨（Kots）提出，在增加无力肌和正常肌的肌力方面，电刺激优于主动锻炼，它对肌肉的收缩力、收缩功能除有增加及增强的作用外，还会缩短增加肌力所需的时间。

从众多的研究结果来看，电刺激训练获得的力量增长在 7%~58.8% 之间。运动生理学的研究认为，其原因主要是由于肌肉生理横断面的增大和神经调节机能的改善。

【治疗】

治则：舒筋活络，循经取穴。

处方：

上肢　外关、支正、偏历。

下肢　光明、飞扬、丰隆、足三里、曲池、身柱、关元、命门。

方义：外关、支正、偏历为手三阳经的三个络穴，一络通二经，故可协调上肢功能；光明、飞扬、丰隆为足三阳经的三个络穴，故可协调下肢功能。足三里、曲池补全身气血，身柱强壮筋骨；关元、命门一阴一阳系一身枢纽，可强壮全身。

操作：电刺激增强肌肉力量目前所采用的大都是低频调制的中频电流，中频（2500HZ）为载波，低频（50HZ）为调制波，此电流对皮肤感觉神经的刺激小，无电解质作用。电极可按常规放置，也可置于穴位处。穴位也可行雀啄灸或温和灸。

二、针刺增强心脏功能

相关研究较少，经验主要来自于针灸临床。采用超声心动图观察发现，针刺内关可以提高运动时心室壁局部运动的幅度，改善心肌的血液供应，提高心泵血功能，从而改善运动能力。

【治疗】

治则：益气养血，宽胸利膈。

处方：内关、膻中、心俞、足三里。

方义：内关益心安神，膻中、心俞协同保护预防心肌缺血，足三里补益气血。

操作：常规温针灸或温和灸。

第六节　消除疲劳

运动性疲劳研究不但是运动生理学和生物学的重要研究领域，还与运动心理学、运动医学以及精神病学和社会学等学科密切相关。其发生机制是一个多元、综合、复杂的系统，是多因素的综合，至今尚未完全明确。目前主要有中枢递质失衡学说、内环境稳定性失调学说、能源衰竭学说、自由基学说、堵塞学说、突变理论等学说。但具体是哪一个机制导致疲劳的发生则取决于运动强度、运动持续时间、肌纤维类型等因素。如短时间剧烈运动时出现疲劳，往往与肌肉中能源物质的消耗以及乳酸等代谢产物的堆积这些外周因素有关，而长时间中等强度的运动所发生的疲劳则以中枢神经系统出现的保护性抑制等中枢因素为基础（表10–1）。

表 10-1　不同时间全力运动时疲劳特点

运动时间	疲劳的生化特点
0~5 秒	神经肌肉接点处
5~10 秒	ATP、CP 下降、乳酸堆积（快肌）
10~30 秒	ATP、CP 消耗最大、乳酸堆积多
30 秒~10 至 15 分	ATP、CP 消耗、3~4 分乳酸最高，10 分时乳酸升高达 30 倍，肌肉 pH 下降
15~60 分	ATP、CP 消耗，肌糖原消耗最多，体温升高
1~6 小时	肌糖原趋向于零，肝糖原大量消耗，血糖下降，体温上升、脱水、电解质紊乱
5~6 小时以上	能量物质大量消耗，代谢失调，体温上升，脱水，电解质紊乱，身体结构变化

在运动性疲劳的研究领域中，关于运动性疲劳的分类方法，目前无统一规定和公认的标准。现代流行的分类方法有以下几种：

根据疲劳发生的性质，可以把疲劳划分为生理性疲劳、病理性疲劳、心理性疲劳三类。

根据疲劳发生的生理学和心理学特点，可以把疲劳划分为脑力性疲劳、情绪性疲劳、感觉性疲劳、体力性疲劳四类。

根据疲劳发生的部位，可以把疲劳划分为中枢疲劳、内脏疲劳和外周疲劳三类。

根据疲劳发生部位的范围，可以把疲劳划分为全身性疲劳、区域性疲劳和局部性疲劳三类。

根据机体对不同频率电刺激的应答情况，可以把疲劳划分为高频率疲劳和低频疲劳二类。

根据疲劳的消除情况，可以把疲劳划分为急性疲劳和慢性疲劳。

由于疲劳问题的复杂性，上述的分类方法中的某一种实际上无法把各种形式的疲劳现象包括在内，这有待于疲劳研究工作者的继续研究。本节所针对的疲劳主要为外周体力性疲劳。

针灸对运动性疲劳的消除效果较为肯定。早在 20 世纪 50 年代，国外就有学者尝试采用金、银针具针刺不同穴位来消除由于工作过度紧张所导致的肌肉疲劳。我国的一些针灸研究人员应用耳穴贴敷王不留行籽消除运动员的疲劳，也证明有一定效果。多项动物实验证实，针灸干预组较对照组游泳至疲劳的时间延长，恢复提前，从而从实验研究角度客观地证明了针灸预防和消除疲劳的作用。其机制主要与影响中枢神经递质、清除自由基、抗脂质过氧化、改善机体能量代谢和稳定机体内环境等有关。总之，针灸疗法作为一种独特的中医治疗方法，具有操作方便、副作用少、成本低、效果显著等特点，已受到国内外研究人员和体育科学工作者的广泛关注。

【诊断要点】

1. 主观评定法

主观评定可采用"体力感知表"（Ratings of perceived exertion，RPE）进行。RPE 是 1961 年瑞典心理学家伯格（Borg）根据心理学原理制定的一种受试者对负荷引起的疲劳程度、报出级别并进行记录的结果。许多学者对运动试验时的 RPE 与各项客观检查结果（如心率、血压、血乳酸、最大吸氧量等）之间作了比较，RPE 与心率之间有较高的相关（相关系数为 0.80~0.90）。

2. 生理学评定方法

心肺功能如血压、脉搏、每搏输出量、每分输出量、心电图、最大摄氧量、肺活量、呼吸肌力等。如通过血压与脉搏的变化所出现的紧张性不全反应，一般可预示运动员功能不良，或出现早期过度训练征象。

3. 生化学评定方法

血乳酸、血红蛋白、无氧阈、血气分析（氧分压、CO_2 压）、血氨、血清酶学以及一些代谢产物在尿中的含量变化等（表 10-2）。

表 10-2　过度疲劳时生化指标表

生化指标	疲劳状态	
	轻度疲劳	过度疲劳
血乳酸	>2mmol/L	>12mmol/L
血尿素	轻度升高	>8mmol/L
血　氨	轻度升高	>110μmol/L
尿胆原	4~6mg%	持续为 4~6mg%

4. 心理学评定方法

可选用艾森克人格问卷（EPQ）、明尼苏达多维个性量表（MMPI）、情感状态特征表（POMS）等。

尽管如此，运动性疲劳的诊断标准迄今仍不明确，还缺乏能反映运动性疲劳的权威性的定量客观指标，即指标缺乏特异性。

【治疗】

1. 基本治疗

治则：调补气血，平衡阴阳，舒筋活络，通利肠腑。

处方：以足阳明经、任脉、督脉腧穴为主。

足三里、曲池、关元、气海、身柱、命门、神阙、大椎、百会。

方义：百会、大椎壮阳；身柱、命门助足三里、曲池补全身气血（身柱主上肢，命门主下肢）；关元、气海主全身气血；命门、神阙调和阴阳。

随症加减：上肢无力加支正、外关；下肢无力加飞扬、光明；脾胃虚弱加脾俞健脾利湿；真元不足加肾俞益肾培元；心悸加神门、心俞宁心安神；胸闷加膻中、内关宽胸理气；嗜睡加照海、申脉调理阴阳。

操作：训练后 15 分钟开始治疗，毫针快速进针，采用徐进疾出之补法后采用温针灸，亦可单纯采用温和灸。

2. 其他疗法

（1）耳穴贴敷：取肾、脾、皮质下、神门等穴。用王不留行籽或磁珠贴敷，双侧均取。早、中、晚各自行按压一次，每次持续按压 2~3 分钟，以耳廓发热、发红为度。

（2）电针：按针灸主方及加减选穴，针刺得气后接电针治疗仪，用疏密波刺激 20~30 分钟。

【调摄及预后】

在针灸治疗的同时，应嘱患者适当加强营养，合理膳食，可配合按摩、桑拿、音乐疗法、表象和冥想等手段，如症状无改善则应暂停训练或使用非专项训练，调整训练计划，改变训练环境。

第七节 提高运动员免疫力

运动员的免疫能力与运动成绩和体能状态密切相关。运动性免疫功能下降是运动训练中困扰教练员和运动员的棘手问题之一。在强化训练中、比赛前甚至比赛期间，运动员感染疾病尤其是上呼吸道感染的发生率增加，往往会影响训练和比赛的结果。

针灸改善机体的特异性或非特异性免疫功能效果确切。在非特异性免疫方面，针灸可促进吞噬功能，提高补体效价，升高白细胞总数，降低嗜酸性白细胞比例，增高调理素、溶菌素水平；在特异性细胞免疫方面，针灸可提高淋巴细胞绝对值，增高 T 细胞、B 细胞、辅助性 T 细胞/胸腺细胞比例及 NK 细胞活性，在特异性体液免疫方面，针灸可增高免疫球蛋白 IgG、IgA 水平，提高抗体效价，并加快抗体形成。

针灸对免疫的调整作用，其机理归纳起来主要有以下几点：针灸引起中枢神经肽递质的释放，作用于下丘脑—垂体—肾上腺皮质轴，从而影响内分泌，达到免疫功能的调整；针灸可引起未知免疫拮抗剂的释放，调整免疫功能；针灸引起外周内源性阿片肽的释放，进而影响免疫功能。由于针灸多种的作用途径，故它对异常机体的调整作用较正常机体强。

【诊断要点】

通常采用 IgG、IgA、IgM、CD4/CD8 和 NK 细胞等指标。白细胞数目也常作为评定免疫功能的有效指标。

【治疗】

要提高机体免疫力，消除运动性疲劳是关键，运动性免疫功能下降与中医的虚、劳、损等证非常相近，尤与中医的脾虚、肾虚以及脾肾两虚有关。

1. 基本治疗

治则：健脾和胃，调补气血。
处方：以阳明经、膀胱经、任脉、督脉腧穴为主。
足三里、曲池、三阴交、中脘、脾俞、气海、关元、肝俞、膈俞。
方义：足三里、曲池补全身气血，三阴交调脾肝肾。
随症加减：脾胃虚弱加中脘、脾俞健脾利湿；气虚加气海、关元益肾培元；血虚加肝俞、膈俞补血。
操作：训练后 15 分钟开始治疗，毫针快速进针，采用徐进疾出之补法后采用温针灸，亦可单纯采用温和灸。

2. 其他疗法

（1）耳穴贴敷：取胃、脾、肾、肝、皮质下、神门等穴。用王不留行籽或磁珠贴敷，双侧均取。早、中、晚各自行按压一次，每次持续按压 2~3 分钟，以耳廓发热、发红为度。

（2）电针：按针灸主方及加减选穴，针刺得气后接电针治疗仪，用疏密波刺激 20~30 分钟。

【调摄及预后】

在针灸治疗的同时，应嘱患者适当加强营养，合理膳食，可配合按摩、桑拿、音乐疗法、表象和冥想等手段消除运动性疲劳。如症状无改善则应暂停训练或使用非专项训练，调整训练计划，改变训练环境。

参 考 文 献

[1] 杨光. 百病针灸推拿高效疗法 [M]. 北京：北京科学技术出版社，1992.

[2] 张世明. 中医运动医学. 成都：四川科学技术出版社，2008.

[3] 罗阿尔·贝尔，等. 运动损伤临床指南 [M]. 高崇玄，译审. 北京：人民体育出版
社，2007.

[4] 任玉衡. 运动创伤诊疗康复手册 [M]. 北京：人民体育出版社，2007.

[5] 王予彬. 运动创伤学 [M]. 北京：人民军医出版社，2006.

[6] 宣蛰人. 宣蛰人软组织外科学 [M]. 上海：文汇出版社，2002.

[7] 吴耀持. 中华针灸特定穴疗法 [M]. 上海：上海医科大学出版社，2000.

[8] 范振华. 骨科康复医学 [M]. 上海：上海医科大学出版社，1999.

[9] 曲绵域. 实用运动医学 [M]. 北京：北京科学技术出版社，1996.

[10] 马英. 骨伤科针灸学 [M]. 长春：延边大学出版社，1995.

[11] 卢鼎厚. 骨骼肌损伤的病因和治疗 [M]. 北京：北京体育大学出版社，1993.

[12] 王育一. 伤科针灸治疗学 [M]. 成都：四川科学技术出版社，1992.

[13] 王雪苔. 中国针灸大全 [M]. 洛阳：河南科技出版社，1988.

[14] 陈耀福等. 中医骨伤科学 [M]. 成都体育学院自编教材，1988.

[15] 彭静山. 针灸秘验 [M]. 沈阳：辽宁科技出版社，1985.

[16] 郑怀贤. 伤科诊疗 [M]. 北京：人民体育出版社，1975.

[17] 杨继洲. 针灸大成 [M]. 北京：人民卫生出版社，1963.

[18] 高式国. 针灸穴名解 [M]. 哈尔滨：黑龙江科技出版社，1985.

[19] 刘公望. 现代针灸全书 [M]. 北京：华夏出版社，1998.

[20] 高华龄. 针灸穴位层次解剖图谱 [M]. 北京：外文出版社，1999.

[21] 邵湘宁. 针灸推拿学. 全国中医药教育规范教材 [M]. 北京：中国中医药出版社，
2002.

[22] 邱茂良. 针灸学. 供中医专业用 [M]. 上海：上海科学技术出版社，2002.

[23] 徐恒泽. 针灸学.全国高等中医药院校教材 [M]. 北京：人民卫生出版社，2002.

[24] 沈学勇. 经络腧穴学 [M]. 北京：中国中医药出版社，2003.

[25] 徐恒泽. 针灸学. 21世纪课程教材 [M]. 北京：人民卫生出版社，2005.

[26] 左言富. 针灸学. 中医考研必读 [M]. 上海：上海中医药大学出版社，2006.

[27] 朱广旗. 针灸治疗学. 新世纪全国中医药高职高专规划教材 [M]. 北京：中国中医
药出版社，2006.

[28] 于原玲. 针灸美容与美形 [M]. 北京：人民卫生出版社，2006.

[29] 郭长青. 实用针灸抗衰老 [M]. 北京：学苑出版社，2006.

[30] 郭长青. 实用针灸美容 [M]. 北京：学苑出版社，2006.

[31] 郭长青. 实用针灸减肥 [M]. 北京：学苑出版社，2006.

[32] 汪安林. 针灸学. 全国中医药高职高专卫生部规划教材 [M]. 北京：人民卫生出版社，2006.

[33] 沈雪勇，王华. 针灸学. 全国高等中医药院校汉英双语教材 [M]. 北京：北京大学医学出版社，2007.

[34] 刘志诚. 肥胖病的针灸治疗 [M]. 北京：人民卫生出版社，2008.

[35] 梁繁荣. 针灸学. 新世纪全国高等中医药院校七年制规划教材 [M]. 北京：中国中医药出版社，2008.

[36] 孙国杰. 针灸学. 普通高等教育中医药类规划教材 [M]. 上海：上海科学技术出版社，2008.

[37] 石学敏. 针灸治疗学. 普通高等教育中医药类规划教材 [M]. 上海：上海科学技术出版社，2009.

图书在版编目（CIP）数据

针灸学 / 史清钊，杨翼主编. –北京：人民体育出版社，2011
全国普通高等学校运动人体科学专业教学用书（2018.11.重印）
ISBN 978-7-5009-4070-8

Ⅰ.①针⋯　Ⅱ.①史⋯　②杨⋯　Ⅲ.①针灸学–高等学校–教材
Ⅳ.①R245

中国版本图书馆 CIP 数据核字（2011）第 098240 号

*

人民体育出版社出版发行
北京建宏印刷有限公司印刷
新 华 书 店 经 销

*

787×1092　16 开本　16.5 印张　240 千字
2011 年 12 月第 1 版　2018 年 11 月第 2 次印刷
印数：3,001—4,000 册

*

ISBN 978-7-5009-4070-8
定价：41.00 元

社址：北京市东城区体育馆路 8 号（天坛公园东门）
电话：67151482（发行部）　　　邮编：100061
传真：67151483　　　　　　　　邮购：67118491
网址：www.sportspublish.cn
（购买本社图书，如遇有缺损页可与邮购部联系）